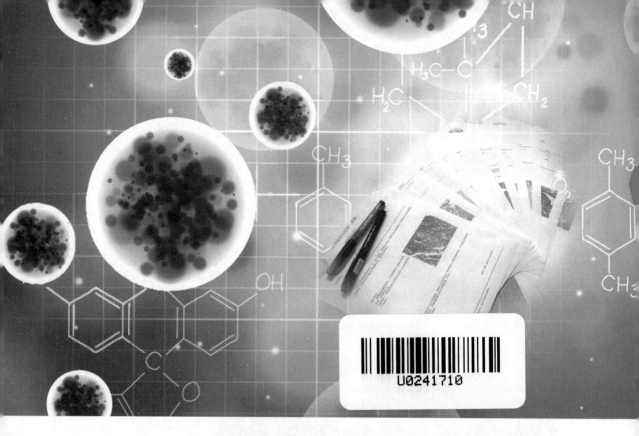

医学病理
诊断技术与临床应用

周 敏雨山 马艺珲 主编

中国纺织出版社有限公司

图书在版编目（CIP）数据

医学病理诊断技术与临床应用 / 周敏，雨山，马艺珲主编. -- 北京：中国纺织出版社有限公司，2023.12
　ISBN 978-7-5229-1314-8

Ⅰ.①医…　Ⅱ.①周…②雨…③马…　Ⅲ.①病理学—诊断学　Ⅳ.①R36

中国国家版本馆CIP数据核字（2024）第014976号

责任编辑：樊雅莉　　　　　特约编辑：张小敏
责任校对：高　涵　　　　　责任印制：王艳丽

中国纺织出版社有限公司出版发行
地址：北京市朝阳区百子湾东里A407号楼　邮政编码：100124
销售电话：010—67004422　传真：010—87155801
http://www.c-textilep.com
中国纺织出版社天猫旗舰店
官方微博 http://weibo.com/2119887771
三河市宏盛印务有限公司印刷　各地新华书店经销
2023年12月第1版第1次印刷
开本：787×1092　1/16　印张：13
字数：304千字　定价：88.00元

凡购本书，如有缺页、倒页、脱页，由本社图书营销中心调换

编 委 会

主　编　周　敏　雨　山　马艺珲

副主编　邱　枫　刘艳丽　王淑坤
　　　　商家炜　杨立曼　陶玉聪

编　委　马艺珲　菏泽市牡丹人民医院
　　　　王　帅　佳木斯大学附属第一医院
　　　　王亦飞　吉林省肿瘤医院
　　　　王梦迪　哈尔滨医科大学附属第一医院
　　　　王淑坤　青岛大学附属医院
　　　　刘天艺　哈尔滨医科大学附属第二医院
　　　　刘英杰　中国人民解放军联勤保障部队第九六八医院
　　　　刘艳丽　中国人民解放军联勤保障部队第九八〇医院
　　　　孙玉兰　哈尔滨医科大学附属第一医院
　　　　李嘉瑶　哈尔滨医科大学附属第一医院
　　　　杨　瑞　北部战区总医院
　　　　杨立曼　北部战区总医院
　　　　邱　枫　哈尔滨医科大学附属第四医院
　　　　沙日娜　内蒙古医科大学附属医院
　　　　张　旭　哈尔滨医科大学附属第一医院
　　　　张　琳　资阳市第一人民医院
　　　　雨　山　哈尔滨医科大学附属第二医院
　　　　罗教秀　广东省中山大学附属中山医院
　　　　　　　　广东省中山市人民医院
　　　　金　笛　北部战区空军医院
　　　　周　敏　哈尔滨医科大学附属第一医院
　　　　赵高阳　辽宁中医药大学附属医院
　　　　秦紫芳　河南医学高等专科学校
　　　　郭黎黎　吉林省肿瘤医院
　　　　陶玉聪　南阳医学高等专科学校
　　　　鹿芃恬　哈尔滨医科大学附属第一医院
　　　　商家炜　北部战区总医院

前　言

　　随着科技的进步，疾病发生发展和防治的理论研究取得了很多进展，其中最有说服力的是运用病理学方法使与疾病发生有关的因素能在组织或细胞原位得以证实。运用细胞超微结构病理学以及细胞与分子病理学技术，并结合实验操作，使学生了解病理学研究的发展前沿，开阔视野，产生研究灵感，能从机体、器官、细胞和分子水平认识疾病的发生发展过程；掌握或了解现代病理学技术的基本原理、方法、特点与应用范围，为疾病研究奠定理论和病理实验方法学基础。

　　本书首先介绍病理学概论，然后分章节阐述临床常见疾病的病因、发病机制、形态学改变、临床病理表现等内容，具体包括炎症、肺部疾病、神经疾病、肾脏疾病、皮肤疾病、女性生殖系统疾病、男性生殖系统疾病。全书内容全面，资料新颖，图文并茂，科学实用，适合临床病理科及相关科室医师参考阅读，也可供高等医院院校学生学习之用。

　　本书由全国各地具有丰富临床实践经验的有关专家、教授和高年资医师共同编写而成，各位编者在繁忙的临床、教学、科研工作之余，以严谨的治学态度，为本书的编写倾注了大量的心血和精力。但由于编写内容较多，时间紧促，尽管在编写的过程中反复校对、多次审核，书中仍难免有不足之处，望各位读者不吝赐教，欢迎提出宝贵意见和建议，以便再版时修订。谢谢。

编　者

2023 年 10 月

目　录

第一章

病理学概论

第一节 概述

病理学（pathology）是研究疾病的病因（etiology）、发病机制（pathogenesis）、病理变化（pathological change）、结局和转归的医学基础学科。病理学学习的目的是通过对上述内容的了解来认识和掌握疾病本质和发生发展的规律，为疾病的诊治和预防提供理论基础。在临床医疗实践中，病理学又是许多疾病诊断并为其治疗提供依据的最可靠方法，因此病理学也是临床医学的重要学科之一。

一、病理学在医学中的地位

病理学分为人体病理学（human pathology）和实验病理学（experimental pathology）两部分。前者通过尸体剖检（autopsy），活体组织检查又称外科病理学（surgical pathology）和细胞学（cytology）检查所获得的材料对疾病做出最后诊断；后者则以疾病的动物模型或在体外培养的细胞为材料进行医学研究。

在医学教育中，病理学是基础医学和临床医学之间的桥梁。因为其学习必须以解剖学、组织胚胎学、生理学、生物化学、细胞生物学、分子生物学、微生物学、寄生虫学和免疫学等为基础，同时本身又是学习临床医学各门课程的基础。病理学也是一门高度实践性的学科，课程的学习一般有理论课、实习课、临床病理讨论（clinical pathological conference, CPC）和见习尸体剖检等学习形式。学习病理学要特别注意形态与功能、局部与整体、病理变化与临床病理之间的联系。

在医疗工作中，活体组织检查是诊断疾病最可靠的方法。细胞学检查在发现早期肿瘤等方面具有重要作用。对不幸去世的患者进行尸体剖检能对其诊断和死因做出最权威的终极回答，也是提高临床诊断和医疗水平的最重要方法。虽然医学实验室检测、内镜检查、影像学检查等技术突飞猛进，在疾病的发现和定位上起着重要的作用，但很多疾病，仍然有赖于病理学检查才能做出最终诊断。

在科学研究中，病理学是重要的研究领域。心脑血管疾病及恶性肿瘤等疾病的科学研究，无一不涉及病理学内容。应用蛋白质和核酸等分子生物学技术研究疾病发生发展过程的分子病理学是一个新兴的分支学科。临床病理数据和资料，包括大体标本、石蜡包埋组织和切片的积累，不仅是医学科学研究不可或缺的材料，也是病理学教学和病理专科医师培养的资料来源。

总之，病理学在医学教育、临床诊疗和科学研究上都扮演着极其重要的角色，加拿大籍著名医生和医学教育家 Sir William Osler（1849—1919）曾写道"As is our pathology, so is our medicine"（病理学为医学之本）。

二、病理学的研究方法

（一）人体病理学的研究方法

1. 尸体剖检（autopsy）

简称尸检，即对死者的遗体进行病理解剖和后续的病理学观察，是病理学的基本研究方法之一。尸检的作用在于：①确定诊断，查明死因，协助临床总结在诊断和治疗过程中的经验和教训，以提高诊治水平；②发现和确诊某些新的疾病、传染病、地方病、流行病等，为卫生防疫部门采取防治措施提供依据；③积累各种疾病的人体病理材料，作为深入研究和防治这些疾病的基础的同时，也为病理学教学收集各种疾病的病理标本。目前我国的尸检率还不高，而且有进一步下降的趋势，十分不利于我国病理学和整个医学科学的发展，亟待立法和大力宣传尸检的意义。

2. 活体组织检查（biopsy）

简称活检，即用局部切取、钳取、细针穿刺和搔刮等手术方法，从活体内获取病变组织进行病理诊断。其意义在于：①由于组织新鲜，固定后能基本保存病变的原貌，有利于及时、准确地对疾病做出病理学诊断，可作为指导治疗和判断预后的依据；②必要时还可在手术进行过程中做冷冻切片快速诊断，协助临床医生选择最佳的手术治疗方案；③在疾病治疗过程中，定期活检可动态了解病变的发展和判断疗效；④还可采用如免疫组织化学、电镜观察、基因检测和组织培养等研究方法对疾病进行更深入的研究。因此，活检是目前诊断疾病广为采用的方法，特别是对肿瘤良恶性的鉴别具有十分重要的意义。外科病理学，或称诊断病理学（diagnostic pathology）就是在活检的基础上建立起来的病理学分支。

3. 细胞学检查

通过采集病变处的细胞，涂片染色后进行诊断。细胞的来源可以是运用各种采集器在口腔、食管、鼻咽部以及女性生殖道等病变部位直接采集脱落的细胞，也可以是自然分泌物（如痰液、乳腺溢液、前列腺液）、体液（如胸腹腔积液、心包积液和脑脊液）及排泄物（如尿液）中的细胞，还可以是通过内镜或用细针穿刺（fine needle aspiration，FNA）病变部位（如前列腺、肝、肾、胰、乳腺、甲状腺、淋巴结）等采集的细胞。细胞学检查除用于患者外，还可用于健康的普查。此法设备简单，操作简便，患者痛苦少而易于接受，但最后确定是否为恶性病变尚需进一步做活检证实。此外，细胞学检查还可用于对激素水平的测定（如阴道脱落细胞涂片）及为细胞培养和 DNA 提取等提供标本。

（二）实验病理学的研究方法

1. 动物实验（animal experiment）

运用动物实验的方法，可在适宜动物身上复制出某些人类疾病的动物模型（animal model）。通过疾病复制过程可以研究疾病的病因学、发病学、病理改变及疾病的转归。其优点在于可根据需要，进行任何方式的观察研究，或与人体疾病进行对照研究。此外，还可进行一些不能在人体上做的研究，如致癌剂的致癌作用和癌变过程的研究及某些生物因子的致病作用等。这种方法可弥补人体病理学研究所受到的制约，但应注意的是动物和人体之间毕竟存在一定的物种上的差异，不能把动物实验结果不加分析地直接套用于人体，仅可作为研究人体疾病的参考。

2. 组织和细胞培养（tissue and cell culture）

将某种组织或单细胞用适宜的培养基在体外培养，可研究在各种因子作用下细胞、组织病变的发生和发展及外来因素的影响。例如在病毒感染和其他致癌因素的作用下，细胞如何发生恶性转化；在恶性转化的基础上发生哪些分子生物学和细胞遗传学改变；在不同因素作用下能否阻断恶性转化的发生或使其逆转；免疫因子、射线和抗癌药物等对癌细胞生长的影响等，都是对肿瘤研究十分重要的课题。近年来通过体外培养建立了不少人体和动物肿瘤的细胞系，对研究肿瘤细胞的分子生物学特性起到了重要作用。这种研究方法的优点是周期短、见效快、节省开支，体外实验条件容易控制，可以避免体内复杂因素的干扰；缺点是孤立的体外环境与复杂的体内整体环境有很大的不同，故不能将体外研究结果与体内过程简单地等同看待。

三、病理学的发展

人类无论是个体还是群体，自诞生之日起即与疾病共存，这从考古学家挖掘出的具有病变的史前人类的骨骼化石上可找到足够的证据。当然这仅仅是肉眼所见的形态变化。直到1761年意大利的Morgagni（1682—1771）医生通过700多例尸体解剖，并详细记录病变器官的肉眼变化，认为不同的疾病都是由相应器官的病变引起的，由此提出器官病理学（organ pathology）的概念，奠定了医学及病理学发展的基础。在一个世纪之后的19世纪中叶，随着显微镜的发明和使用，人们可以应用光学显微镜来研究正常和病变细胞的形态学变化。于是，德国病理学家Virchow（1821—1902）创立了细胞病理学（cytopathology），其著作在1858年出版，直到今天其理论和技术仍对医学科学的发展产生影响。此后，经过近一个半世纪的探索，逐渐形成并完善了今天的病理学学科体系，如用肉眼观察病变器官的大体变化，称为大体所见或解剖病理学（anatomical pathology）；借助于显微镜所进行的组织学或细胞学研究，称为组织病理学（histopathology）或细胞病理学（cytopathology）；用电子显微镜技术观察病变细胞的超微结构变化称为超微结构病理学（ultrastructural pathology）。

近30年来，免疫学、细胞生物学、分子生物学、细胞遗传学的进展以及免疫组织化学、流式细胞术、图像分析技术和分子生物学等理论和技术的应用，极大地推动了传统病理学的发展。特别是学科间的互相渗透，使病理学出现了许多新的分支学科，如免疫病理学（immunopathology）、分子病理学（molecular pathology）、遗传病理学（genetic pathology）和计量病理学（quantitative pathology）等，使人们对疾病的研究从器官、组织、细胞和亚细胞水平深入分子水平，并使形态学观察结果从定位、定性走向定量，更具客观性、重复性和可比性。

随着分子病理学理论和技术的日臻完善，诊断分子病理学成为近年来临床病理的最热门领域。就大多数疾病而言，不管是先天性还是获得性，均具有一定的遗传学基础。通过分子手段检测人染色体上基因的改变，以此确立的遗传性疾病的诊断是最可靠的。在感染性疾病的分子诊断中，不仅可检出正在生长的病原体，还可检出潜伏的病原微生物；既能确定既往感染，也能检出现行感染。肿瘤大部分都有遗传学基础，与遗传性疾病类似，诊断分子病理学对那些以基因改变为病因的肿瘤而言是最准确的，是分子靶向治疗的基础。在组织器官移植领域内，诊断分子病理学至少可用于以下4个方面：组织抗原匹配；免疫抑制患者中出现的威胁生命的感染的快速检测；在骨髓移植中可用于自体移植前确保有效地清除肿瘤组织，显示移植物在体内过程的踪迹，监视疾病复发；在刑事案件的法医学鉴定中，DNA指纹技术已经广泛应用于法医学鉴定，其精确度达到了一个细胞、一根毛发和一个精子，就可取得个体特征性的基因图谱。

随着3G网络时代的到来，借助图像数字化以及数字存储传输技术的发展，将病理学切片转化为切片数字化图像（whole slide images，WSI）进行数据存储已成为可能。WSI又称数字切片（digital slides）或虚拟切片（virtual slides），使用者可以不通过显微镜而直接在个人的计算机上进行WSI的阅片、教学、科学研究、远程诊断及疑难病例会诊，现已被称为数字病理学（digital pathology）。相信3G网络的覆盖及WSI技术的应用将极大地推进病理学学科的进步及病理学事业的发展。

现代对疾病的观察和研究还从个体向群体和社会发展，并与环境结合，出现了地理病理学、社会病理学等新的分支。这些发展大大加深了对疾病本质的认识，同时也为许多疾病的防治开辟了新的途径和发展空间。随着人类基因组计划的完成和后基因组计划的开展，病理学这门古老的学科必定以全新的面貌展示在世人的面前。

我国是幅员广阔、人口和民族众多的大国，在疾病谱和疾病的种类上都具有自己的特点。开展好人体病理学和实验病理学的研究，对我国医学科学的发展和疾病的防治，具有极为重要的意义，同时也是对世界医学的贡献。处理好人体病理学和实验病理学既分工又合作的关系，使二者加强联系，相得益彰。同时要打破病理学与其他学科的界限，密切关注相邻新兴学科的发展，学习和吸取它们的先进成果来创造性地丰富病理学的研究方法和内容。只有这样才能使我国病理学研究的某些领域达到或赶超世界先进水平，这也是我国当代病理学工作者的责任和任务。

（周　敏）

第二节　诊断病理学

一、什么是诊断病理学

病理学是研究疾病病因、发病机制、形态结构改变以及由此而引起的功能变化的一门基础医学与临床医学之间的桥梁学科。病理学作为一门科学是在18世纪中期开始的。Morgagni（1682—1771）将他一生中所经历的约700例精心解剖的尸检各器官所见与临床表现相联系，于1761年著成《疾病的位置与原因》一书，此书为病理学的发展奠定了基础。以后许多学者将尸检所见与临床表现相联系，相继发现了许多疾病的临床和形态特点，大大丰富了病理学的内容。尸检成为检验临床诊断正确性的必不可少的程序，器官病理学于19世纪Rokitansky（1800—1878）时代达到了顶峰。Rokitansky亲自解剖了约3万例尸体，并掌握了约6万例尸检的材料，详细描述了全身各器官的各种病变，从而极大地丰富了病理学宝库。1843年Virchow开始用显微镜观察病变部位的细胞和组织结构，1858年他发表了著名的"细胞病理学"，从而开创了细胞病理学时代。临床各科的发展推动了病理学向专科病理分支如妇产科病理、神经病理、肿瘤病理、皮肤病理及儿科病理等的发展。1932 年 Knall 和 Rusha 发展了透射电镜，1938 年 Ardenne 首创扫描电镜。电子显微镜的问世使病理学从细胞水平向亚细胞结构深入，由此产生了超微结构病理学。免疫学的进展促进了免疫病理学和免疫组织化学的发展。细胞遗传学的研究进展进一步充实了有关疾病的遗传病理学。20 世纪 50 年代是生物化学突飞猛进的时期。1953 年 Watson 和 Crick 发现了 DNA 的双螺旋结构及 DNA-RNA-蛋白质（包括各种酶）的化学顺序。分子生物学技术在病理学中的广泛应用促使病理学进一步深入到分子水平，为分子病理学的建立奠定了基础。

综上所述，近百余年来由于医学生物学各分支如生物学、微生物学、生物化学、免疫学和分子生物学等的迅猛发展以及许多新仪器如透射电镜、扫描电镜、图像分析仪及流式细胞仪等的研制成功，使病理学能发展到目前这样具有许多分支的重要学科，当然病理学的发展也促进了临床医学的发展。

应该强调的是病理学从建立之时起就负有一个重要使命，即协助临床医生对疾病做出诊断。古代学者通过肉眼观察器官改变与临床症候相联系。细胞病理学问世后，病理医生能从细胞和组织结构的改变为临床提供病理诊断。1870 年柏林大学的 Carl Ruge 及其同事 Johann Veit 最先将外科活检作为重要的诊断工具，从此以后病理医生可根据手术标本，各种活检、穿刺及脱落细胞为临床不同疾病提供诊断依据。尸检更可核实或纠正临床诊断，或发现新的疾病和病变。病理学中这一方面的实践和研究以往称为外科病理学，通俗称为临床病理诊断，这些名称并不全面，因为送病理科作病理诊断的标本不都是来自外科，几乎所有的临床科室都可能送病理标本，所以应称为诊断病理学（diagnostic pathology）。诊断病理学不仅包括对各种活体标本（包括细胞学）的诊断，也包括对尸检的诊断。诊断病理学是病理学的一个大分支，是为患者的医疗服务中不可缺少的重要组成部分。

二、诊断病理学的任务

诊断病理学的任务是对有关疾病：①提出明确的病理诊断；②提供可能的病因学证据或线索；③提供有关的预后因素。当病理学还处在细胞病理学时代时，病理医生能根据病理标本的形态改变（大体和显微镜下）提出病理诊断已经完成了任务。目前随着医学生物学各分支的迅速发展，病理医生能将病理形态改变结合其他种种辅助手段如电镜、组织化学、免疫组织化学、DNA 倍体及种种分子生物学技术为临床提供更精确的病理诊断。例如过去单凭形态不能区分的小细胞恶性肿瘤，现已能依靠免疫组织化学和电镜区分出淋巴瘤、小细胞未分化癌、胚胎性横纹肌肉瘤、神经母细胞瘤或 Ewing 瘤。分子生物学技术特别是 PCR 的应用使病理医生能从患者的组织（新鲜或石蜡包埋组织）中提取 DNA，通过 PCR 得到大量扩增的特异性 DNA 片段用于检测 T、B 淋巴细胞增生中 Ig 或 TCR 基因重排，癌基因和抑癌基因的点突变，检测杂合子丢失（LOH）和微卫星不稳定性（MSI），检测循环血中的瘤细胞等。PCR 也可用于检测微生物包括细菌和病毒。对检测病毒来说 PCR 技术是最敏感和最快速的方法。流式细胞术的一个重要功能是 DNA 分析，决定瘤细胞的倍体，计算出不同细胞周期中细胞的百分率，如一肿瘤中异倍体和 S 期细胞百分率增加表明恶性，对某些肿瘤如膀胱癌来说，这些指标说明预后差，对一些癌前病变来说，DNA 分析可预测该病变的生物学行为。

病理诊断医生虽不直接接触患者，但他面对临床医生。在临床医生诊断治疗患者的过程中，病理诊断医生应是临床医生最好的咨询者和合作者。

三、进行诊断病理学实践和研究所需的设备

无论是大的医学院校附属医院的病理科，还是小的县区级医院病理科，其主要任务都是进行病理诊断，其设备应包括有设备较齐全的尸检室、手术和活检病理标本检查取材室、常规切片制片室（可包括特殊染色及冷冻切片设备）、细胞室（包括制作各种细胞学和细针穿刺细胞学的涂片和切片等）、医生读片室（或称诊断室）、照相室（备有能摄制各种大体标本和显微镜下照片的照相设备特别是连接计算机的数码相机）、免疫组织化学室、大体标本制作室、大体标本陈列室以及各种材料的存档处（包括文字档案、标本、玻片及蜡块存档处）等。

一个现代化大医院病理科还应备有电镜室（扫描及透射电镜）、塑料包埋切片制作室、荧光显微镜、偏光显微镜及多头显微镜（教学用）、分子生物学技术实验室、细胞培养室、组织库或低温冷藏箱、流式细胞仪、图像分析仪、电脑及病理图文信息系统即局域网上应用的数据库等。今后有条件的单位可安置细胞遗传学工作站（FISH 分析系统）、做虚拟切片的仪器及远程病理会诊的仪器，这样同一城市不同医院及不同城市医院之间甚至不同国家的医院之间可进行切片会诊交流。

四、病理标本的检查、取材和诊断要点

（一）大体观察和取材

病理标本的检查，常规应包括大体检查和显微镜下观察。一些病理诊断医生重视显微镜下改变，忽视大体形态，认为镜下形态是诊断的主要依据，殊不知许多标本，特别是手术切除标本的大体形态和取材部位可直接影响诊断正确性。如手术切除的甲状腺只重视大结节，忽视了小的白色硬结，可导致微小乳头状癌的漏诊。又如大的卵巢肿瘤应作多个大切面观察，应在不同色泽和质地的部位取材检查，因卵巢肿瘤经常有混合型，只取少数瘤组织块，不能代表肿瘤的全部成分。总之标本的大体观察非常重要，要全面仔细观察和描述病变。临床送检的标本不管大小均应详细检查，如果一例标本有多件，则每一件均要取材作切片观察。根治术标本在未固定前应仔细寻找淋巴结，因为淋巴结中癌的转移率，直接影响患者的治疗和预后。肿瘤标本除取不同部位的肿瘤外还应取肿瘤与正常组织交界处、切断端及淋巴结。

（二）大体标本的照相

一般医院的病理科都没有很富裕的空间来存放大体标本，因此在大体检查之后，对一些病变典型、特殊或罕见的标本最好尽量照相留档，这样除少数可制成陈列标本外，日常大量已检查并取材的大小标本，在病理报告发出后一段时间（一般为 1~2 个月）就可弃除。如果检查当时没有详细记录，可对照照片进行补充描述。照相前应将病变充分暴露，剔除多余的脂肪和结缔组织。标本的切面一般来说均较表面有特征性，照相的清晰度和反差等取决于设备及摄影者的技术。目前一些大医院用的连接电脑的数码相机照相设备不仅效果好，也容易掌握。一张好的彩色图像不仅是存档的重要资料，也是总结和书写论文必不可少的材料。

储存在电脑中的大体彩色图像还可制成光盘作为教学和会议交流等使用。

国外许多医院的病理科还备有照大标本的 X 线设备，对检查有钙化的病灶以及骨组织很有用。

（三）标本固定

常用的标本固定液有 10% 中性福尔马林，其他有 Zenker、Bouin 和 Carmoy 等固定液。固定液的体积应 10 倍于标本的体积。10% 福尔马林的渗透组织能力为 1 mm/h，所以一般标本均需固定数小时，大标本切开后应固定过夜。用作取组织块的大标本，应在新鲜时就切成 0.5～1 cm 厚的大片块，待固定后再修整，组织块厚度不能超过 3 mm。腔状器官如胃肠道，应将标本剪开后用大头针固定在薄的木板上（黏膜面向上），在大的容器内固定，表面覆以浸有固定液的湿纱布或棉花。需要立即包埋的标本应用大头针或染料标明需要包埋的面。标本不能冻存，特别是已含固定液的标本，因冷冻后水分在组织内形成针状结晶，破坏组织和细胞的结构，从而影响诊断。

（四）一张好的 HE 切片是保证正确病理诊断的关键

病理切片质量的好坏除取决于病理制片室的设备以及病理技术人员的技术和经验外，部分还取决于病理医生取材是否合乎要求，如大标本未经适当固定就取材，这样的组织块在固定、脱水和浸蜡过程中会扭曲变形，影响包埋和制片。另外，组织块太厚，中心脱水透明及浸蜡不好也影响切片质量。一张质量上乘的苏木精—伊红（HE）切片（除疑难病变外），对病理医生来说一般不会发生诊断困难，但质量很差的 HE 切片（切片厚、刀痕多、组织细胞挤压、组织裂开及染色透明差等）会造成诊断上的困难，特别是淋巴结。大多数淋巴结的疑难病例是由于制片造成的。

目前虽然已有许多辅助手段和工具，如电镜及免疫组织化学等，但要做这些辅助检查之前，首先要对病例有一个初步的病理诊断意见，才能考虑用什么手段或什么工具来进一步证实或否定该诊断，所以对于一天要处理大量病理标本和诊断的病理医生来说，质量好的 HE 切片是完成工作的保证。

（五）免疫组织化学

除了 HE 染色外，以往常用的辅助诊断方法有特殊染色、酶组织化学、图像分析和电镜等，20 世纪 70 年代末和 80 年代初免疫组织化学已开始在国内少数大医院病理科应用于日常外检，到 90 年代后期免疫组织化学已在全国普遍开展，由于免疫组织化学较高的敏感性和特异性，所以迄今已成为医院病理科不可缺少的技术。

（六）小活检和细胞学

随着医学的发展，病理医生所收到的标本越来越小，现在医院病理科除手术切除的标本和手术切除活检外，大量的是各种内镜活检、粗针穿刺活检和细针吸取细胞学检查（fine needle aspiration cytology，FNAC）的标本。越来越小的标本要求病理医生仔细检查和病理技术人员高水平的制片技术。遇到有些小的内镜活检首先要核对"块数"，如内镜医生注明"8 块"，则送检瓶内应核实是否有"8 块"。除检查瓶内标本外，还应检查瓶盖内是否有标本，有时这一块行将"漏网"的活检可能恰恰是病变的关键。小的标本如内镜活检应用纱布或滤纸或袋装茶叶的纸或其他裹起来固定、脱水和浸蜡。特别小的标本应用伊红染色后再包裹固定、脱水、浸蜡，否则浸蜡后小标本与蜡混在一起不易辨认。这种小活检的切片要求技术人员用快刀切，并在载玻片上捞数个至十数个蜡片。病理医生看片时每一切片上的组织片均应仔细观察，常在某几个组织片中有具诊断意义的病变。

细胞学（也称诊断细胞学）现在越来越广泛用于诊断。近年来开发的液基薄层涂片技术以及电脑辅助细胞扫描分析系统（thin layer liquid based with computer assisted cytology test，TCCT），以及用液基薄层涂片技术加上 DNA 自动扫描仪，均可明显提高宫颈癌的检出率，以上技术和仪器也可用于胸腹腔积液、尿液、脑脊液和痰液的细胞学检查。除各种脱落细胞学外，细针穿刺吸取细胞学检查（FNAC）已在全世界广泛开展。细针是指针的外径为 0.6 ~ 0.9mm，由于针细损伤小，吸出的细胞是存活的，所以制成涂片后较脱落细胞学（细胞常退化）更易诊断。目前 FNAC 几乎已能用于穿刺全身所有部位的肿瘤，其阳性率高，假阳性极少，所以很受临床和病理医生欢迎。FNAC 的成败取决于：①穿刺医生能击中目标；②制成一张薄而均匀的涂片；③病理医生具有诊断细胞学的经验。三者中缺一就可影响诊断。

细胞印片，特别是怀疑有肿瘤的淋巴结切面的印片对诊断很有参考价值，因一张好的印片较冷冻切片和石蜡切片更可真实反映细胞的形态和结构，并可用于免疫组织化学。因此除了纤维组织较多的组织和肿瘤外，一般细胞丰富的组织和肿瘤，在新鲜标本切开后最好都做印片观察。

五、冷冻切片

手术台上做冷冻切片的唯一理由是决定下一步治疗的方案，如乳腺肿块的良恶性，决定是否需作根治术，又如肢体肿瘤的性质，决定是否要截肢等。除了这一原因外，其他均无申请作冷冻切片的理由。对病理医生来说冷冻切片要求快速、准确、可靠。但是冷冻切片的质量一般不如石蜡切片，另外取材有限，因此并不是所有的冷冻切片都能做到快速、准确和可靠。遇到不能做出明确诊断的情况时应请临床医生再取代表性的组织或请临床医生等石蜡切片的结果，切勿勉强诊断，以造成误诊或事故。

六、病理材料的存档

如前所述大体病理标本应尽量照相存档，或储存在电脑数据库内。这样经过一段时间后，大体标本就可处理掉。除已制成示教或陈列的标本外，大体标本不宜长久保留（包括尸检标本），一方面这些标本占据很大的空间；另一方面长期保存的大体标本不仅色泽、外形会改变，而且这种标本已不适合取材作一般 HE 切片，更不适合用于其他辅助诊断技术。

文字资料（包括各种报告的存档部分）、病理切片及蜡块均应永远保存。这些材料犹如患者的病例一样，随时可用于复查，特别是一些疑难病例，多次的手术标本或活检集中起来复查时可能会得出更明确的诊断。此外，这些材料也是病理医生教学和科研用的第一手资料。有些医院病理科把病理切片和蜡块如同大体标本一样"定期处理"，这是不可取的。有时常因为患者的病理资料不全而影响诊断，甚至造成医疗纠纷或失去解决医疗纠纷的依据。

目前最好的储存办法是将文字资料输入计算机。国外以及国内一些大的医院病理科在做尸检和外检的同时以及发出正式报告后，将病理诊断和患者的有关资料编码输入电脑。这样不仅起到存档作用，更方便的是随时能从电脑中提出有关病例的病理资料，以资复习和研究。目前国际上通用的编码参考 SNOMED。

21 世纪以来，病理日常报告及材料的存档已全部信息化（通过电脑传送及储存），有些单位甚至已废除文字档案材料，这样的做法似乎有些极端，每一病例的最后病理报告包括临床病史、标本的大体形态（包括照相）、显微镜下形态特点、病理诊断及分子病理诊断均应有一份纸质的文字资料存档以防电脑信息系统出问题。

七、病理诊断医生与临床医生密切联系

病理诊断是医院对许多患者的医疗服务中的一个重要环节。病理诊断医生虽然不直接面对患者，但他做出的正确病理诊断可使患者获得正确的治疗。相反，错误的病理诊断可延误患者的治疗，甚至导致重大的医疗差错或事故。

临床医生应像请其他科医生会诊那样，向病理医生提供必要的病史、手术所见及实验室检查结果。当然有些典型的病变，不需要临床病史就能做出诊断，但多数情况下病理医生在做出诊断前需要参考病史，因为形态相似的肿瘤，发生在不同部位，可能做出不同的诊断，如儿童头面部的小细胞恶性肿瘤，很可能是胚胎性横纹肌肉瘤，而发生在儿童肾上腺的小细胞恶性肿瘤则为神经母细胞瘤的可能性大；又如发生在子宫的平滑肌肿瘤，核分裂象为5/10HPF仍诊断为平滑肌瘤（细胞性平滑肌瘤），但同样的平滑肌肿瘤发生在消化道则已能诊断为平滑肌肉瘤，类似的例子很多，总之适当的临床病史是病理医生做出正确诊断必不可少的。国外许多诊断病理专家对没有病史的病理标本一概不予以诊断。

要求手术中做冷冻切片的病例，临床医生更有责任事先向病理医生介绍病情，甚至请病理医生到手术室，观察病变性质、部位及切除作冷冻切片组织的部位，这样使病理科的医生和技术人员能做好物质上和思想上的准备，从而有利于病理医生做出快速、准确和可靠的冷冻切片诊断。

临床医生与病理医生要相互理解、相互支持。有些临床医生把病理医生看作技术人员或化验员，这种不平等的对待，造成一些医院病理医生与临床医生之间的隔阂和关系紧张。另外，一些病理医生只管看片子，毫不关心患者的情况，也不满足临床医生提出的合理要求。临床和病理医生不能密切合作，受害的只能是患者。我们提倡病理医生和临床医生加强合作，相互理解、相互信任，为了患者的利益，共同努力。

八、质量控制和质量保证

质量控制和质量保证的最终目的是保证病理报告的正确性、完整性和及时性，原则上每个医院病理科都应有质量控制和质量保证（QC/QA）计划，并有一个小组或委员会来执行和检查此 QC/QA 计划。目前国内许多医院还没有做到，不过有些城市已由卫生厅、卫生局指定某一个或几个医院执行全市各医院 QC/QA 的检查。

最简单的 QC/QA 措施：①检查每天组织切片和（或）细胞涂片的质量；②每天病理报告应由高年资医师复查后发出；③定期比较冷冻切片和石蜡切片诊断的符合率和正确率；④定期抽样检查病理报告有无诊断差错和文字书写（包括诊断，患者的姓名、年龄和性别等）差错；⑤定期召开科内和科间对疑难和特殊病例的会诊。

九、医院病理科的医疗法律纠纷问题

病理科医疗法律纠纷的主要原因是病理诊断错误即误诊和漏诊。另一种原因是标本或切片编号错误"张冠李戴"和标本丢失，特别是在未做大体检查前丢失标本，这是绝对不可

原谅的错误。

造成病理诊断错误的原因与病理诊断医师的专业水平和素质、切片质量、病理科的设备以及医院的大环境等都有关。病理诊断医师的专业水平低，对有些病变不认识或工作不够敬业（例如粗枝大叶，看切片不仔细，漏了重要的病变），病理科设备差（如没有合格的显微镜），则专业水平很高的病理医生也看不出病变；技术人员水平低或没有合格的制片设备，做不出合格的 HE 切片。国内许多到处会诊的"疑难外检"，很大一部分是"制片疑难外检"，即因病理切片不好，会诊医生不能根据切片所提供的真实信息做出正确的诊断。

一旦发生医疗法律纠纷，应把有关病例的文字档案、切片、蜡块和剩余固定的组织标本等妥善封存，或交上级有关部门保管，切勿将这些资料交给无关的第三者特别是原告及其律师。一旦立案最重要的是绝对不能更改报告或记录，这样可使案件变得不可辩护。国外的法院可将私自修改报告判成有罪。

十、分子病理学

分子遗传学也称分子遗传病理学（molecular genetic pathology）。早在 20 世纪 90 年代，国外一些大的医学中心已建立了分子遗传病理学学科，如果说 20 世纪后期免疫组织化学成为推动病理学发展的巨大动力，21 世纪广泛开展的分子遗传学及其技术将成为推动病理学发展的又一动力。21 世纪医学已进入个性化医学时代（era of personalized medicine）。分子病理学（molecular patholog）的研究发现许多疾病特别是一些癌的分子水平异质性很强，即同样形态的癌，它的基因水平可完全不同，例如两个同样形态的乳腺浸润性导管癌，有的伴有 HER2/neu 基因扩增，另一个则没有 HER2/neu 扩增。这两个患者治疗就不能用"一种尺寸适用于所有人的办法"，而要用"量体裁衣"的方法，即要根据肿瘤分子水平的异常进行针对性的治疗，以获得最大的疗效及最低的药物毒性。"个性化医学"特别是"个性化癌的医学"核心是靶向治疗，靶向治疗已在某些癌患者的治疗中广泛开展。诊断病理学工作者除做出病理形态诊断外，应尽快掌握各种分子生物学技术和分子遗传学病理技术，至少近期内能对多种常见癌做出分子分型诊断，给有关临床医生某一特定癌的形态诊断和分子病理学分型，如形态为肺腺癌，分子水平伴或不伴 EGFR 突变或 EML4-ALK 移位等。

大量的病理诊断工作和分子病理学工作需要医院病理工作者去开展，更需要医院领导及有关临床医生的支持，医院领导应支持病理科建立分子病理学实验室（包括各种必需的新的仪器、设备），增加有关实验室人员，开展各种新技术如 FISH、CGH、RT-PCR、第二代测序等。医院领导、临床医生以及病理科的工作人员，大家的目的是一致的——为患者服务。

（周　敏）

第二章

炎症

当各种外源性和内源性损伤因子作用于机体，造成细胞、组织和器官损伤时，机体局部和全身会发生一系列复杂反应，以局限和消灭损伤因子，清除和吸收坏死组织和细胞，并修复损伤，这种复杂的以防御为主的反应称为炎症反应。如果没有炎症反应，机体将不能控制感染和修复损伤，不能长期在充满致病因子的自然环境中生存。但是，在一定情况下，炎症对机体也可引起不同程度的危害。

第一节　概述

一、炎症的概念

炎症（inflammation）是具有血管系统的活体组织对各种损伤因子的刺激所发生的以防御反应为主的基本病理过程。并非所有活体动物都能发生炎症反应，单细胞和多细胞生物对局部损伤发生的反应，例如吞噬损伤因子、通过细胞或细胞器肥大以应对有害刺激物等，这些反应均不能称为炎症。只有当生物进化到具有血管时，才能发生以血管反应为中心环节，同时又保留了上述吞噬和清除功能的复杂而完善的炎症反应。

炎症是损伤、抗损伤和修复的动态过程，包括如下步骤（图2-1）：①各种损伤因子对机体的组织和细胞造成损伤；②在损伤周围组织中的前哨细胞（例如巨噬细胞），识别损伤因子及组织坏死物，产生炎症介质；③炎症介质激活宿主的血管反应及白细胞反应，使损伤局部的血液循环中的白细胞及血浆蛋白渗出到损伤因子所在部位，稀释、中和、杀伤及清除有害物质；④炎症反应的消退与终止；⑤实质细胞和间质细胞增生，修复受损伤的组织。

二、炎症的原因

凡是能引起组织和细胞损伤的因子都能引起炎症，致炎因子种类繁多，可归纳为以下5类。

1. 物理性因子

包括高温、低温、机械性创伤、紫外线和放射线等。

2. 化学性因子

包括外源性和内源性化学物质。外源性化学物质有强酸、强碱、强氧化剂和芥子气等；

内源性化学物质有坏死组织的分解产物，也包括病理条件下堆积于体内的代谢产物，如尿素。药物和其他生物制剂使用不当也可能引起炎症。

3. 生物性因子

病毒、细菌、立克次体、原虫、真菌、螺旋体和寄生虫等生物性因子为炎症最常见的原因。由生物病原体引起的炎症又称感染。病毒可通过在细胞内复制而导致感染细胞坏死。细菌及其释放的内毒素和外毒素以及分泌某些酶可激发炎症。某些病原体例如寄生虫和结核杆菌，通过其抗原性诱发免疫反应而损伤组织。

4. 组织坏死

任何原因引起的组织坏死都是潜在的致炎因子。例如，在缺血引起的新鲜梗死灶的边缘所出现的出血、充血带及炎症细胞浸润，便是炎症的表现。

5. 变态反应

当机体免疫反应状态异常时，可引起不适当或过度的免疫反应，造成组织损伤，引发炎症反应，例如过敏性鼻炎和肾小球肾炎。

6. 异物

手术缝线、二氧化硅晶体或物质碎片等残留在机体组织内可导致炎症。

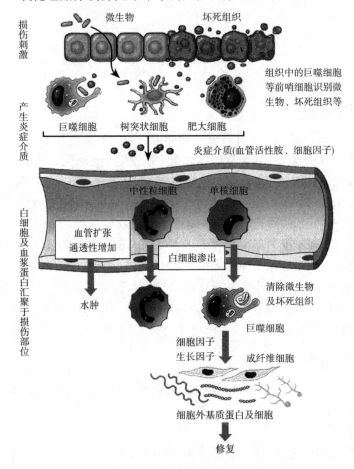

图2-1 炎症反应的多步骤过程

三、炎症的基本病理变化

炎症的基本病理变化包括局部组织的变质、渗出和增生。在炎症过程中，它们通常以一定的先后顺序发生，病变的早期以变质或渗出为主，病变的后期以增生为主。但变质、渗出和增生是相互联系的，一般来说，变质是损伤性过程，渗出和增生是抗损伤和修复过程。

1. 变质

炎症局部组织发生的变性和坏死统称为变质。变质可以发生于实质细胞，也可以发生于细胞间质。实质细胞常出现的变质性变化包括细胞水肿、脂肪变性、细胞凝固性坏死和液化性坏死等。间质细胞常出现的变质性变化包括黏液样变性和纤维素样坏死等。变质可以由致病因子直接作用所致，也可以由血液循环障碍及炎症反应产物的间接作用引起。变质反应的轻重不仅取决于致病因子的性质和强度，还取决于机体的反应情况。

2. 渗出

炎症局部组织血管内的液体成分、纤维素等蛋白质和各种炎症细胞通过血管壁进入组织间隙、体腔、体表及黏膜表面的过程叫渗出。所渗出的液体和细胞成分总称为渗出物或渗出液。渗出液的产生是由于血管通透性增高和白细胞主动游出血管所致。渗出液若集聚在组织间隙内，称为炎性水肿；渗出液若集聚于浆膜腔，则称为炎性浆膜腔积液。在临床工作中，渗出液需要与漏出液进行鉴别（表2-1）。

表2-1 渗出液与漏出液的比较

项目	渗出液	漏出液
原因	炎症	非炎症
蛋白量	>30 g/L	<30 g/L
细胞数	通常 >500×10^6/L	通常 <100×10^6/L
比重	>1.018（多数 >1.020）	<1.018
外观	浑浊	清亮
凝固性	易自凝	不自凝

通常情况下，渗出液对机体具有积极意义。①稀释和中和毒素，减轻毒素对局部组织的损伤作用。②为局部浸润的白细胞带来营养物质，运走代谢产物。③渗出液中所含的抗体和补体有利于消灭病原体。④渗出液中的纤维素交织成网，不仅可限制病原微生物的扩散，还有利于白细胞吞噬消灭病原体，在炎症后期的纤维素网架可成为修复的支架，并有利于成纤维细胞产生胶原纤维。⑤渗出液中的白细胞吞噬和杀灭病原微生物，清除坏死组织。⑥炎症局部的病原微生物和毒素随渗出液的淋巴回流而到达局部淋巴结，刺激细胞免疫和体液免疫的发生。

然而，渗出液过多有压迫和阻塞作用，例如肺泡内渗出液堆积可影响肺换气功能，过多的心包或胸腔积液可压迫心脏或肺脏，严重的喉头水肿可引起窒息。另外，渗出物中的纤维素吸收不良可发生机化，例如引起肺肉质变、浆膜粘连甚至浆膜腔闭锁。

3. 增生

在致炎因子的作用下，炎症局部的实质细胞和间质细胞可发生增生。实质细胞的增生，如鼻黏膜慢性炎症时被覆上皮和腺体的增生，慢性肝炎中的肝细胞增生。间质细胞的增生包括巨噬细胞、内皮细胞和成纤维细胞增生。实质细胞和间质细胞的增生是相应的生长因子刺激的结果。炎症性增生具有限制炎症扩散和修复损伤组织的功能。

四、炎症的局部表现

炎症的局部表现包括红、肿、热、痛和功能障碍。炎症局部发红是由于局部血管扩张、充血所致；局部肿胀主要是由于局部血管通透性增高，液体和细胞成分渗出所致；发热是由于动脉性充血、血流加快、代谢旺盛所致；疼痛是由于渗出物压迫以及炎症介质作用于感觉神经末梢所致；在此基础上可进一步引起局部器官的功能障碍，如关节炎可引起关节活动不灵活，肺泡性肺炎和间质性肺炎均可影响肺换气功能。

五、炎症的全身反应

当炎症局部的病变比较严重，特别是病原微生物在体内蔓延扩散时，常出现明显的全身性反应，例如发热、末梢血白细胞数目改变、心率加快、血压升高、寒战、厌食等。

发热是外源性和内源性致热原共同作用的结果。细菌产物等外源性致热原，可以刺激白细胞释放内源性致热原，例如白细胞介素 1（IL-1）和肿瘤坏死因子（TNF）。内源性致热原作用于下丘脑的体温调节中枢，通过提高局部环氧合酶水平，促进花生四烯酸转变为前列腺素 E 而引起发热。

末梢血白细胞计数增加是炎症反应的常见表现，特别是细菌感染所引起的炎症。白细胞计数可达 $15\ 000\sim20\ 000/mm^3$，如果达到 $40\ 000\sim100\ 000/mm^3$，则称为类白血病反应。末梢血白细胞计数增加主要是由于 IL-1 和 TNF 促进了白细胞从骨髓储存库释放，故而相对不成熟的杆状核中性粒细胞所占比例增加，称为"核左移"。如果持续感染，还能促进集落刺激因子的产生，引起骨髓造血前体细胞的增殖。多数细菌感染引起中性粒细胞增加；寄生虫感染和过敏反应引起嗜酸性粒细胞增加；一些病毒感染选择性地引起单核巨噬细胞或淋巴细胞比例增加，如单核细胞增多症、腮腺炎和风疹等。但多数病毒、立克次体和原虫感染，甚至极少数细菌（如伤寒杆菌）感染则引起末梢血白细胞计数减少。

严重的全身感染，特别是败血症，可引起全身血管扩张、血浆外渗、有效血循环量减少和心脏功能下降而出现休克。如果有凝血系统的激活可引起弥散性血管内凝血（DIC）。

六、炎症的意义

炎症是机体重要的防御反应，通常具有如下积极作用：①阻止病原微生物蔓延全身，炎性渗出物中的纤维素交织成网，可限制病原微生物的扩散，炎症性增生也可限制炎症扩散；②液体和白细胞的渗出可稀释毒素、消灭致炎因子和清除坏死组织；③炎症局部的实质细胞和间质细胞在相应生长因子的作用下进行增生，修复损伤组织，恢复组织和器官的功能。

但是在一定情况下，炎症对机体具有潜在的危害性：①当炎症引起重要器官的组织和细胞发生比较严重的变性和坏死时，可以影响受累组织和器官的功能，例如病毒性心肌炎可以影响心脏功能；②当炎症伴发的大量炎性渗出物累及重要器官时，可以造成严重后果，例如细菌性脑膜炎的脓性渗出物可以引起颅内压增高，甚至形成脑疝而威胁患者生命；③炎症引起的增生性反应，有时也可以造成严重影响，例如结核性心包炎引发的心包增厚、粘连可形成缩窄性心包炎，严重影响心脏功能；④长期的慢性炎症刺激可引起多种慢性疾病，例如肥胖、心血管疾病、2 型糖尿病、肿瘤等；⑤"亚炎症"是一种介于机体平衡和慢性炎症之间的低水平炎症，其与癌症、衰老、肥胖、肌肉退化等有关。因此，在临床治疗炎症性疾病时，除了消灭致病因子外，有时还采取一系列措施以控制炎症反应。

七、炎症的分类

炎症的分类方法多种多样，可以根据炎症累及的器官、病变的程度、炎症的基本病变性质和持续的时间等进行分类。

1. 依据炎症累及的器官进行分类

在病变器官后加"炎"字，例如心肌炎、肝炎、肾炎等。临床上，还常用具体受累的解剖部位或致病因子等加以修饰，例如肾盂肾炎、肾小球肾炎、病毒性心肌炎、细菌性心肌炎。

2. 依据炎症病变的程度进行分类

分为轻度炎症、中度炎症、重度炎症。

3. 依据炎症的基本病变性质进行分类

分为变质性炎、渗出性炎和增生性炎。任何炎症都在一定程度上包含变质、渗出、增生这 3 种基本病变，但往往以一种病变为主，以变质为主时称为变质性炎，以渗出为主时称为渗出性炎，以增生为主时称为增生性炎。渗出性炎还可以根据渗出物的主要成分和病变特点，进一步分为浆液性炎、纤维素性炎、化脓性炎、出血性炎等，这些病变的特点将在本章第二节相关内容中详细讲述。

4. 依据炎症持续的时间进行分类

分为急性炎症、慢性炎症。急性炎症反应迅速，持续时间短，通常以渗出性病变为主，浸润的炎症细胞主要为中性粒细胞，但有时也可以表现为变质性炎或增生性病变为主，前者如急性肝炎，后者如伤寒；慢性炎症持续时间较长，一般以增生性病变为主，其浸润的炎症细胞主要为淋巴细胞和单核细胞。

（周　敏）

第二节　急性炎症

急性炎症是机体对致炎因子的快速反应，目的是把白细胞和血浆蛋白（例如抗体、补体、纤维素）运送到炎症病灶，杀伤和清除致炎因子。机体在急性炎症过程中，主要发生血管反应和白细胞反应。急性炎症持续时间常为几天，一般不超过 1 个月。

一、急性炎症过程中的血管反应

在急性炎症过程中，血管发生如下反应：①血流动力学改变，引起血流量增加；②血管通透性增加，血浆蛋白和白细胞会渗出到血管外组织或体腔内。

（一）血流动力学改变

急性炎症过程中组织发生损伤后，很快按如下顺序发生血流动力学改变，血管口径和血流量发生改变（图 2-2）。

1. 细动脉短暂收缩

损伤发生后立即出现，仅持续几秒，由神经调节和化学介质引起。

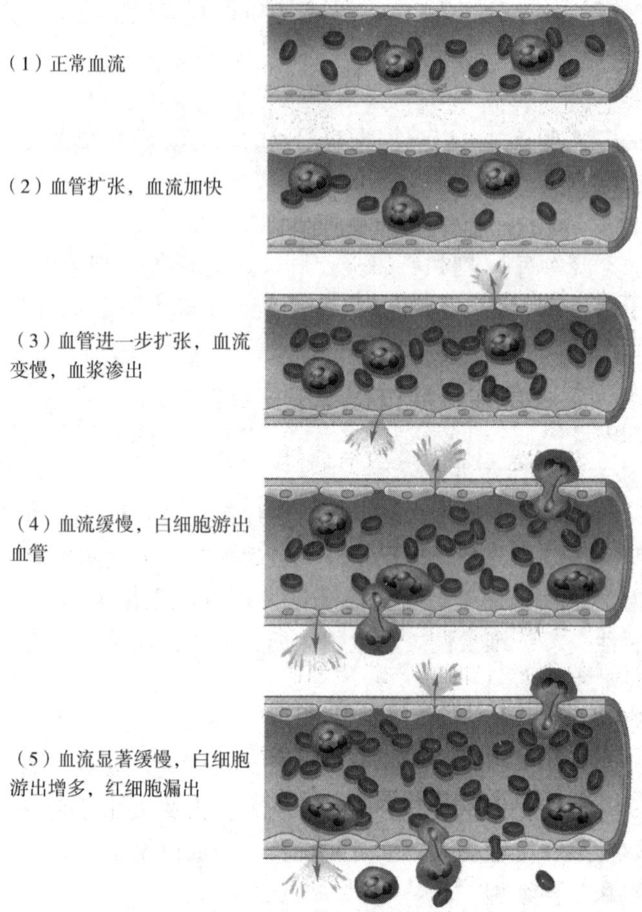

（1）正常血流

（2）血管扩张，血流加快

（3）血管进一步扩张，血流变慢，血浆渗出

（4）血流缓慢，白细胞游出血管

（5）血流显著缓慢，白细胞游出增多，红细胞漏出

图2-2　血流动力学变化模式图

2. 血管扩张和血流加速

首先是细动脉扩张，然后毛细血管床开放，导致局部血流加快、血流量增加（充血）和能量代谢增强，这是炎症局部组织发红和发热的原因。血管扩张的发生机制与神经和体液因素有关，神经因素即轴突反射，体液因素主要是由于组胺、一氧化氮（NO）、缓激肽和前列腺素等化学介质作用于血管平滑肌而引起血管扩张。

3. 血流速度减慢

血管通透性升高导致血浆渗出，小血管内红细胞浓集，因此，血液黏稠度增加，血流阻力增大，血流速度减慢甚至血流淤滞。血流淤滞有利于白细胞靠近血管壁、黏附于血管内皮细胞表面并渗出到血管外。

急性炎症过程中血流动力学改变的速度取决于致炎因子的种类和严重程度。极轻度刺激引起的血流加快仅持续10～15分钟，然后逐渐恢复正常；轻度刺激下血流加快可持续数小时，随后血流速度减慢，甚至发生血流淤滞；较重的刺激可在15～30分钟内出现血流淤滞；

而严重损伤可在几分钟内发生血流淤滞。此外，在炎症病灶的不同部位，血流动力学改变是不同的，例如烧伤病灶的中心已发生了血流淤滞，但病灶周边部血管可能仍处于扩张状态。

（二）血管通透性增加

血管通透性增加是导致炎症局部液体和蛋白渗出血管的重要原因。在炎症过程中，下列机制可引起血管通透性增加（图2-3）。

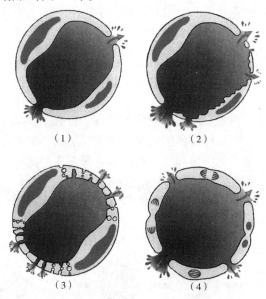

图2-3 血管通透性增加的机制模式图
（1）内皮细胞收缩，累及细静脉；（2）内皮细胞损伤，累及全部微循环；（3）内皮细胞穿胞作用增强，累及细静脉；（4）内皮细胞再生，累及毛细血管

1. 内皮细胞收缩

内皮细胞在受到组胺、缓激肽、白细胞三烯等炎症介质的刺激后，迅速发生收缩，内皮细胞间出现 $0.5 \sim 1.0 \ \mu m$ 的缝隙，导致血管通透性增加。该过程持续时间较短，通常发生于毛细血管后小静脉。

2. 内皮细胞损伤

烧伤和化脓菌感染等严重损伤刺激可直接损伤内皮细胞，使之坏死及脱落，这种损伤引起的血管通透性增加明显并且发生迅速，可持续数小时到数天，直至损伤血管形成血栓或内皮细胞再生修复为止。另外，白细胞黏附于内皮细胞被激活，释放具有毒性的氧代谢产物和蛋白水解酶，也可造成内皮细胞损伤和脱落。

3. 内皮细胞穿胞作用增强

在靠近内皮细胞连接处的胞质内，存在着由相互连接的囊泡所构成的囊泡体，这些囊泡体形成穿胞通道。富含蛋白质的液体通过穿胞通道穿越内皮细胞的现象称为穿胞作用，这是血管通透性增加的另一机制。血管内皮生长因子（VEGF）可引起内皮细胞穿胞通道数量增加及口径增大。

4. 新生毛细血管高通透性

在炎症修复过程中，以出芽方式形成新生毛细血管，其内皮细胞连接不健全，加之

VEGF 等因子的作用，使新生毛细血管具有高通透性。

应当指出，上述引起血管通透性增加的机制可同时或先后起作用。例如，烧伤可通过内皮细胞收缩、直接损伤内皮细胞和白细胞介导的内皮细胞损伤等机制，引起液体外渗。

二、急性炎症过程中的白细胞反应

炎症反应过程中，白细胞参与了一系列复杂的连续过程，主要包括：①白细胞渗出血管并聚集到感染和损伤的部位；②白细胞激活，发挥吞噬作用和免疫作用；③白细胞介导的组织损伤作用，白细胞可通过释放蛋白水解酶、化学介质和氧自由基等，引起机体正常组织损伤并可能延长炎症过程。

（一）白细胞渗出

白细胞通过血管壁游出到血管外的过程称为白细胞渗出，其是炎症反应最重要的特征。白细胞渗出过程是复杂的连续过程，包括白细胞边集和滚动、黏附和游出、在组织中游走等阶段，并在趋化因子的作用下到达炎症灶，在局部发挥重要的防御作用（图2-4）。

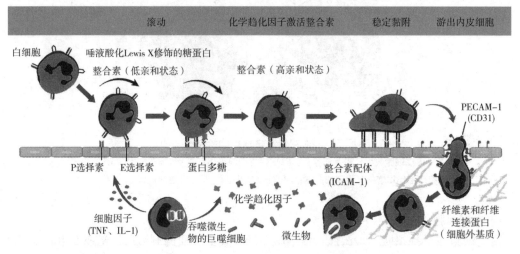

图 2-4　白细胞的渗出过程模式图

1. 白细胞边集和滚动

在毛细血管后小静脉，随着血流缓慢和液体的渗出，体积较小而移动较快的红细胞逐渐把体积较大、移动较慢的白细胞推离血管的中心部（轴流），白细胞到达血管的边缘部，称为白细胞边集。随后，内皮细胞被细胞因子和其他炎症介质激活并表达黏附分子，白细胞与内皮细胞表面的黏附分子不断地发生结合和分离，白细胞在内皮细胞表面翻滚，称为白细胞滚动。介导白细胞滚动的黏附分子是选择素，其是细胞表面的一种受体。目前，已经发现3种选择素：E 选择素，表达于内皮细胞；P 选择素，表达于内皮细胞和血小板；L 选择素，表达于白细胞。内皮细胞通常不表达或仅表达少量选择素，感染灶或损伤灶释放的细胞因子激活内皮细胞，选择素表达水平增高。因此，白细胞主要结合于炎症病灶处的血管内皮细胞并游出血管。内皮细胞的 P 选择素和 E 选择素，通过与白细胞表面糖蛋白的唾液酸化 Lewis X 结合，介导中性粒细胞、单核细胞、T 淋巴细胞在内皮细胞表面滚动。

2. 白细胞黏附

白细胞紧紧黏附于内皮细胞是白细胞从血管中游出的前提。该过程是由白细胞表面的整合素与内皮细胞表达的配体（免疫球蛋白超家族分子）介导的。整合素分子是由 α 和 β 亚单位组成的异二聚体，不仅介导白细胞与内皮细胞的黏附，还介导白细胞与细胞外基质的黏附。正常情况下，白细胞表面的整合素以低亲和力的形式存在，不与其特异的配体结合；在炎症损伤部位，内皮细胞、巨噬细胞和成纤维细胞等释放的化学趋化因子，激活附着于内皮细胞的白细胞，白细胞表面的整合素发生构象改变，转变为高亲和力的形式。与此同时，内皮细胞被巨噬细胞释放的肿瘤坏死因子（TNF）和白细胞介素 1（IL-1）等细胞因子激活，整合素配体表达量增加。白细胞表面的整合素与其配体结合后，白细胞的细胞骨架发生改变，导致其紧密黏附于内皮细胞。

3. 白细胞游出

白细胞穿过血管壁进入周围组织的过程，称为白细胞游出，通常发生在毛细血管后小静脉。白细胞游出主要是由炎症病灶产生的化学趋化因子介导的，这些化学趋化因子作用于黏附在血管内皮的白细胞，刺激白细胞以阿米巴运动的方式从内皮细胞连接处逸出。并且，位于白细胞和内皮细胞表面的血小板内皮细胞黏附分子（PECAM-1，又称 CD31），通过介导两者的结合而促使白细胞游出血管内皮。穿过内皮细胞的白细胞可分泌胶原酶降解血管基底膜，进入周围组织中。

炎症的不同阶段游出的白细胞种类有所不同。在急性炎症的早期（24 小时内），中性粒细胞迅速对细胞因子发生反应，并与黏附分子结合，所以最先游出。24～48 小时则以单核细胞浸润为主，其原因在于：①中性粒细胞寿命短，经过 24～48 小时后，中性粒细胞由于凋亡和坏死而消失，而单核细胞在组织中寿命较长；②中性粒细胞停止游出后，单核细胞可继续游出；③炎症的不同阶段所激活的化学趋化因子不同，已证实中性粒细胞能释放单核细胞趋化因子，因此中性粒细胞游出后必然引起单核细胞游出。此外，致炎因子的不同，渗出的白细胞也不同，葡萄球菌和链球菌感染以中性粒细胞浸润为主，病毒感染以淋巴细胞浸润为主，一些过敏反应中则以嗜酸性粒细胞浸润为主。

4. 趋化作用

白细胞游出血管后，通过趋化作用而聚集到炎症病灶。趋化作用是指白细胞沿化学物质浓度梯度向着化学刺激物作定向移动。这些具有吸引白细胞定向移动的化学刺激物称为趋化因子。

趋化因子可以是外源性的，也可以是内源性的。最常见的外源性趋化因子是细菌产物，特别是含有 N-甲酰甲硫氨酸末端的多肽。内源性趋化因子包括补体成分（特别是 C5a）、白细胞三烯（主要是 LTB_4）和细胞因子（特别是 IL-8 等）。趋化因子具有特异性，有些趋化因子只吸引中性粒细胞，而另一些趋化因子则吸引单核细胞或嗜酸性粒细胞。不同的炎症细胞对趋化因子的反应也不同，粒细胞和单核细胞对趋化因子的反应较明显，而淋巴细胞对趋化因子的反应则较弱。

趋化因子是通过与白细胞表面的特异性 G 蛋白偶联受体相结合而发挥作用的，二者结合后，激活 Rac/Rho/cdc42 家族的 GTP 酶和一系列激酶。这些信号导致肌动蛋白聚合并分布在细胞运动的前缘，而肌球蛋白纤维则分布在细胞后缘，白细胞通过延伸丝状伪足而拉动细胞向前运动，引起细胞的移位。

（二）白细胞激活

白细胞聚集到组织损伤部位后，通过多种受体来识别感染的微生物和坏死组织，然后被激活，发挥杀伤和清除作用。白细胞通过如下受体来识别感染的微生物，并被激活。①识别微生物产物的受体：白细胞 TLRs 表达于细胞膜以及胞质的内体小泡，可以识别细胞外和吞入细胞内的微生物产物。②G 蛋白偶联受体：其表达于中性粒细胞和巨噬细胞等多种白细胞，主要识别含有 N-甲酰甲硫氨酸的细菌短肽。③调理素受体：调理素是指一类通过包裹微生物而增强吞噬细胞吞噬功能的血清蛋白质，包括抗体 IgG 的 Fc 段、补体 C3b 和凝集素。调理素包裹微生物而提高吞噬作用的过程，称为调理素化。调理素化的微生物与白细胞的调理素受体（Fc 受体、C3b 受体）结合后，明显提高白细胞的吞噬作用。④细胞因子受体：感染微生物后，机体产生多种细胞因子，例如干扰素 γ（IFN-γ）。这些细胞因子通过与白细胞表面的受体结合而激活白细胞。

白细胞被激活后，发挥杀伤微生物和清除致炎物质的作用。在该过程中，吞噬作用和免疫作用发挥了重要功能。

1. 吞噬作用

是指白细胞吞噬病原体、组织碎片和异物的过程。具有吞噬作用的细胞主要为中性粒细胞和巨噬细胞。中性粒细胞吞噬能力较强，其胞质颗粒中的髓过氧化物酶（MPO）、溶酶体酶等在杀伤、降解微生物的过程中起了重要作用。炎症灶中的巨噬细胞来自血液的单核细胞和局部的组织细胞，其溶酶体中含有酸性磷酸酶和过氧化物酶。巨噬细胞受到外界刺激被激活后，细胞体积增大，细胞表面皱襞增多，线粒体和溶酶体增多，功能增强。

吞噬过程包括识别和附着、吞入、杀伤和降解 3 个阶段（图 2-5）。

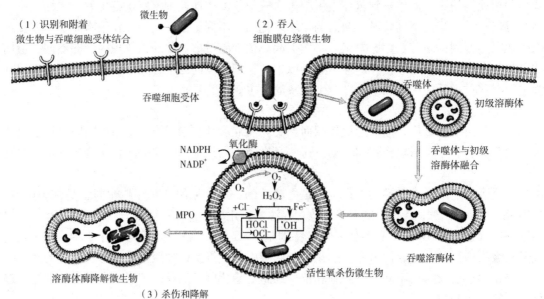

图 2-5　白细胞吞噬过程模式图

（1）识别和附着：吞噬细胞表面的甘露糖受体、清道夫受体和各种调理素受体都有识别、结合和摄入微生物的功能。

（2）吞入：吞噬细胞在附着调理素化的细菌等颗粒状物体后，便伸出伪足，随着伪足的延伸和相互融合，由吞噬细胞的细胞膜包围吞噬物形成泡状小体，即吞噬体。然后，吞噬体与初级溶酶体颗粒融合，形成吞噬溶酶体。

（3）杀伤和降解：进入吞噬溶酶体的细菌可被依赖氧的机制和不依赖氧的机制杀伤和降解。

依赖氧的机制主要是通过活性氧和活性氮杀伤微生物。活性氧由激活的白细胞还原型辅酶Ⅱ（NADPH）氧化酶产生，后者使 NADPH 氧化而产生超氧负离子（O_2^-）。大多数超氧负离子经自发性歧化作用转变为过氧化氢（H_2O_2），H_2O_2 进一步被还原成高度活跃的羟自由基。H_2O_2 不足以杀灭细菌，中性粒细胞胞质内的嗜天青颗粒中含有髓过氧化物酶（MPO），MPO 可催化 H_2O_2 和 Cl^- 产生次氯酸（HOCl·）。HOCl·是强氧化剂和杀菌因子。H_2O_2-MPO-卤素是中性粒细胞最有效的杀菌系统。活性氮（主要是 NO），也参与微生物杀伤，作用机制与活性氧相似。

对微生物的杀伤还可以通过不依赖氧机制进行。①溶酶体内的细菌通透性增加蛋白（BPI），通过激活磷脂酶和降解细胞膜磷脂，使细菌外膜通透性增加。②溶菌酶通过水解细菌糖肽外衣而杀伤病原微生物。③嗜酸性粒细胞的主要碱性蛋白（MBP），对许多寄生虫具有细胞毒性。④防御素存在于白细胞颗粒中，通过对微生物细胞膜的损伤而杀伤病原微生物。

微生物被杀死后，在吞噬溶酶体内被酸性水解酶降解。

2. 免疫作用

发挥免疫作用的细胞主要为单核细胞、淋巴细胞和浆细胞。抗原进入机体后，巨噬细胞将其吞噬处理，再把抗原呈递给 T 和 B 细胞，免疫活化的淋巴细胞分别产生淋巴因子或抗体，发挥杀伤病原微生物的作用。

（三）白细胞介导的组织损伤作用

白细胞在吞噬过程中，不仅可向吞噬溶酶体内释放产物，而且可将产物（例如溶酶体酶、活性氧自由基）释放到细胞外间质中，损伤正常细胞和组织，加重原始致炎因子的损伤作用。白细胞介导的组织损伤见于多种疾病，例如肾小球肾炎、哮喘、移植排斥反应、肺纤维化等。

白细胞向细胞外间质释放产物的机制包括：①吞噬溶酶体在完全封闭之前仍与细胞外相通，溶酶体酶可外溢；②某些不容易被吞噬的物质（如沉积在肾小球基底膜的免疫复合物）可以引发白细胞高度激活，溶酶体酶被释放到细胞外间质中；③白细胞吞噬了能损伤溶酶体膜的物质（如尿酸盐、二氧化硅），使溶酶体酶释放出来。

（四）白细胞功能缺陷

任何影响白细胞黏附、化学趋化、吞入、杀伤和降解的先天性或后天性缺陷，均可引起白细胞功能缺陷，导致炎症失控。

1. 黏附缺陷

白细胞黏附缺陷（LAD）便是典型的例子。LAD-1 型是由于整合素 CD18 的 β_2 缺陷，导致白细胞黏附、迁移、吞噬和氧化激增反应障碍，引起患者反复细菌感染和创伤愈合不良。LAD-2 型是由于岩藻糖代谢障碍使唾液酸化 Lewis X 缺乏，LAD-2 型临床表现较 LAD-

1 型轻，也表现为反复细菌感染。

2. 吞噬溶酶体形成障碍

Chediak-Higashi 综合征为常染色体隐性遗传性疾病，表现为吞噬体与溶酶体融合发生障碍，以及细胞毒性 T 淋巴细胞不能正常分泌具有溶解作用的颗粒，引起严重的免疫缺陷和患者反复细菌感染。

3. 杀菌活性障碍

由于吞噬细胞 NADPH 氧化酶某种成分的基因缺陷，导致依赖活性氧杀伤机制缺陷，可引起慢性肉芽肿性疾病。

4. 骨髓白细胞生成障碍

造成白细胞数目下降，主要原因有再生障碍性贫血、肿瘤化疗和肿瘤广泛骨转移等。

三、炎症介质在炎症过程中的作用

炎症的血管反应和白细胞反应都是通过一系列化学因子的作用实现的。参与和介导炎症反应的化学因子称为化学介质或炎症介质。

炎症介质的共同特点如下。①炎症介质可来自血浆和细胞：来自血浆的炎症介质主要在肝脏合成，以前体的形式存在，需经蛋白酶水解才能激活。来自细胞的炎症介质，有些以细胞内颗粒的形式储存于细胞内，在有需要的时候释放到细胞外，有些炎症介质在致炎因子的刺激下即刻合成。产生急性炎症介质的细胞主要是中性粒细胞、单核/巨噬细胞和肥大细胞，间质细胞（内皮细胞、平滑肌细胞、成纤维细胞）和多数上皮细胞也可以产生炎症介质。②多数炎症介质通过与靶细胞表面的受体结合发挥其生物活性作用，然而某些炎症介质直接有酶活性或者可介导氧化损伤。③炎症介质作用于靶细胞可进一步引起靶细胞产生次级炎症介质，使初级炎症介质的作用放大或抵消初级炎症介质的作用。一种炎症介质可作用于一种或多种靶细胞，可对不同的细胞和组织产生不同的作用。④炎症介质被激活或分泌到细胞外后，半衰期十分短暂，很快被酶降解灭活或被拮抗分子抑制或清除。

（一）细胞释放的炎症介质

1. 血管活性胺

包括组胺和5-羟色胺（5-HT），储存在细胞的分泌颗粒中，在急性炎症反应时最先释放。

组胺主要存在于肥大细胞和嗜碱性粒细胞的颗粒中，也存在于血小板内。肥大细胞释放组胺称为脱颗粒。可引起肥大细胞脱颗粒的刺激因子包括：引起损伤的冷、热等物理因子；免疫反应，IgE 抗体与肥大细胞表面的 Fc 受体结合；C3a 和 C5a 补体片段，又称过敏毒素蛋白；白细胞来源的组胺释放蛋白；某些神经肽，如 P 物质；细胞因子，如 IL-1 和 IL-8。组胺主要通过血管内皮细胞的 H_1 受体起作用，可使细动脉扩张和细静脉通透性增加。

5-HT 主要存在于血小板，当血小板与胶原纤维、凝血酶、免疫复合物等接触后，血小板聚集并释放5-HT，引起血管收缩。

2. 花生四烯酸（AA）代谢产物

包括前列腺素（PG）、白细胞三烯（LT）和脂质素（lipoxins，LX），参与炎症和凝血反应。花生四烯酸是二十碳不饱和脂肪酸，来源于饮食或由亚油酸转换产生，存在于细胞膜磷脂分子中，在磷脂酶的作用下释放。AA 通过环氧合酶途径产生前列腺素和凝血素，通过脂质氧合酶途径产生白细胞三烯和脂质素（图2-6）。

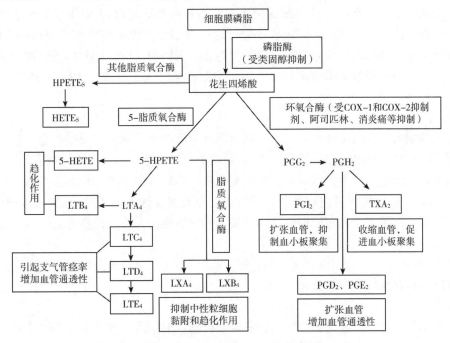

图2-6 炎症过程中花生四烯酸的代谢

AA通过环氧合酶途径生成的代谢产物包括 PGE_2、PGD_2、PGF_2、PGI_2 和凝血素 A_2（TXA_2）等，分别由特异性酶作用于中间产物而产生。由于不同细胞含有不同的酶，所以不同细胞产生的 AA 代谢产物不同。TXA_2 主要由含有 TXA_2 合成酶的血小板产生，其主要作用是使血小板聚集和血管收缩。PGI_2 主要由血管内皮细胞产生，其可抑制血小板聚集和使血管扩张。PGD_2 主要由肥大细胞产生，而产生 PGE_2 和 PGF_{2a} 的细胞种类则比较多。PGD_2、PGE_2 和 PGF_{2a} 协同作用，可以引起血管扩张并促进水肿发生。PGF 还可引起发热和疼痛。PGE_2 使机体对疼痛的刺激更为敏感，并在感染过程中与细胞因子相互作用引起发热。

白细胞三烯是 AA 通过脂质氧合酶途径产生的，AA 首先转化为5-羟基过氧二十碳四烯酸（5-HPETE），然后转化为白细胞三烯 LTA_4、LTB_4、LTC_4、LTD_4、LTE_4 以及5-羟基二十碳四烯酸（5-HETE）等。5-HETE 是中性粒细胞的趋化因子。LTB_4 是中性粒细胞的趋化因子和白细胞功能反应（黏附于内皮细胞、产生氧自由基和释放溶酶体酶）的激活因子。LTC_4、LTD_4、LTE_4 主要由肥大细胞产生，可引起支气管痉挛和静脉血管通透性增加。

脂质素也是 AA 通过脂质氧合酶途径产生的，是白细胞三烯的内源性拮抗剂。主要功能是抑制中性粒细胞的趋化反应及黏附于内皮细胞，与炎症的消散有关。

很多抗感染药物是通过抑制 AA 的代谢而发挥作用的。非甾体抗炎药物（例如阿司匹林和吲哚美辛）可抑制环氧合酶活性，抑制 PG 的产生，用于治疗疼痛和发热。齐留通（zileuton）可抑制脂质氧合酶，抑制白细胞三烯的产生，用于治疗哮喘。糖皮质类固醇可抑制磷脂酶 A_2、环氧合酶-2（COX-2）、细胞因子（例如 IL-1 和 TNF-α）等基因的转录，发挥抗感染作用。

3. 血小板激活因子（PAF）

PAF 是磷脂类炎症介质，具有激活血小板、增加血管通透性以及引起支气管收缩等作用。PAF 在极低浓度下可使血管扩张和小静脉通透性增加，比组胺作用强 100 ~ 10 000 倍。PAF 还可促进白细胞与内皮细胞黏附、白细胞趋化和脱颗粒反应。PAF 由嗜碱性粒细胞、血小板、中性粒细胞、单核巨噬细胞和血管内皮细胞产生。人工合成的 PAF 受体的拮抗剂可抑制炎症反应。

4. 细胞因子

是由多种细胞产生的多肽类物质，主要由激活的淋巴细胞和巨噬细胞产生，参与免疫反应和炎症反应。TNF 和 IL-1 是介导炎症反应的两个重要细胞因子，主要由激活的巨噬细胞、肥大细胞和内皮细胞等产生，内毒素、免疫复合物和物理性因子等可以刺激 TNF 和 IL-1 的分泌。TNF 和 IL-1 均可促进内皮黏附分子的表达以及其他细胞因子的分泌，促进肝脏合成各种急性期蛋白，促进骨髓向末梢血循环释放中性粒细胞，并可引起患者发热、嗜睡及心率加快等。

化学趋化因子是一类具有趋化作用的细胞因子，主要功能是刺激白细胞渗出以及调控白细胞在淋巴结和其他组织中的分布。

5. 活性氧

中性粒细胞和巨噬细胞受到微生物、免疫复合物、细胞因子或其他炎症因子刺激后，合成和释放活性氧，杀死和降解吞噬的微生物及坏死细胞。活性氧的少量释放可促进趋化因子、细胞因子、内皮细胞—白细胞间黏附分子的表达，增强和放大炎症反应。但是，活性氧的大量释放可引发组织损伤。

6. 白细胞溶酶体酶

存在于中性粒细胞和单核细胞溶酶体颗粒内的酶可以杀伤和降解吞噬的微生物，并引起组织损伤。溶酶体颗粒含有多种酶，如酸性水解酶、中性蛋白酶、溶菌酶等。酸性水解酶在吞噬溶酶体内降解细菌及其碎片。中性蛋白酶包括弹力蛋白酶、胶原酶和组织蛋白酶，可降解各种细胞外成分，包括胶原纤维、基底膜、纤维素、弹力蛋白和软骨基质等，在化脓性炎症的组织破坏中起重要作用。中性蛋白酶还能直接剪切 C3 和 C5 而产生血管活性介质 C3a 和 C5a，并促进激肽原产生缓激肽样多肽。

7. 神经肽

神经肽（例如 P 物质）是小分子蛋白，可传导疼痛，引起血管扩张和血管通透性增加。肺和胃肠道的神经纤维分泌较多的神经肽。

（二）血浆中的炎症介质

血浆中存在着 3 种相互关联的系统，即激肽系统、补体系统和凝血系统/纤维蛋白溶解系统，当血管内皮损伤处暴露的胶原、基底膜等激活 XII 因子后，可以启动与炎症有关的这三大系统。

1. 激肽系统

缓激肽可以使细动脉扩张、血管通透性增加、支气管平滑肌收缩，并可引起疼痛。激活的 XII 因子，使前激肽原酶转变成激肽原酶，激肽原酶作用于血浆中激肽原使其转化为缓激肽。

2. 补体系统

补体系统由 20 多种血浆蛋白质组成，不仅是抵抗病原微生物的天然和过继免疫的重要因子，还是重要的炎症介质。补体可通过经典途径（抗原—抗体复合物）、替代途径（病原微生物表面分子，例如内毒素或脂多糖）和凝集素途径激活，产生炎症介质 C3a 和 C5a，发挥扩张血管和增加血管通透性、趋化白细胞、杀伤细菌等生物学功能。

3. 凝血系统/纤维蛋白溶解系统

XII因子激活后，启动凝血系统，激活凝血酶、纤维蛋白多肽和凝血因子 X 等。凝血酶可以激活血管内皮细胞，促进白细胞黏附。凝血酶还可以剪切 C5 产生 C5a，把凝血系统和补体系统联系起来。纤维蛋白多肽是纤维蛋白原的降解产物，可以提高血管通透性，并且是白细胞的趋化因子。凝血因子 Xa 可以提高血管通透性并促进白细胞游出。纤维蛋白溶解系统启动后，激活纤维蛋白溶酶，其降解纤维蛋白而产生的纤维蛋白降解产物，具有提高血管通透性的作用。纤维蛋白溶酶还可剪切 C3 产生 C3a，使血管扩张和血管通透性增加。

主要炎症介质的作用见表 2-2。

表 2-2　主要炎症介质的作用

功能	炎症介质
血管扩张	前列腺素、NO、组胺
血管通透性升高	组胺和 5-羟色胺、C3a 和 C5a、缓激肽、LTC_4、LTD_4、LTE_4、PAF、P 物质
趋化作用、白细胞渗出和激活	TNF、IL-1、化学趋化因子、C3a、C5a、LTB_4
发热	IL-1、TNF、前列腺素
疼痛	前列腺素、缓激肽、P 物质
组织损伤	白细胞溶酶体酶、活性氧、NO

四、急性炎症反应的终止

虽然急性炎症是机体的积极防御反应，但由于其可引起组织损伤，所以，机体对急性炎症反应进行严密调控并适时终止。炎症反应的终止机制如下：①由致炎因子刺激而产生的炎症介质，半衰期短并很快降解，在致炎因子被清除后，随着炎症介质的衰减，炎症反应逐渐减弱；②中性粒细胞在组织中的半衰期短，其在离开血液循环后，于数小时至两天内发生凋亡而死亡；③炎症反应本身会释放一系列终止信号，例如脂质素、TGF-β、IL-10 等，主动终止炎症反应。

五、急性炎症的病理学类型

急性炎症受累的器官组织类型、组织反应的轻重程度以及炎症性致病因子等的不同，都会影响急性炎症的形态学表现。在急性炎症过程中，通常渗出性病变表现明显。根据渗出物的主要成分和病变特点，急性炎症分为浆液性炎、纤维素性炎、化脓性炎和出血性炎。

（一）浆液性炎

浆液性炎以浆液渗出为特征，渗出的液体主要来自血浆，也可由浆膜的间皮细胞分泌，含有3%~5%的蛋白质（主要为白蛋白），同时混有少量中性粒细胞和纤维素。浆液性炎常发生于黏膜、浆膜、滑膜、皮肤和疏松结缔组织等。黏膜的浆液性炎又称浆液性卡他性炎，卡他是指渗出物沿黏膜表面顺势下流的意思，如感冒初期，鼻黏膜排出大量浆液性分泌物。浆膜的浆液性炎如渗出性结核性胸膜炎，可引起胸腔积液。滑膜的浆液性炎如风湿性关节炎，可引起关节腔积液。皮肤的浆液性渗出物积聚在表皮内和表皮下可形成水疱，例如Ⅱ度烧伤引起的皮肤水疱。浆液性渗出物弥漫浸润疏松结缔组织，局部可出现炎性水肿，如脚扭伤引起的局部炎性水肿。

浆液性炎一般较轻，易于消退。浆液性渗出物过多也有不利影响，甚至导致严重后果。如喉头浆液性炎造成的喉头水肿可引起窒息。胸膜腔和心包腔大量浆液渗出可影响心、肺功能。

（二）纤维素性炎

纤维素性炎以纤维蛋白原渗出为主，继而形成纤维蛋白，即纤维素。在 HE 切片中，纤维素呈红染、相互交织的网状、条状或颗粒状，常混有中性粒细胞和坏死细胞碎片。纤维蛋白原大量渗出，说明血管壁损伤严重，通透性明显增加，多由某些细菌毒素（如白喉杆菌、痢疾杆菌和肺炎球菌的毒素）或各种内源性和外源性毒物（如尿毒症的尿素和汞中毒）引起。纤维素性炎易发生于黏膜、浆膜和肺组织（图2-7）。黏膜发生的纤维素性炎，渗出的纤维素、中性粒细胞和坏死黏膜组织以及病原菌等可在黏膜表面形成一层灰白色膜状物，称为"伪膜"，故又称伪膜性炎。对于白喉的伪膜性炎，由于咽喉部黏膜与深部组织结合较牢固，故咽喉部的伪膜不易脱落，称为固膜性炎；而气管黏膜与黏膜下组织结合较疏松，故气管的伪膜较易脱落，称为浮膜性炎，可引起窒息。浆膜发生的纤维素性炎（如"绒毛心"）可机化引发纤维性粘连。肺组织发生的纤维素性炎，例如大叶性肺炎，除了大量纤维蛋白渗出外，还可见大量中性粒细胞渗出。

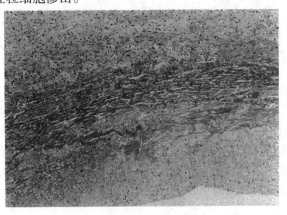

图2-7　纤维素性胸膜炎
胸膜脏层表面覆盖大量纤维素性渗出物

当渗出的纤维素较少时，其可被纤维蛋白水解酶降解或被吞噬细胞搬运清除或通过自然管道排出体外，病变组织得以愈复。若渗出的纤维素过多、渗出的中性粒细胞（其含蛋白水解酶）较少，或组织内抗胰蛋白酶（其抑制蛋白水解酶活性）含量过多时，均可导致渗出的纤维素不能被完全溶解吸收，随后发生机化，形成浆膜的纤维性粘连或大叶性肺炎时肺肉质变。

（三）化脓性炎

化脓性炎以中性粒细胞渗出，并伴有不同程度的组织坏死和脓液形成为其特点。化脓性炎多由化脓菌（如葡萄球菌、链球菌、脑膜炎双球菌、大肠埃希菌）感染所致，也可由组织坏死继发感染产生。脓性渗出物称为脓液，是一种浑浊的凝乳状液体，呈灰黄色或黄绿色。脓液中的中性粒细胞除极少数仍有吞噬能力外，大多数细胞已发生变性和坏死，这些变性、坏死的中性粒细胞称为脓细胞。脓液中除含有脓细胞外，还含有细菌、坏死组织碎片和少量浆液。由葡萄球菌引起的脓液较为浓稠，由链球菌引起的脓液较为稀薄。依据病因和发生部位不同，把化脓性炎分为表面化脓和积脓、蜂窝织炎和脓肿。

1. 表面化脓和积脓

表面化脓是指发生在黏膜和浆膜表面的化脓性炎。黏膜的化脓性炎又称脓性卡他性炎，此时中性粒细胞向黏膜表面渗出，深部组织的中性粒细胞浸润不明显。如化脓性尿道炎和化脓性支气管炎，渗出的脓液可沿尿道、支气管排出体外。当化脓性炎发生于浆膜、胆囊和输卵管时，脓液则在浆膜腔、胆囊和输卵管腔内积存，称为积脓。

2. 蜂窝织炎

蜂窝织炎是指疏松结缔组织的弥漫性化脓性炎，常发生于皮肤、肌肉和阑尾。蜂窝织炎主要由溶血性链球菌引起，链球菌分泌的透明质酸酶能降解疏松结缔组织中的透明质酸，分泌的链激酶能溶解纤维素，因此，细菌易于通过组织间隙和淋巴管扩散，表现为炎症病变组织内大量中性粒细胞弥漫性浸润，与周围组织界限不清（图2-8）。由于单纯蜂窝织炎一般不发生明显的组织坏死和溶解，痊愈后一般不留痕迹。

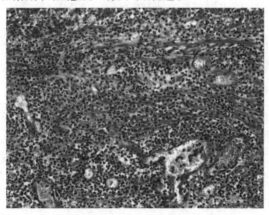

图2-8　蜂窝织炎性阑尾炎
大量中性粒细胞浸润于阑尾的肌层

3. 脓肿

脓肿是指器官或组织内的局限性化脓性炎症，其主要特征是组织发生溶解坏死，形成充满脓液的腔，即脓腔。脓肿可发生于皮下和内脏，主要由金黄色葡萄球菌引起，这些细菌可产生毒素使局部组织坏死，继而大量中性粒细胞浸润，之后中性粒细胞坏死形成脓细胞，并释放蛋白溶解酶使坏死组织液化形成含有脓液的空腔。金黄色葡萄球菌可产生凝血酶，使渗出的纤维蛋白原转变成纤维素，因而病变较局限。金黄色葡萄球菌具有层黏连蛋白受体，使其容易通过血管壁而在远部产生迁徙性脓肿（图2-9）。在脓肿早期，脓肿周围有充血、水肿和大量炎症细胞浸润；经过一段时间后，脓肿周围形成肉芽组织，即脓肿膜，其具有吸收脓液，限制炎症扩散的作用。小脓肿可以吸收消散；较大脓肿由于脓液过多，吸收困难，常需要切开排脓或穿刺抽脓。脓腔局部常由肉芽组织修复，最后形成瘢痕。

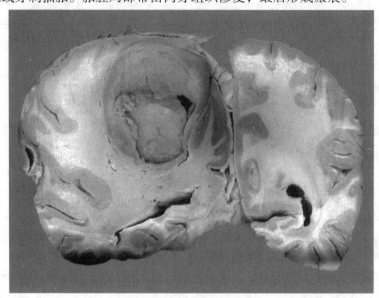

图2-9　脑脓肿

脑实质内可见一个大的脓肿，腔内有浓稠的脓汁

疖是毛囊、皮脂腺及其周围组织的脓肿。疖中心部分液化变软后，脓液便可破出。痈是多个疖的融合，在皮下脂肪和筋膜组织中形成许多相互沟通的脓肿，必须及时切开排脓。

（四）出血性炎

出血性炎是指炎症病灶的血管损伤严重，渗出物中含有大量红细胞。常见于流行性出血热、钩端螺旋体病和鼠疫等。

上述各型炎症可以单独发生，也可以合并存在，如浆液性纤维素性炎、纤维素性化脓性炎等。另外，在炎症的发展过程中，一种炎症类型可以转变成另一种炎症类型，如浆液性炎可以转变成纤维素性炎或化脓性炎。

六、急性炎症的结局

大多数急性炎症能够痊愈，少数迁延为慢性炎症，极少数可蔓延扩散到全身。

（一）痊愈

在清除致炎因子后，如果炎性渗出物和坏死组织被溶解吸收，通过周围正常细胞的再生，可以完全恢复原来的组织结构和功能，称为完全愈复；如果组织坏死范围较大，则由肉芽组织增生修复，称为不完全愈复。

（二）迁延为慢性炎症

在机体抵抗力低下或治疗不彻底的情况下，致炎因子不能在短期内清除，其在机体内持续起作用，不断地损伤组织造成炎症迁延不愈，使急性炎症转变成慢性炎症，病情可时轻时重。

（三）蔓延扩散

在机体抵抗力低下或病原微生物毒力强、数量多的情况下，病原微生物可不断繁殖，并沿组织间隙或脉管系统向周围和全身组织器官扩散。

1. 局部蔓延

炎症局部的病原微生物可通过组织间隙或自然管道向周围组织和器官扩散蔓延，如急性膀胱炎可向上蔓延到输尿管和肾盂。

炎症局部蔓延可形成糜烂、溃疡、瘘管、窦道和空洞。

2. 淋巴道蔓延

急性炎症渗出的富含蛋白的炎性水肿液或部分白细胞，可通过淋巴液回流至淋巴结。其中所含的病原微生物也可沿淋巴液扩散，引起淋巴管炎和局部淋巴结炎。例如，足部感染时腹股沟淋巴结可肿大，在足部感染灶和肿大的腹股沟淋巴结之间出现红线，即为淋巴管炎。病原微生物可进一步通过淋巴系统入血，引起血行蔓延。

3. 血行蔓延

炎症灶中的病原微生物可直接或通过淋巴道侵入血循环，病原微生物的毒性产物也可进入血循环，引起菌血症、毒血症、败血症和脓毒败血症。

（1）菌血症：细菌由局部病灶入血，全身无中毒症状，但从血液中可查到细菌，称为菌血症。一些炎症性疾病的早期有菌血症，如大叶性肺炎和流行性脑脊髓膜炎。在菌血症阶段，肝、脾和骨髓的吞噬细胞可清除细菌。

（2）毒血症：细菌的毒性产物或毒素被吸收入血称为毒血症。临床上出现高热和寒战等中毒症状，同时伴有心、肝、肾等器官实质细胞的变性或坏死，严重时出现中毒性休克，但血培养查不到病原菌。

（3）败血症：细菌由局部病灶入血后，大量繁殖并产生毒素，引起全身中毒症状和病理变化，称为败血症。败血症除有毒血症的临床表现外，还常出现皮肤和黏膜的多发性出血斑点，以及脾脏和淋巴结肿大等。此时血液中常可培养出病原菌。

（4）脓毒败血症：化脓菌所引起的败血症可进一步发展为脓毒败血症。脓毒败血症是指化脓菌除产生败血症的表现外，可在全身一些脏器中出现多发性栓塞性脓肿或称转移性脓肿。显微镜下小脓肿中央的小血管或毛细血管中可见细菌菌落，周围大量中性粒细胞局限性浸润并伴有局部组织的化脓性溶解破坏。

（周　敏）

第三节　慢性炎症

慢性炎症是指持续数周甚至数年的炎症，其中，连绵不断的炎症反应、组织损伤和修复反应相伴发生。慢性炎症多由急性炎症迁延而来，也可隐匿发生而无急性炎症过程或者在急性炎症反复发作的间期存在。根据慢性炎症的形态学特点，将其分为两大类：一般慢性炎症（又称非特异性慢性炎）和肉芽肿性炎（又称特异性慢性炎）。

慢性炎症发生于如下情况：①病原微生物很难清除，持续存在，例如结核杆菌、梅毒螺旋体、某些真菌等病原微生物难以彻底清除，常可激发免疫反应，特别是迟发性过敏反应，有时可表现为特异性肉芽肿性炎；②长期暴露于内源性或外源性毒性因子，例如长期暴露于二氧化硅引发硅沉着病；③对自身组织产生免疫反应，如类风湿关节炎和系统性红斑狼疮等。

一、一般慢性炎症

（一）一般慢性炎症的病理变化特点

非特异性慢性炎症的主要特点是：①炎症灶内浸润的细胞主要为单核细胞、淋巴细胞和浆细胞，反映了机体对损伤的持续反应；②组织破坏，主要由炎症细胞的产物引起；③修复反应，常有较明显的成纤维细胞和血管内皮细胞增生，以及被覆上皮和腺上皮等实质细胞增生，以替代和修复损伤的组织。

慢性炎症的纤维结缔组织增生常伴有瘢痕形成，可造成管道性脏器的狭窄；在黏膜可形成炎性息肉，例如鼻息肉和宫颈息肉；在肺或其他脏器可形成炎症假瘤，炎症假瘤本质上是炎症，由肉芽组织、炎症细胞、增生的实质细胞和纤维结缔组织构成，为界限清楚的瘤样病变。

（二）主要的慢性炎症细胞

单核—巨噬细胞系统的激活是慢性炎症的一个重要特征。单核—巨噬细胞系统包括血液中的单核细胞和组织中的巨噬细胞，后者弥散分布于结缔组织或器官中，例如肝脏的库普弗细胞、脾脏和淋巴结的窦组织细胞、肺泡的巨噬细胞、中枢神经系统的小胶质细胞等。单核细胞在血液中的生命期仅有一天，组织中的巨噬细胞的生命期则为几个月到几年。急性炎症24～48小时后，单核细胞在黏附分子和化学趋化因子的作用下，从血管中渗出并聚集到炎症灶，转化为巨噬细胞。巨噬细胞与单核细胞相比，其体积增大、生命期长、吞噬能力增强。

巨噬细胞在宿主防御和炎症反应中有如下功能：①吞噬、清除微生物和坏死组织；②启动组织修复，参与瘢痕形成和组织纤维化；③分泌TNF、IL-1、化学趋化因子、二十烷类等炎症介质，巨噬细胞是启动炎症反应、并使炎症蔓延的重要细胞；④为T细胞呈递抗原物质，并参与T细胞介导的细胞免疫反应，杀伤微生物。

淋巴细胞是慢性炎症中浸润的另一种炎症细胞。淋巴细胞在黏附分子和化学趋化因子介导下，从血液中渗出并迁移到炎症病灶处。在组织中，B淋巴细胞接触到抗原后可分化为浆细胞产生抗体，也可产生针对自身抗原的自身抗体；$CD4^+T$淋巴细胞接触到抗原后可被激活，产生一系列细胞因子，促进炎症反应。另外，巨噬细胞吞噬并处理抗原后，把抗原呈递给T淋巴细胞，并产生IL-12刺激T淋巴细胞；激活的T淋巴细胞产生细胞因子IFN-γ，反过来又可激活巨噬细胞。因此，淋巴细胞和巨噬细胞在慢性炎症过程中相互作用，使炎症反应周而复始、连绵不断。

肥大细胞在结缔组织中广泛分布，肥大细胞表面存在免疫球蛋白IgE的Fc受体，其在对昆虫叮咬、食物和药物过敏反应以及对寄生虫的炎症反应中起重要作用。

嗜酸性粒细胞浸润主要见于寄生虫感染以及 IgE 介导的炎症反应（尤其是过敏反应）。嗜酸性粒细胞在化学趋化因子 eotaxin 的作用下，迁移到炎症病灶处。其胞质内嗜酸性颗粒中含有的主要嗜碱性蛋白是一种阳离子蛋白，对寄生虫有独特的毒性，也能引起哺乳类上皮细胞的坏死。

二、肉芽肿性炎

（一）肉芽肿性炎的概念

肉芽肿性炎以炎症局部巨噬细胞及其衍生细胞增生形成界限清楚的结节状病灶（即肉芽肿）为特征，是一种特殊类型的慢性炎症。肉芽肿直径一般在 0.5~2 mm。巨噬细胞衍生的细胞包括上皮样细胞和多核巨细胞。不同致病因子引起的肉芽肿往往形态不同，常可根据肉芽肿形态特点作出病因诊断，例如根据典型的结核结节可诊断结核病。如果肉芽肿形态不典型，确定病因还需要辅以特殊检查，如抗酸染色、细菌培养、血清学检查和聚合酶链反应（PCR）等。

（二）肉芽肿性炎的常见类型

1. 感染性肉芽肿

感染性肉芽肿的常见病因如下。①细菌感染：结核杆菌和麻风杆菌分别引起结核病和麻风，一种革兰阴性杆菌可引起猫抓病。②螺旋体感染：梅毒螺旋体引起梅毒。③真菌和寄生虫感染：如组织胞浆菌、新型隐球菌和血吸虫感染等。

2. 异物性肉芽肿

手术缝线、石棉、滑石粉（可见于静脉吸毒者）、隆乳术的填充物、移植的人工血管等可以引起异物性肉芽肿。

3. 原因不明的肉芽肿

如结节病肉芽肿。

（三）肉芽肿的形成条件

异物性肉芽肿是由于异物刺激长期存在而形成的慢性炎症。感染性肉芽肿是由于某些病原微生物不易被消化，引起机体细胞免疫反应，巨噬细胞吞噬病原微生物后将抗原呈递给 T 淋巴细胞，并使其激活产生细胞因子 IL-2 和 IFN-γ 等。IL-2 可进一步激活其他 T 淋巴细胞，IFN-γ 可使巨噬细胞转变成上皮样细胞和多核巨细胞。

（四）肉芽肿的组成成分和形态特点

肉芽肿的主要细胞成分是上皮样细胞和多核巨细胞，具有诊断意义。上皮样细胞的胞质丰富，胞质呈淡粉色，略呈颗粒状，胞质界限不清；细胞核呈圆形或长圆形，有时核膜折叠，染色浅淡，核内可有 1~2 个小核仁。因这种细胞形态与上皮细胞相似，故称上皮样细胞。

多核巨细胞的细胞核数目可达几十个，甚至几百个。结核结节中的多核巨细胞又称为朗汉斯巨细胞，由上皮样细胞融合而来，其细胞核排列于细胞周边呈马蹄形或环形，胞浆丰富。多核巨细胞还常见于不易消化的较大异物、组织中的角化上皮和尿酸盐等周围，细胞核杂乱无章地分布于细胞（图 2-10），又称异物多核巨细胞。

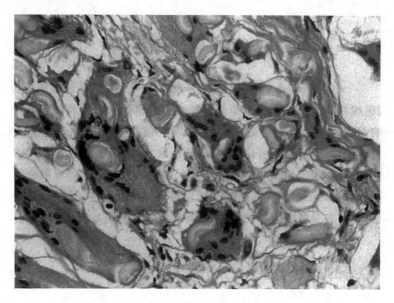

图 2-10 异物肉芽肿

主要由异物巨细胞构成

异物性肉芽肿的中心为异物，周围为数量不等的巨噬细胞、异物巨细胞、淋巴细胞和成纤维细胞等，形成结节状病灶。

不同感染因子引起的感染性肉芽肿形态特点虽然基本相同，但也有不同点，这里不再一一介绍。以结核肉芽肿为例，典型的结核肉芽肿中心常为干酪样坏死，周围为放射状排列的上皮样细胞，并可见朗汉斯巨细胞掺杂于其中，再向外为大量淋巴细胞浸润，结节周围还可见纤维结缔组织包绕。

（周　敏）

第三章

肺部疾病

第一节　慢性阻塞性肺疾病

慢性阻塞性肺疾病（COPD）是一组慢性气道阻塞性疾病的统称，其共同特点为肺实质和小气道受损，导致慢性气道阻塞、呼吸阻力增加和肺功能不全，主要包括慢性支气管炎、支气管哮喘、支气管扩张症和肺气肿等疾病。

一、慢性支气管炎

慢性支气管炎是发生于支气管黏膜及其周围组织的慢性非特异性炎性疾病，是一种常见病、多发病，在中老年人群中发病率达 15%～20%。主要临床特征为反复发作的咳嗽、咳痰或伴有喘息症状，且症状每年至少持续 3 个月，连续 2 年以上。病情持续多年者常并发严重影响健康的肺气肿及慢性肺源性心脏病。

（一）病因和发病机制

慢性支气管炎由多种因素长期综合作用引起发病，已确定的致病因素如下。①病毒和细菌感染：慢性支气管炎的发病与感冒密切相关，多发生于冬春季，凡能引起上呼吸道感染的病毒和细菌在慢性支气管炎病变的发展过程中都可起重要作用，鼻病毒、腺病毒和呼吸道合胞病毒是致病的主要病毒，而上呼吸道常驻菌中，肺炎球菌、肺炎克雷伯杆菌、流感嗜血杆菌等则可能是导致慢性支气管炎急性发作的主要病原菌。②吸烟：吸烟对慢性支气管炎的发病起重要作用，吸烟者患病率较不吸烟者高 2～10 倍，且患病率与吸烟量成正比，香烟烟雾中含有的焦油、尼古丁和镉等有害物质能损伤呼吸道黏膜，降低局部抵抗力，烟雾又可刺激小气道产生痉挛，从而增加气道的阻力。③空气污染与过敏因素：工业烟雾、粉尘等造成的大气污染与慢性支气管炎有明显的因果关系；过敏性因素与慢性支气管炎也有一定关系，喘息型慢性支气管炎患者往往有过敏史。④机体内在因素：如机体抵抗力降低，呼吸系统防御功能受损及内分泌功能失调等也与本病的发生发展密切相关。

（二）病理变化

慢性支气管炎早期，病变常局限于较大的支气管，随病情进展逐渐累及较小的支气管和细支气管。主要病变为：①呼吸道黏液—纤毛排送系统受损，纤毛柱状上皮变性、坏死脱落，再生的上皮杯状细胞增多，并发生鳞状上皮化生；②黏膜下腺体增生肥大和浆液性上皮发生黏液腺化生，导致黏液分泌增多；③支气管壁充血水肿，淋巴细胞、浆细胞浸润。④支气管壁平滑肌断裂、萎缩（喘息型慢性支气管炎平滑肌束增生、肥大），软骨可变性、萎缩或骨化（图3-1）。

慢性支气管炎反复发作必然导致病变程度逐渐加重，累及的细支气管也不断增多，终将引起支气管壁纤维性增厚，管腔狭窄甚至发生纤维性闭锁；而且，炎症易向管壁周围组织及肺泡扩展，形成细支气管周围炎。细支气管炎和细支气管周围炎是引起慢性阻塞性肺气肿的病变基础。

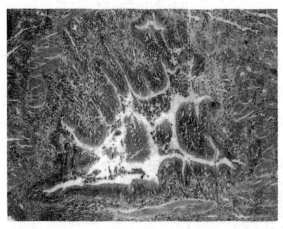

图3-1　慢性支气管炎

病变支气管壁增厚，增生的黏膜突向管腔：间质内大量淋巴细胞及浆细胞浸润，管壁内平滑肌束增生、肥大

（三）临床病理联系

患者因支气管黏膜受炎症的刺激及分泌的黏液增多而出现咳嗽、咳痰的症状。痰液一般为白色黏液泡沫状，在急性发作期，咳嗽加剧，并出现黏液脓性或脓性痰。支气管的痉挛或狭窄及黏液和渗出物阻塞管腔常致喘息。双肺听诊可闻及哮鸣音，干、湿性啰音。某些患者可因支气管黏膜和腺体萎缩（慢性萎缩性气管炎），分泌物减少而痰量减少或无痰。小气道的狭窄和阻塞可致阻塞性通气障碍，此时呼气阻力的增加大于吸气，久之，使肺过度充气，肺残气量明显增多而并发肺气肿。

二、支气管哮喘

支气管哮喘简称哮喘，是一种由呼吸道过敏引起的以支气管可逆性发作性痉挛为特征的慢性阻塞性炎性疾病。患者大多具有特异性变态反应体质。临床表现为反复发作的伴有哮鸣音的呼气性呼吸困难、咳嗽或胸闷等症状。发作间歇期可完全无症状。严重病例常合并慢性支气管炎，并导致肺气肿和慢性肺源性心脏病。

（一）病因和发病机制

本病的病因复杂，诱发哮喘的过敏原种类较多，如花粉、尘埃、动物毛屑、真菌（曲菌）、某些食品和药品等。这些物质主要经呼吸道吸入，也可食入或经其他途径进入人体。呼吸道感染和精神因素也可诱发哮喘发作。支气管哮喘发作机制复杂，尚未完全明了。除过敏原方面的影响和机体本身的状态外，其发作过程主要涉及多种细胞（淋巴细胞、单核细胞、肥大细胞和嗜酸性粒细胞等）表面的受体及它们合成和分泌的多种介质和细胞因子，并经过信息的接收、传递和调控等复杂步骤共同完成全部反应过程。如过敏原可激活 T 淋巴细胞分化为 Th1 和 Th2 两个亚群，它们能释放多种白细胞介素（ILs）。Th2 可释放 IL-4 和 IL-5，IL-4 可促进 B 细胞产生 IgE，促进肥大细胞生成，并由 IgE 包裹的致敏肥大细胞与抗原反应，引发哮喘；而 IL-5 则可选择性地促使嗜酸性粒细胞分化、激活并滞留于炎症灶内，在气道上皮损伤、平滑肌细胞收缩、成纤维细胞增生和细胞外基质的形成等方面发挥重要作用。一般在接触过敏原后 15 分钟左右哮喘发作称为速发性反应，而 4～24 小时发病则称为迟发性反应。

此外，机体的特应性、气道壁的炎性增生和气道的高反应性均导致对过敏原的敏感性增高，以致轻微的刺激即可使气道发生明显的收缩，引起气道阻力显著增高，也是哮喘发病的重要环节。

（二）病理变化

肺因过度充气而膨胀，常伴有灶性萎陷。支气管管腔内可见黏液栓，偶尔可见支气管扩张。镜下见黏膜上皮局部脱落，基底膜显著增厚及玻璃样变，黏膜下水肿，黏液腺增生，杯状细胞增多，管壁平滑肌增生肥大。管壁各层均可见嗜酸性粒细胞、单核细胞、淋巴细胞和浆细胞浸润。在管壁及黏液栓中常可见嗜酸性粒细胞的崩解产物夏科—莱登（Charcot-Leyden）结晶。

（三）临床病理联系

哮喘发作时，因细支气管痉挛和黏液栓阻塞，引起呼气性呼吸困难并伴有哮鸣音，症状可自行缓解或经治疗后缓解。长期反复的哮喘发作可致胸廓变形及弥漫性肺气肿，有时可合并自发性气胸。

三、支气管扩张症

支气管扩张症是以肺内小支气管腔持久性扩张伴管壁纤维性增厚为特征的慢性呼吸道疾病。临床表现为慢性咳嗽、大量脓痰及反复咯血等症状。

（一）病因和发病机制

支气管扩张症多继发于慢性支气管炎、麻疹和百日咳后的支气管肺炎及肺结核等。因反复感染，特别是化脓性炎症常导致管壁平滑肌、弹力纤维和软骨等支撑结构破坏；同时受支气管壁外周肺组织慢性炎症所形成的纤维瘢痕组织的牵拉及咳嗽时支气管腔内压的增加，最终导致支气管壁持久性扩张。

此外，先天性及遗传性支气管发育不全或异常时，因支气管壁的平滑肌、弹力纤维和软骨薄弱或缺失，管壁弹性降低易致支气管扩张，如巨大气管支气管扩张症。常染色体隐性遗传性胰腺囊性纤维化病常合并肺囊性纤维化，患者因末梢肺组织发育不良，细小支气管常呈柱状及囊性扩张，且管腔内有黏液栓塞，故常继发肺部感染和间质纤维化。

（二）病理变化

肉眼观，病变的支气管可呈囊状或筒状扩张，病变可局限于一个肺段或肺叶，也可累及双肺，以左肺下叶最多见。扩张的支气管、细支气管可呈节段性扩张，也可连续延伸至胸膜下，扩张的支气管数目多少不等，多者肺切面可呈蜂窝状（图 3-2）。扩张的支气管腔内可见黏液脓性渗出物或血性渗出物，若继发腐败菌感染可带恶臭，支气管黏膜可因萎缩而变平滑或因增生肥厚而呈颗粒状。

镜下观，支气管壁明显增厚，黏膜上皮增生伴鳞状上皮化生，可有糜烂及小溃疡形成。黏膜下血管扩张充血，淋巴细胞、浆细胞甚或中性粒细胞浸润，管壁腺体、平滑肌、弹力纤维和软骨不同程度遭受破坏、萎缩或消失，代之以肉芽组织或纤维组织。邻近肺组织常发生纤维化及淋巴组织增生。

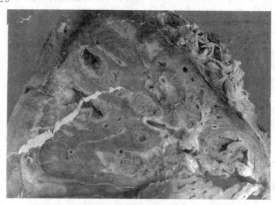

图3-2　支气管扩张症
肺切面见多数显著扩张的支气管

（三）临床病理联系

患者因支气管受慢性炎症及化脓性炎性渗出物的刺激，常有频发的咳嗽及咳出大量脓痰，若支气管壁血管遭受破坏则可咯血，大量的咯血可致失血过多或血凝块阻塞气道，严重者可危及生命。患者常因支气管引流不畅或痰不易咳出而感胸闷、闭气，炎症累及胸膜者可出现胸痛。少数患者尚可合并肺脓肿、脓胸及脓气胸。慢性重症患者常伴严重的肺功能障碍，出现气急、发绀和杵状指等，晚期可并发肺动脉高压和慢性肺源性心脏病。

四、肺气肿

肺气肿是末梢肺组织（呼吸性细支气管、肺泡管、肺泡囊和肺泡）因含气量过多伴肺泡间隔破坏，肺组织弹性减弱，导致肺体积膨大、通气功能降低的一种疾病状态，是支气管和肺部疾病最常见的并发症。

（一）病因和发病机制

肺气肿常继发于其他肺阻塞性疾病，其中最常见的是慢性支气管炎。此外，吸烟、空气污染和肺尘埃沉着病（尘肺）等也是常见的发病原因。吸入的香烟烟雾和其他有害颗粒引起肺损伤和炎症，导致肺实质破坏（肺气肿），其发病机制主要与下列因素有关。

1. 阻塞性通气功能障碍

慢性支气管炎时，因慢性炎症使小支气管和细支气管壁结构遭受破坏及以纤维化为主的增生性改变导致管壁增厚、管腔狭窄；同时黏液性渗出物的增多和黏液栓的形成进一步加剧小气道的通气功能障碍，使肺排气不畅，残气量过多。

2. 呼吸性细支气管和肺泡壁弹性降低

正常时细支气管和肺泡壁上的弹力纤维具有支撑作用，并通过回缩力排出末梢肺组织内的残余气体。长期的慢性炎症破坏了大量的弹力纤维，使细支气管和肺泡的回缩力减弱；而阻塞性肺通气障碍使细支气管和肺泡长期处于高张力状态，弹性降低，使残气量进一步增多。

3. α_1-抗胰蛋白酶水平降低

α_1-抗胰蛋白酶（α_1-AT）广泛存在于组织和体液中，对包括弹性蛋白酶在内的多种蛋白水解酶有抑制作用。炎症时，白细胞的氧代谢产物氧自由基等能氧化 α_1-AT，使之失活，导致中性粒细胞和巨噬细胞分泌的弹性蛋白酶数量增多、活性增强，加剧了细支气管和肺泡壁弹力蛋白、IV型胶原和糖蛋白的降解，破坏了肺组织的结构，使肺泡回缩力减弱。临床资料也表明，遗传性 α_1-AT 缺乏者因血清中 α_1-AT 水平极低，故肺气肿的发病率较一般人高15倍。

由于上述诸因素的综合作用，使细支气管和肺泡腔残气量不断增多，压力升高，导致细支气管扩张，肺泡最终破裂融合成含气的大囊泡，形成肺气肿。

（二）分类

根据病变部位、范围和性质的不同，可将肺气肿分为下列类型。

1. 肺泡性肺气肿

病变发生在肺腺泡内，因其常合并有小气道的阻塞性通气功能障碍，故也称阻塞性肺气肿，根据发生部位和范围，又将其分为以下3种（图3-3）。

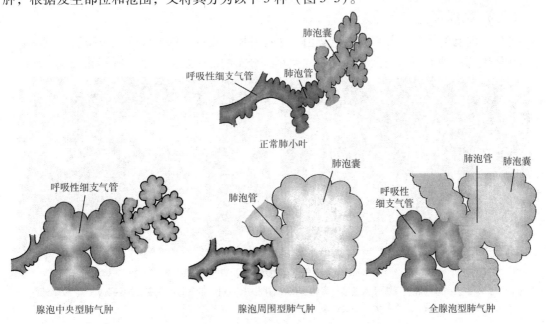

图3-3　肺泡型肺气肿类型模式图

（1）腺泡中央型肺气肿：此型最为常见，多见于中老年吸烟者或有慢性支气管炎病史者。病变特点是位于肺腺泡中央的呼吸性细支气管呈囊状扩张，而肺泡管和肺泡囊扩张不明显。

（2）腺泡周围型肺气肿：也称隔旁肺气肿，此型多不合并慢性阻塞性肺疾病。腺泡的呼吸性细支气管基本正常，而远侧端位于其周围的肺泡管和肺泡囊扩张。

（3）全腺泡型肺气肿：常见于青壮年、先天性 α_1-AT 缺乏症患者。病变特点是呼吸性细支气管、肺泡管、肺泡囊和肺泡都扩张，含气小囊腔布满肺腺泡内。肺泡间隔破坏严重时，气肿囊腔融合形成直径超过 1 cm 的较大囊泡，则称囊泡性肺气肿。

2. 间质性肺气肿

肋骨骨折、胸壁穿透伤或剧烈咳嗽引起肺内压急剧增高等均可导致细支气管或肺泡间隔破裂，使空气进入肺间质形成间质性肺气肿。气体出现在肺膜下、肺小叶间隔，也可沿细支气管壁和血管周的组织间隙扩散至肺门、纵隔形成串珠状气泡，甚至可在上胸部和颈部皮下形成皮下气肿。

3. 其他类型肺气肿

（1）瘢痕旁肺气肿：是指出现在肺组织瘢痕灶周围，由肺泡破裂融合形成的局限性肺气肿，因其出现的具体位置不恒定且大小形态不一，故也称为不规则型肺气肿，若气肿囊腔直径超过 2 cm，破坏了肺小叶间隔时，称肺大疱，位于肺膜下的肺大疱破裂可引起气胸。

（2）代偿性肺气肿：是指肺萎缩及肺叶切除后残余肺组织或肺炎性实变病灶周围肺组织的肺泡代偿性过度充气，通常不伴气道和肺泡壁的破坏或仅有少量肺泡壁破裂。

（3）老年性肺气肿：是因老年人的肺组织弹性回缩力减弱使肺残气量增多而引起的肺膨胀。

（三）病理变化

肺气肿时肺的体积显著膨大，色灰白，边缘钝圆，柔软而缺乏弹性，指压后压痕不易消退。切面因肺气肿类型不同，所见囊腔的大小、分布的部位及范围均有所不同（图 3-4）。

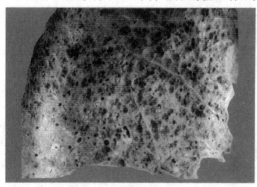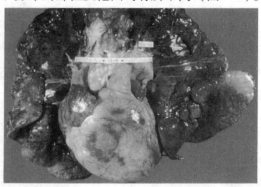

图 3-4　肺气肿、慢性肺源性心脏病

左图为腺泡中央型肺气肿，呼吸性支气管呈囊状扩张；右图为肺气肿、肺源性心脏病，肺显著膨大，边缘钝圆，色苍白，有肺大疱形成，右心肥大，心尖钝圆

镜下见肺泡扩张，肺泡间隔变窄并断裂，相邻肺泡融合成较大的囊腔（图 3-5）。肺泡间隔内毛细血管床数量减少，间质内肺小动脉内膜纤维性增厚。小支气管和细支气管可见慢性炎症改变。腺泡中央型肺气肿的气囊壁上常可见柱状或低柱状的呼吸上皮及平滑肌束的残迹。全腺泡型肺气肿的囊泡壁上偶见残存的平滑肌束片段，而较大的囊腔内有时还可见间

质和肺小动脉构成的悬梁。

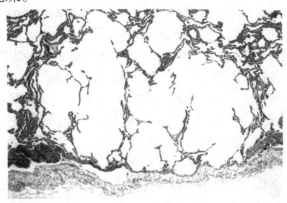

图 3-5 肺气肿

肺泡明显扩张，肺泡间隔变窄并断裂，相邻肺泡融合成较大囊腔

（四）临床病理联系

患者除咳嗽、咳痰等慢性支气管炎症状外，常因阻塞性通气功能障碍而出现呼气性呼吸困难，气促、胸闷、发绀等缺氧症状。严重者因长期处于过度吸气状态使肋骨上抬，肋间隙增宽，胸廓前后径加大，形成肺气肿患者特有的体征——桶状胸。因肺容积增大，X线检查见肺野扩大、横膈下降、肺透明度增加。后期由于肺泡间隔毛细血管床受压迫及数量减少，使肺循环阻力增加，肺动脉压升高，最终导致慢性肺源性心脏病。

（雨　山）

第二节　肺尘埃沉着病

肺尘埃沉着病简称尘肺，是长期吸入有害粉尘在肺内沉着，引起以粉尘结节和肺纤维化为主要病变的常见职业病。临床常伴有慢性支气管炎、肺气肿和肺功能障碍。按沉着粉尘的性质将其分为无机尘肺和有机尘肺两大类。国内最常见的无机尘肺主要有肺硅沉着病、石棉肺和煤矿工人肺尘埃沉着病。有机尘肺是吸入各种具有抗原性的有机尘埃，如含真菌孢子的植物粉尘、细菌产物和动物蛋白等所诱发的肺组织变态反应性炎症，如农民肺、蔗尘肺、皮毛尘肺等。

一、肺硅沉着病

肺硅沉着病，简称硅肺（曾称矽肺），是长期吸入含游离二氧化硅（SiO_2）粉尘沉着于肺组织所引起的一种常见职业病。长期从事开矿、采石、坑道作业及在石英粉厂、玻璃厂、耐火材料厂、陶瓷厂生产作业的工人易患本病。患者多在接触硅尘 10～15 年后发病，病程进展缓慢，即使脱离硅尘接触后，肺部病变仍继续发展。晚期重症病例呼吸功能严重受损，常并发肺源性心脏病和肺结核病。

（一）病因和发病机制

吸入空气中游离二氧化硅粉尘是硅肺发病的主要原因。发病与否与吸入二氧化硅的数量、形状及其颗粒大小密切相关。当吸入硅尘数量超出正常肺的清除能力或肺清除能力受呼吸道疾病的影响降低时均能使硅尘沉积于肺内。现有研究表明虽然不同形状的二氧化硅结晶都可致病，但以四面体的石英结晶致纤维化的作用最强。硅尘颗粒的大小是致病的又一决定因素，一般认为硅尘颗粒直径 >5 μm 者经过上呼吸道时易附着于黏膜表面，大多被黏液—纤毛排送系统清除出体外；而直径 <5 μm 者则可被吸入肺内直达肺泡并被聚集于肺泡间隔或支气管周围的巨噬细胞吞噬，形成早期硅肺的细胞性结节。硅尘颗粒越小致病力越强，其中以 1 ~ 2 μm 者致病力最强。肺间质内部分吞噬了硅尘的巨噬细胞也可穿过淋巴管壁随淋巴回流至肺门淋巴结，引起淋巴结的同样病变。

硅尘颗粒引起硅肺的发病机制目前认为主要与 SiO_2 的性质和巨噬细胞有关。当吸入肺组织的硅尘被巨噬细胞吞入后，SiO_2 与水聚合形成硅酸，一种强的成氢键化合物，其羟基与吞噬溶酶体膜上的磷脂或脂蛋白上的氢原子形成氢键，使溶酶体膜通透性升高或破裂；被激活的巨噬细胞形成的氧自由基也可以直接损伤细胞质膜。溶酶体破裂后释放的多种溶酶体酶导致巨噬细胞崩解自溶，同时释放出硅尘，游离的硅尘又可被其他巨噬细胞再吞噬。另外，崩解和已被激活的巨噬细胞均可释放多种细胞因子和炎症介质，如巨噬细胞生长因子（MDGF）、白细胞介素（IL）、纤维连接蛋白（FN）和肿瘤坏死因子（TNF）等引起肺组织的炎症反应、成纤维细胞增生和胶原沉积，导致肺纤维化。反复吸入并沉积在肺内的硅尘，特别是因巨噬细胞破裂再释放出的硅尘使肺部病变不断发展和加重。即便患者在脱离硅尘作业环境后，肺部疾病仍会继续发展。

免疫因素在硅肺的发病中也可能发挥作用，现有证据表明玻璃样变的硅结节内含较多的免疫球蛋白，患者血清中也出现 IgG、IgM 及抗核抗体等的异常，但确切机制尚不明了。

（二）病理变化

硅肺的基本病变是硅结节的形成和肺组织的弥漫性纤维化。

1. 硅结节

硅结节为境界清楚的圆形或椭圆形结节，直径 3 ~ 5 mm，色灰白，触之有沙砾感。硅结节形成的早期阶段是由吞噬硅尘的巨细胞聚集形成的细胞性结节。随病程进展，结节内成纤维细胞增生，结节发生纤维化遂形成纤维性结节。其内胶原纤维呈同心圆或旋涡状排列（图 3-6），部分结节中胶原纤维发生玻璃样变。结节中央常可见到管壁增厚、管腔狭窄的小血管。相邻的硅结节可以融合形成大的结节状病灶，其中央常因缺血、缺氧发生坏死和液化，形成硅肺性空洞。偏光显微镜可观察到硅结节和病变肺组织内的硅尘颗粒。肺门淋巴结内也可有硅结节形成，致淋巴结肿大变硬。

2. 肺组织的弥漫性纤维化

病变肺组织内除见硅结节外，尚可见范围不等的弥漫性纤维化病灶，镜下为致密的玻璃样变胶原纤维。晚期病例纤维化肺组织可达全肺 2/3 以上。胸膜也可因弥漫性纤维化而广泛增厚，厚度可达 1 ~ 2 cm。

（三）硅肺的分期和病变特点

根据肺内硅结节的数量、大小、分布范围及肺纤维化程度，将硅肺分为 3 期。

Ⅰ期硅肺：主要表现为肺门淋巴结肿大，有硅结节形成和纤维化改变，肺组织内硅结节数量较少，主要分布于双肺中、下叶近肺门处，结节直径一般为 1 ~ 3 mm。X 线检查见肺门阴影增大、密度增强，肺野内可见少量类圆形或不规则形小阴影。肺的重量、体积和硬度无明显改变。胸膜可有硅结节形成，但增厚不明显。

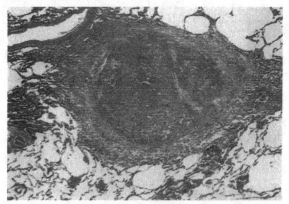

图3-6 硅肺

图示为纤维性硅结节，主要由玻璃样变的胶原纤维呈旋涡状排列构成

Ⅱ期硅肺：硅结节数量增多、体积增大，伴有较明显的肺纤维化。结节性病变散布于双肺，但仍以中、下肺叶近肺门部密度较高，总的病变范围不超过全肺的1/3。X线检查肺野内见较多直径小于1 cm的阴影，分布范围较广。肺的重量和硬度增加、体积增大，胸膜也增厚。

Ⅲ期硅肺（重症硅肺）：硅结节密度增大并与肺纤维化融合成团块，病灶周肺组织常有肺气肿或肺不张。X线检查肺内可出现直径超过2 cm的大阴影。肺门淋巴结肿大、密度高，可见蛋壳样钙化。肺重量和硬度明显增加，新鲜肺标本可竖立（图3-7），入水可下沉。切开时阻力大，有砂砾感，大团块病灶的中央可见硅肺空洞。

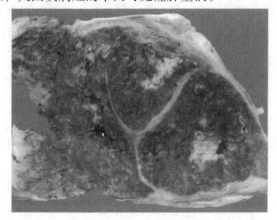

图3-7 硅肺

Ⅲ期硅肺，肺体积缩小，重量和硬度明显增加，新鲜时可竖立，中上部可见肺空洞，胸膜弥漫性纤维化

（四）并发症

1. 肺结核

硅肺患者易并发结核病，称硅肺结核。可能是由于病变组织对结核杆菌的防御能力降

低。硅肺病变愈严重，肺结核并发率愈高，Ⅲ期硅肺患者并发率可高达70%以上。硅肺病灶与结核病灶可以单独分开存在，也可以混合存在。此类患者结核病变的发展速度和累及范围均比单纯肺结核患者更快、更广，也更易形成空洞，导致大出血而死亡。

2. 慢性肺源性心脏病

有60%～75%的晚期硅肺患者并发慢性肺源性心脏病。肺组织弥漫性纤维化使肺毛细血管床减少，肺小动脉闭塞性脉管炎及缺氧引起的肺小动脉痉挛等均可导致肺循环阻力增大，肺动脉压升高，最终发展为慢性肺源性心脏病。患者可因右心衰竭而死亡。

3. 肺部感染和阻塞性肺气肿

患者抵抗力低下，呼吸道防御功能减弱，易继发严重的细菌和病毒感染，导致死亡。晚期硅肺患者常合并不同程度的阻塞性肺气肿，也可出现肺大疱，若破裂则形成自发性气胸。

二、肺石棉沉着病

肺石棉沉着病也称石棉肺，是长期吸入石棉粉尘引起的以肺组织和胸膜纤维化为主要病变的职业病。患者主要为长期从事石棉矿开采、选矿、运输，石棉加工及成品制作的工人。主要临床表现为咳嗽、咳痰、气急和胸痛等。晚期出现肺功能障碍和慢性肺源性心脏病的症状和体征，痰内可查见石棉小体。

（一）发病机制

石棉是一种天然的矿物结晶，是含有铁、镁、铝、钙和镍等多种元素的硅酸复合物，其致病力与被吸入的石棉纤维数量、大小、形状及溶解度有关。石棉纤维有螺旋形和直形两种，二者都有致纤维化和诱发石棉肺的作用，但直形纤维因在呼吸道的穿透力强，故致病性更强，其中尤以长度大于8 mm、厚度小于0.5 mm者对肺组织造成的损伤最严重。

吸入的石棉纤维停留在细支气管的分支处，随后穿入黏膜下间质及肺泡；也有少量纤维吸入后直接抵达肺泡腔，然后被间质和肺泡内的巨噬细胞吞噬。被激活的吞噬细胞释放炎症介质和纤维化因子引起广泛的肺间质和胸膜的炎症及纤维化。纤维化形成的确切机制尚未完全阐明，由石棉纤维直接刺激成纤维细胞，促使脯氨酸羟化为羟脯氨酸从而加速胶原纤维合成，可能是纤维化形成的重要机制之一。

（二）病理变化

肺石棉沉着病的病变特点为肺间质弥漫性纤维化（内含石棉小体）及胸膜脏层肥厚和胸膜壁层形成胸膜斑。

病变肺体积缩小、色灰、质硬。早期病变主要局限于双肺下部和胸膜下肺组织，病变处纤维组织增生明显，切面呈网状。晚期肺组织弥漫性纤维化，常伴有明显的肺气肿和支气管扩张，使肺组织切面呈蜂窝状。胸膜脏层增厚，早期常以下部增生明显，晚期纤维性增厚的范围更广泛，胸膜壁层往往也出现纤维性斑块和广泛的纤维化。晚期胸膜腔闭塞，全肺被灰白的纤维组织所包裹。胸膜壁层凸起的局限性纤维瘢痕斑块称为胸膜斑，灰白、质硬、半透明，状似软骨，常位于中、下胸壁，双侧呈对称性分布。

镜下观，早期病变为石棉纤维引起的脱屑性肺泡炎，肺泡腔内出现大量脱落的肺泡上皮细胞和巨噬细胞，部分巨噬细胞胞质内可见吞噬的石棉纤维。细支气管壁、细支气管和血管周围的结缔组织以及肺泡间隔内有多量淋巴细胞和单核细胞浸润，也可有嗜酸性粒细胞和浆细胞浸润。肺组织的纤维化始于细支气管周围，逐渐向肺泡间隔发展，随后肺泡遭破坏，由纤维组织取代，最终全肺弥漫性纤维化。细支气管和小血管也被包裹于纤维组织之中，此时小动脉常呈闭塞性动脉内膜炎改变。尚未发生纤维化的肺泡上皮增生呈立方状，称腺样肺泡。在增生的纤维组织内可见多数石棉小体，是由铁蛋白包裹的石棉纤维（铁反应阳性），黄褐色，多呈棒状或蝌蚪形，有分节（图3-8），长短不一，长者可超过 $100~\mu m$，短者仅数微米。石棉小体旁可见异物巨细胞。石棉小体的检出是石棉肺的重要病理诊断依据。

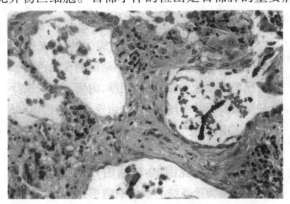

图 3-8　肺石棉沉着病
肺泡腔和纤维化的间质内见多个分节的棒状石棉小体

（三）并发症

1. 恶性肿瘤

动物实验和临床观察已证实石棉具有明显的致癌作用。石棉肺患者并发恶性肿瘤的种类按发生率的高低依次为恶性胸膜间皮瘤、肺癌、食管癌、胃癌和喉癌。有资料表明 50%～80% 的恶性胸膜间皮瘤患者有石棉接触史。石棉肺并发肺癌的比例也比一般人高出数倍至数十倍。石棉致瘤的机制尚不清楚，动物实验表明细长型的石棉纤维较短粗型更易致瘤，提示可能与石棉纤维的物理性状有关。

2. 肺结核与肺源性心脏病

石棉肺合并肺结核的概率远较硅肺低，约10%。石棉肺患者晚期常并发肺源性心脏病。

（雨　山）

第三节　慢性肺源性心脏病

慢性肺源性心脏病，简称肺心病，是因慢性肺疾病、肺血管及胸廓的病变引起肺循环阻力增加，肺动脉压升高而导致以右心室壁肥厚、心腔扩大甚或发生右心衰竭的心脏病。本病在我国常见，患病率接近 0.5%。北方地区更为常见，且多在寒冷季节发病。患者年龄多在40 岁以上，且随年龄增长患病率增高。

一、病因和发病机制

1. 肺疾病

最常引起肺心病的是慢性阻塞性肺疾病，其中又以慢性支气管炎并发阻塞性肺气肿最常见，占80%~90%，其后依次为支气管哮喘、支气管扩张症、肺尘埃沉着病、慢性纤维空洞型肺结核和肺间质纤维化等。此类疾病肺毛细血管床减少，小血管纤维化、闭塞，使肺循环阻力增加。由于阻塞性通气障碍及肺气血屏障破坏使气体交换面积减少等均可导致肺泡氧分压降低，二氧化碳分压升高。缺氧不仅能引起肺小动脉痉挛，还能使肺血管构型改建，即发生无肌细动脉肌化、肺小动脉中膜增生肥厚等变化，更增大了肺循环阻力而使肺动脉压升高，最终导致右心肥大、扩张。

2. 胸廓运动障碍性疾病

较少见。严重的脊柱弯曲、类风湿关节炎、胸膜广泛粘连及其他严重的胸廓畸形均可使胸廓活动受限而引起限制性通气障碍；也可因肺部受压造成肺血管扭曲、肺萎陷等增加肺循环阻力引起肺动脉压升高及肺心病。

3. 肺血管疾病

甚为少见。原发性肺动脉高压症及广泛或反复发生的肺小动脉栓塞（如虫卵、肿瘤细胞栓子）等可直接引起肺动脉高压，导致肺心病。

二、病理变化

1. 肺部病变

除原有肺疾病（如慢性支气管炎、肺尘埃沉着病等）所表现的多种肺部病变外，肺心病时肺内的主要病变是肺小动脉的变化，特别是肺腺泡内小血管的构型重建，包括无肌型细动脉肌化及肌型小动脉中膜增生、肥厚，内膜下出现纵行平滑肌束等。此外，还可见肺小动脉炎，肺小动脉弹力纤维及胶原纤维增生，腔内血栓形成和机化以及肺泡间隔毛细血管数量减少等。

2. 心脏病变

以右心室的病变为主，心室壁肥厚，心室腔扩张，扩大的右心室占据心尖部，外观钝圆。心脏重量增加，可达850 g。右心室前壁肺动脉圆锥显著膨隆，右心室内乳头肌和肉柱显著增粗，室上嵴增厚。通常以肺动脉瓣下2 cm处右心室前壁肌层厚度超过5 mm（正常为3~4 mm）作为诊断肺心病的病理形态标准。镜下可见右心室壁心肌细胞肥大，核增大、深染；也可见缺氧引起的心肌纤维萎缩、肌浆溶解、横纹消失，间质水肿和胶原纤维增生等。

三、临床病理联系

肺心病发展缓慢，患者除原有肺疾病的临床症状和体征外，逐渐出现的呼吸功能不全（呼吸困难、气急、发绀）和右心衰竭（心悸、心率增快、全身瘀血、肝脾肿大、下肢水肿）为其主要临床表现。病情严重者，由于缺氧和二氧化碳潴留，呼吸性酸中毒等可导致脑水肿而并发肺性脑病，出现头痛、烦躁不安、抽搐、嗜睡甚至昏迷等症状。

预防肺心病的发生主要是对引发该病的肺部疾病进行早期治疗并有效控制其发展。右心衰竭多由急性呼吸道感染致使肺动脉压增高所诱发，故积极治疗肺部感染是控制右心衰竭的关键。

（雨　山）

第四节 呼吸窘迫综合征

一、成人呼吸窘迫综合征

成人呼吸窘迫综合征（adult respiratory distress syndrome，ARDS）是指全身遭受严重创伤、感染及肺内严重疾患时出现的一种以进行性呼吸窘迫和低氧血症为特征的急性呼吸衰竭综合征。现认为这是一种急性肺损伤的严重阶段，并常和全身多器官功能衰竭同时出现。因本病多发生在创伤和休克之后，故也称休克肺或创伤后湿肺；又因可由弥漫性肺泡毛细血管损伤而引起，故又称弥漫性肺泡损伤。本病起病急，呼吸窘迫症状不仅重而且难以控制，预后极差，病死率高达 50%~60%。

1. 病因和发病机制

ARDS 多继发于严重的全身感染、创伤、休克和肺的直接损伤，如败血症、大面积烧伤、溺水、药物中毒、大量输血或输液、体外循环、透析以及弥漫性肺感染、肺挫伤、吸入性肺炎、吸入有毒气体等，它们均能引起肺毛细血管和肺泡上皮的严重损伤。毛细血管的损伤使管壁通透性升高，导致肺泡内及间质水肿和纤维素大量渗出。肺泡上皮，特别是Ⅱ型上皮损伤后，使肺泡表面活性物质缺失，导致肺泡表面透明膜形成及肺萎陷。上述改变都能造成肺内氧弥漫障碍，气/血比例失调而发生低氧血症，引起呼吸窘迫。

ARDS 的确切发病机制尚未阐明，现认为肺毛细血管内皮和肺泡上皮的损伤是由白细胞及某些介质（如白细胞介素、细胞因子、氧自由基、补体及花生四烯酸的代谢产物等）所引起。如由严重感染引发的 ARDS 病例，血中细菌毒素除造成直接损伤外，还可激活巨噬细胞和中性粒细胞并增强肺毛细血管内皮细胞黏附分子的表达。大量黏附于肺毛细血管内皮细胞上的活化巨噬细胞和中性粒细胞释放氧自由基、蛋白水解酶（如胶原酶、弹力蛋白酶）、血管活性物质（如前列腺素、白细胞三烯、血栓素 A_2）和血小板激活因子（PAF）等均可导致肺毛细血管广泛而严重的损伤。此外，部分介质尚有血管收缩和血小板凝集作用，则进一步减少肺泡血流灌注，加剧气血交换障碍。

2. 病理变化

双肺肿胀，重量增加，呈黯红色，湿润，可有散在出血点或出血斑，切面膨隆，含血量多，可有实变区或萎陷灶。镜下主要表现为肺间质毛细血管扩张、充血，肺泡腔和肺间质内有大量含蛋白质浆液（肺水肿）。在肺呼吸性细支气管、肺泡管及肺泡的内表面可见薄层红染的膜状物被覆，即透明膜形成。透明膜的成分为血浆蛋白及坏死的肺泡上皮碎屑。间质内可有点状出血和灶状坏死，微血管内常见透明血栓和白细胞栓塞，肺泡上皮弥漫性损伤。电镜下见损伤的Ⅱ型肺泡上皮细胞的线粒体因嵴被破坏而呈空泡变，内质网扩张，板层小体变性、坏死。发病数日后即可见肺间质内成纤维细胞及Ⅱ型肺泡上皮大量增生，透明膜机化和胶原沉着，导致肺泡和肺间质弥漫性纤维化。患者常在上述病变的基础上并发支气管肺炎而死亡。

二、新生儿呼吸窘迫综合征

新生儿呼吸窘迫综合征（neonatal respiratory distress syndrome，NRDS）是指新生儿出生

后仅出现数分钟至数小时的短暂自然呼吸便发生进行性呼吸困难、发绀等急性呼吸窘迫症状和呼吸衰竭综合征，多见于早产儿、过低体重儿或过期产儿。NRDS 以患儿肺内形成透明膜为主要病变特点，故又称新生儿肺透明膜病。该病有家族遗传倾向，预后差，病死率高。

1. 病因和发病机制

新生儿呼吸窘迫综合征的发生主要与肺发育不全、缺乏肺表面活性物质有关。胎龄22周至出生时，Ⅱ型肺泡上皮合成肺表面活性物质的能力渐臻完善，分泌量也达最高水平，以保证在胎儿期肺发育的主要阶段肺泡能充分发育和肺容积增大；若在此期间胎儿缺氧或血液中有毒物质损伤Ⅱ型肺泡上皮，使其胞质内板层小体减少或缺如，则严重影响肺表面活性物质的合成和分泌（包括数量减少、活性降低和成分异常），引起肺泡表面张力增加，使肺泡处于膨胀不全或不扩张状态。由此引起的肺通气和换气功能障碍必然导致缺氧、CO_2 潴留和呼吸性酸中毒，使肺小血管痉挛、血流灌注不足。严重的缺氧使肺毛细血管内皮受损伤，通透性增高，导致血浆纤维蛋白渗出至肺泡腔。同时，内皮细胞释放的 TNF-α 也能促进血管蛋白渗出。渗出到肺泡腔内的血浆纤维蛋白凝聚为透明膜并贴附于呼吸性细支气管、肺泡管和肺泡壁内层，加重了呼吸功能不全和肺损伤，使肺表面活性物质的形成障碍进一步加剧。如此恶性循环，导致病情越来越严重。

2. 病理变化

双肺质地较坚实，色黯红，含气量少。镜下见呼吸性细支气管、肺泡管和肺泡壁内表面贴附一层均质红染的透明膜。所有肺叶均有不同程度的肺不张和肺水肿。严重病例肺间质及肺泡腔内可见较明显的出血。部分病例可见吸入的羊水成分（鳞状上皮细胞和角化物质等）。

（雨　山）

第四章

神经疾病

第一节　原发性脑血管病

一、高血压性脑出血

高血压性脑出血（hypertensive intracerebral hemorrhage，HICH）多发生于中老年人群，为脑实质内突然自发性出血，通常伴有意识障碍、偏瘫、失语等神经系统症状，多有明确的高血压病史，是高血压晚期常见的严重并发症和主要致死原因之一。高血压性脑出血发病率北方明显高于南方，男性多于女性。其出血部位主要是基底神经节（壳核和屏状核之间外囊以及丘脑）和大脑白质内，少数在小脑、脑桥内。

（一）病因及发病机制

由于长期高血压，小动脉壁脂质透明变性，内膜下脂质和蛋白质沉着，可累及全身血管，尤其是脑血管。在长期高血压的作用下，小动脉壁的病变致使管壁弹性下降，脑底部的穿支动脉可发生血管壁坏死、扩张或粟粒状微小动脉瘤形成等继发病变。这些细小的穿支动脉直接自颅底的大动脉发出，承受的血压高于其他部位同等直径的小动脉，所以在突然升高的血压冲击下容易破裂出血。

（二）病理学改变

高血压性脑出血病例大体解剖中多可见到明显的脑内小动脉硬化性改变以及出血侧大脑半球隆起，脑回受压变平，脑沟变窄等病理变化。严重时出血可向外侧穿破大脑皮质，表现为蛛网膜下隙出血；血肿也可向内侧突破内囊和基底节，当出血量大时可穿破脑室壁，引起侧脑室与第三脑室积血；发生在脑桥、小脑的出血可破入第四脑室，血液甚至可经过中脑导水管逆行进入侧脑室。出血灶周围的脑组织会出现受压、变形、水肿、坏死、移位和继发出血等继发性病理改变。

心脏、肾脏、脾脏也有相应高血压的病变。

二、脑动静脉血管畸形破裂出血

颅内血管畸形，又称颅内血管瘤，是一种先天性脑血管发生学上的异常。根据病理组织学的改变，可将其分为脑动静脉血管畸形、海绵状血管畸形、毛细血管扩张症、静脉性血管畸形、血管曲张症和混合型血管瘤。其中以脑动静脉血管畸形最为常见，其发病与颅内动脉瘤的比例接近 1 : 1，男性患病率可达女性的 2 倍，20 ~ 40 岁高发，平均发病年龄为 25 岁，比颅内动脉瘤发病早 20 ~ 30 年。据统计，约有 20% 的脑动静脉血管畸形病例是在 20 岁以前发病的，64% 的病例在 40 岁以前发病，81% 的病例在 50 岁以前发病，95% 的病例在 60 岁以前发病，超过 60 岁再发病的不到 5%。因此，60 岁以上出现的脑出血及蛛网膜下隙出血多半不是脑动静脉血管畸形引起的，而应首先考虑高血压及动脉粥样硬化等病因。

（一）病因及发病机制

脑动静脉血管畸形是由于胚胎发育过程中动脉与静脉未完成分离所致。动静脉之间缺乏毛细血管，因而动脉血直接流入静脉，血流阻力减小，产生一系列的血流动力学上的改变，主要表现为局部脑动脉压的降低和脑静脉压的增高，以及其他脑血供的紊乱等情况。

（二）病理学改变

大体解剖可见一团畸形血管形成血管巢，内含有动脉与静脉，多处动静脉直接相连，中间缺乏毛细血管衔接。血管巢大小不等，整个大脑半球均被累及。动静脉血管畸形在脑的各个部位均可发生，但最多见于皮质与白质的交界处，呈锥状，底部面向大脑皮质，尖端对着白质深部，甚至延伸到侧脑室壁。引流静脉多呈现扩张、扭曲改变，内含有鲜红的动脉血。在畸形血管之间夹杂有变性的脑组织，常有出血的痕迹。在病变区内，血管间隙之间存在脑组织，这是此病的病理特征之一，也是其区别于血管性新生物的重要标志。病变表面的软脑膜及蛛网膜增厚发白，可伴有出血后的黄染。畸形血管增粗、扭曲、充满血液，常见到血栓形成。此外，病变邻近的脑实质内常有脑萎缩，甚至慢性缺血性梗死。

组织学可见脑小血管壁结构不规则，同一血管断面上既有动脉壁的结构（血管壁厚，可见多层平滑肌细胞、胶原和弹力纤维等），又有静脉壁的结构（血管壁薄）。

三、颅内动脉瘤破裂出血

颅内动脉瘤是颅内动脉壁由于局部血管异常而产生的动脉壁瘤样突起。颅内动脉瘤是蛛网膜下隙出血的首要病因，约占 70%。在脑血管意外中，本病仅次于脑血栓和高血压性脑出血，居第三位。本病的高发年龄为 40 ~ 60 岁，也有约 2% 的动脉瘤在幼年时发病，最小年龄仅为 5 岁，最大年龄为 70 岁。颅内动脉瘤破裂出血的患者约 1/3 在就诊前死亡，1/3 死于医院内，1/3 经过治疗得以生存。

（一）病因及发病机制

颅内动脉瘤破裂出血常见的诱因有劳累、咳嗽、情绪激动、用力大小便、性生活等。破裂前常有头痛、眩晕、黑蒙、感觉和运动障碍等前驱症状。这些症状可能与瘤体增大、少量出血有关。颅内动脉瘤的发病机制总体来说仍不清楚，主要有"中膜缺陷""动脉瘤壁胶原改变""内弹力层缺陷""血流动力学变""α-1 抗胰蛋白酶活性改变"等理论。它们均能从某一方面解释某种类型动脉瘤的发生机制，但却都不能解释所有类型动脉瘤的发生机制。大部分学者认为，获得性内弹力层的破坏是脑动脉瘤形成的必要条件，因为内弹力层是保证脑动脉壁弹性的重要结构。内弹力层退行性变可能是由于动脉硬化、炎性反应和蛋白水解酶活性增加等原因所致。内弹力层退行性变、脑动脉分叉处中膜缺失或中膜纤维结构和排列异常以及血流动力学的改变等，这些因素的共同存在导致脑动脉壁更加薄弱。高血压并非主要致病因素，却能促进动脉瘤的形成和发展。

（二）病理学改变

肉眼观：可见动脉瘤呈球形或浆果状，外观紫红色，瘤壁极薄。绝大部分动脉瘤破口位于瘤顶，破口处与周围组织粘连。动脉瘤出血破入基底池和蛛网膜下隙。巨大动脉瘤内常有血栓形成，甚至钙化，血栓分层呈"洋葱"状。

镜下观：可见部分动脉瘤壁仅存一层内膜，没有中层平滑肌组织，弹性纤维断裂或消失。瘤壁内有炎性细胞浸润。电镜下可见瘤壁弹力板消失。

四、颈动脉海绵窦瘘

颈动脉海绵窦瘘（carotid cavernous sinus fistula，CCF）一般是指颈内动脉海绵段的动脉壁或其分支发生破裂，以致与海绵窦之间形成异常的动静脉交通，也称为颈内动脉海绵窦瘘。由颈内动脉和颈外动脉的硬脑膜分支血管与海绵窦形成的异常动静脉沟通又叫海绵窦硬脑膜动静脉窦。下面主要讨论颈内动脉海绵窦瘘。本病以 40~60 岁的女性多见。

（一）病因及发病机制

外伤是造成颈动脉海绵窦瘘的最主要原因，除了外伤之外，自发性直接型颈动脉海绵窦瘘约有 60% 存在颈内动脉壁中层的病变，包括海绵窦段颈内动脉的动脉瘤、Ehles-Donlos 综合征Ⅳ型、假黄色瘤病、马方综合征、纤维肌肉发育不良、神经纤维瘤病、迟发性成骨不良、病毒性动脉炎以及少见的原始三叉动脉残留等。

（二）病理学改变

大体解剖常见颈动脉海绵窦瘘伴有硬脑膜血管畸形或过度扩张的静脉破裂引起颅内出血，有时出血流经颅底骨缝进入蝶窦或进入蛛网膜下隙。

五、硬脑膜动静脉瘘

硬脑膜动静脉瘘（dural arteriovenous fistula，DAVF）特征是硬脑膜区域的动静脉分流，与脑动静脉血管畸形类似，也是血液可以在动静脉之间流动，不同之处在于它位于硬脑膜，与硬脑膜静脉窦相联系，而不是位于脑内，多发生于横窦、乙状窦、海绵窦及上矢状窦等。

（一）病因及发病机制

硬脑膜动静脉窦多为自发性，病因至今不清。很多学者认为是先天性的，也有学者认为是在硬脑膜内先有血栓形成，后导致形成硬脑膜动静脉瘘。外伤可以导致窦内血栓的形成，而后逐渐发展成硬脑膜动静脉瘘或损伤静脉窦附近的动静脉，造成硬脑膜动静脉瘘。

（二）病理学改变

硬脑膜动静脉瘘的宏观病理改变幅度很大，是否存在真正的瘘巢一直存在争议。大体解剖可见由大的动脉直接开口进入静脉囊到丛状的供应动脉排入静脉或桥静脉等一系列表现。如果大动脉直接开口进入桥静脉，则极易发生颅内出血，进而诱发猝死。

六、脑血管淀粉样变性出血

脑血管淀粉样变性出血（cerebral amyloid angiopathy hemorrhage，CAAH），也称嗜刚果

红性血管病，是一类由脑血管淀粉样变性（CAA）引起 β 淀粉样蛋白（Aβ）在大脑皮质和髓质的中小动脉中层和外膜上沉积所致的脑出血病症。淀粉样蛋白在脑内的沉积可以是任何疾病的组成部分，但不伴有全身性淀粉样蛋白沉积。CAAH 好发于颞叶、枕叶、额叶皮质等处，是老年人原发性非外伤非高血压性脑出血的常见原因之一，约占自发性脑出血的 10%，多发生于 55 岁以上，并随年龄增加而增多。

（一）病因及发病机制

正常情况下，脑组织内产生的 Aβ 可以通过细胞外酶降解、细胞内清除与转运等方式减少，从而有效阻止 Aβ 的沉积，但在某些病理情况下，Aβ 生成增加或清除障碍均可以导致 Aβ 沉积于脑血管壁，导致血管淀粉样变性。

（二）病理学改变

CAA 中淀粉样蛋白沉积在皮质和软脑膜血管的中层和外膜，可见于毛细血管，静脉少见。血管中层的平滑肌细胞缺失而被淀粉样蛋白所代替，血管弹力层破裂或破坏，还可以出现血管壁的类纤维蛋白样坏死、微动脉瘤形成、脑梗死等继发性改变。刚果红染色呈砖红色，苏木精染色呈浅粉色均质物，而甲基紫染色变成红色，偏光显微镜下为苹果绿色双折光。X 线衍射呈 β 片层结构。电镜下，可见无规则排列、直径为 8 ~ 10 nm 不分支的纤维样结构，有时呈束状。

七、烟雾病

烟雾病（moyamoya disease，MMD），又称颅底异常血管网病、自发性 Willis 环闭塞症，是一种病因未明的以双侧颈内动脉末端以及大脑前动脉和大脑中动脉起始部内膜缓慢增厚、管腔逐渐狭窄甚至闭塞、颅底穿支动脉代偿性扩张等为特征的疾病，儿童和成人均可罹患此病。小儿常表现为脑缺血发作等，成人则以脑出血多见。起初认为此病仅存于日本，随后世界各地均有报道，但仍以日本居多，中国、韩国次之。

（一）病因及发病机制

目前病因不明。研究认为，可能与变态反应和颈部各种炎症病变刺激等原因造成长期慢性的血管内膜增生和血管修复迟缓等有关。有家族倾向，可能与人类染色体 3p、6q、17q、8q 基因组变异有关。

（二）病理学改变

大体解剖可见早期病变位于颈内动脉颅内段，大脑前、中动脉的近心端和交通支血管，大脑动脉远端和颈外动脉少见，后循环血管也很少受累。晚期则在脑底部可见增生扩张的异常深穿动脉，其管腔大小、管壁厚薄不等，彼此交织成网状，并可见微型动脉瘤的形成。这些发自 Willis 动脉环、脉络膜前动脉、颈内动脉和大脑后动脉等的异常血管除彼此间相互吻合外，还常与大脑前、中动脉的远端相吻合。

组织学可见脑神经细胞呈缺血性萎缩表现，有时在烟雾病死者的肺动脉、肾动脉和胰腺动脉中也可见血管内膜增生等病理改变。

八、脑梗死

脑梗死（cerebral infarction，CI）又称缺血性脑卒中，是指局部脑组织因血液循环障碍，缺血、缺氧等原因而发生的软化坏死。由于脑动脉狭窄或堵塞，引起局部脑血流量减少或突然中断，造成该动脉供应区的脑组织供血、供氧、供糖减少，继而引起继发性血管内皮损伤，自主神经功能障碍，出现脑组织坏死和细胞凋亡，即脑梗死。

（一）病因及发病机制

（1）脑动脉粥样硬化是最常见的病因，梗死灶的大小未必与脑动脉粥样硬化程度呈正相关。

（2）高血压也是脑梗死的常见病因。

（3）各种脑动脉炎可导致脑梗死，结核、梅毒、钩端螺旋体病、脑囊虫病、血吸虫病、化脓菌及霉菌感染等均可呈现不同形式的脑动脉炎，致脑血栓形成。

（4）颅内动脉瘤也可导致脑梗死，最常见为先天性浆果状动脉瘤，当瘤内血栓延及大脑中动脉起始部时，往往伴有基底节区梗死。

（5）其他诸如脑血管畸形、烟雾病、胶原病、一氧化碳中毒等也可致脑梗死的发生。

（6）除上述脑血栓导致的脑梗死外，各种心源性栓子、脂肪粒、空气、血管斑块脱落等也可以进入颅内血管引起血管闭塞，形成脑梗死。

（二）病理学改变

肉眼观：脑血管有节段性黄白色斑块，断面显示管壁增厚，管腔变窄、变硬等改变（动脉粥样硬化大多发生在管腔 500 μm 以上的大动脉和中动脉，弥漫性小动脉硬化见于管腔直径为 150～500 μm 的小动脉，微动脉玻璃样变性则主要发生在管腔小于 150 μm 的血管）。梗死经过 8～48 个小时，先从中心部位发生软化，即形成肉眼可见的梗死灶。梗死灶周边脑组织肿胀、变软，灰质、白质界限不清。

镜下观：脑组织结构不清，神经细胞及胶质细胞变性、坏死，小血管及毛细血管扩张，周围可见红细胞及淡红染均质水肿液。梗死 7～14 天后脑组织液化，病变区明显变软，神经细胞消失，吞噬细胞大量增生，3～4 周后，坏死液化的脑组织被胶质细胞吞噬。大量胶质细胞、胶质纤维及毛细血管增生，形成胶质瘢痕，大的病灶还可形成囊腔。猝死者由于病程短，往往难以看到上述改变。

（马艺珲）

第二节　中枢神经系统肿瘤和瘤样病变

一、神经上皮组织肿瘤

（一）星形细胞的肿瘤

1. 弥漫性星形细胞瘤

（1）临床特点：是星形细胞来源、分化比较成熟的肿瘤，呈弥漫浸润性生长，属于 WHO Ⅱ 级。星形细胞瘤的发病率有 2 个高峰，小脑星形细胞瘤发病高峰期在 8～18 岁，大脑星形细胞瘤发病高峰期在 35～45 岁。儿童的星形细胞瘤多见于小脑、脑干、背侧丘脑和视神经；成年人的星形细胞瘤多见于大脑半球，多侵犯额叶、颞叶、顶叶，枕叶较少受累。

在磁共振成像（MRI）上，表现为界限不清的病变。丘脑的星形细胞瘤可以是双侧的。

不规则的强化则提示向间变型星形细胞瘤或胶质母细胞瘤进展。

（2）病理改变：瘤体比较大，邻近的结构如脑室受压变形并且移位，灰白质交界变得模糊不清。分化较好的星形细胞瘤呈灰红色，多发囊性变。有时可见灶状钙化。

镜下肿瘤细胞广泛侵及白质和皮质，并与原有结构如神经元、少突胶质细胞及星形胶质细胞等混杂在一起。肿瘤与周围组织界限不清。瘤细胞核分布不均，轻度核异型，无核分裂象。血管增生不明显，瘤组织内可伴有囊状变性。另外，肿瘤细胞沿着脑表面、血管周围、神经元周围及室管膜下带增生，构成所谓的"继发结构"。

组织学上有以下 3 种亚型。

1）纤维型星形细胞瘤：瘤组织内有多量纤细的胶质纤维，交织成网。

2）原浆型星形细胞瘤：多数瘤细胞核周见有红染胞质。

3）肥大细胞型星形细胞瘤：瘤组织由肥大、胞质丰富的星形细胞组成，细胞核具有明显的异型性，位于细胞的一侧。瘤细胞围绕小血管壁排列，血管增多，伴有内皮细胞增生。多数病例生长活跃，恶变成小细胞型胶质母细胞瘤。

（3）免疫组化：肿瘤细胞的胞质经常呈 GFAP 阳性表达，尤其是中等细胞密度区域，而在具有"裸核"细胞的低细胞密度区域则是阴性表达。波形蛋白和广谱角蛋白也经常呈阳性。大约 1/3 的病例核呈 p53 弥漫表达，尤其是肥大细胞型星形细胞瘤的区域。约 70% 的星形细胞瘤表达异柠檬酸盐脱氢酶 1 基因（isocitrate dehydrogenase 1 gene，IDH1）突变产物 IDH1R132H，可以作为鉴别低级别胶质瘤和胶质增生性病变的一个有力的分子标志物。

（4）预后：弥漫浸润的星形细胞瘤患者的存活情况除了肿瘤本身的病理分级以外，还取决于患者年龄，肿瘤部位以及治疗情况。平均生存年限在 5 年以上。

2. 间变型星形细胞瘤

（1）临床特点：介于弥漫性星形细胞瘤和胶质母细胞瘤之间，属于 WHO Ⅲ 级。发生于大脑半球的病例多见于 40~50 岁，但也可发生于儿童。

（2）病理特点：大体表现为脑内大块肿瘤浸润，边界不清，瘤周脑组织水肿比较明显，有时见有小灶状出血，囊性变不多见。组织学上表现为瘤细胞密度增加，弥漫性或灶状分布，细胞核明显异型性，核深染，有时见有核内包涵体或多核细胞，核分裂象不多，有时见有肿瘤性血管增殖，通常见不到坏死。如果肿瘤血管明显增多，血管内皮细胞增殖，往往提示已有胶质母细胞瘤变。

（3）免疫组化：肿瘤细胞表达 GFAP 和 S-100。Ki-67 的增殖指数范围很广，与弥漫性星形细胞瘤和胶质母细胞瘤都有重叠。

3. 胶质母细胞瘤

（1）临床特点：是恶性度极高的星形细胞胶质瘤，可以是原发，也可以是由弥漫性星形细胞瘤或间变型星形细胞瘤恶变而来（继发性胶质母细胞瘤）。原发性胶质母细胞瘤多长于成年人的大脑半球及儿童的背侧丘脑和脑干，多数为单发，偶有多中心胶质母细胞瘤。MRI 上，胶质母细胞瘤几乎都有围绕中心坏死的环状强化以及大片的水肿。

（2）病理特点：大体常表现为肿瘤在大脑半球呈浸润性生长，边界不清，部分瘤周脑组织水肿、坏死，可以出现所谓的假性分界。瘤内多种色彩，即瘤组织灰红色，出血呈黯红色，坏死呈灰黄色。

胶质母细胞瘤细胞密集生长，为核深染的小型瘤细胞，可见多形性单核和多核瘤巨细胞，核分裂象多见，可见核内包涵体，瘤组织周边可见各种各样的继发结构。胶质母细胞瘤的组织学表现要重视血管间质的反应，比较明显的血管增生，血管壁坏死，血管腔内血栓形成，血管内皮细胞和外膜细胞增生。瘤组织内有坏死，坏死灶周围瘤细胞呈栅栏状排列。

胶质母细胞瘤有多个组织学亚型，如小细胞型胶质母细胞瘤、巨细胞型胶质母细胞瘤、血管瘤型胶质母细胞瘤、富于脂质的胶质母细胞瘤、出现腺上皮或鳞状上皮分化特点的胶质母细胞瘤、软骨和骨化生的胶质母细胞瘤以及胶质肉瘤，部分病例瘤组织内血管周围有淋巴细胞浸润，以及瘤周脑组织内继发脱髓鞘改变，此时要特别注意和肿块型脱髓鞘病作鉴别。

（3）免疫组化：胶质母细胞瘤 GFAP 的免疫表达强度和分布非常多样化。一般来说，星形细胞样的细胞强阳性表达，未分化的小细胞和巨细胞则为阴性或弱阳性表达。p53 在巨细胞型胶质母细胞瘤阳性率高。

4. 大脑胶质瘤病

（1）临床特点：是指大脑组织内广泛、弥漫浸润生长的胶质细胞瘤，瘤细胞往往是星形细胞，少数为少突胶质细胞。多数是 WHO 分级的Ⅲ级，但也有的病例在组织学和生物学上属于Ⅱ级。

多累及大脑半球 3 个以上脑叶。可以发生在幕上、后颅窝或脊髓，基底节和背侧丘脑是常被累及的部位，而原有解剖结构保持相对完整为其特征。在磁共振的 T_2 加权像和 FLAIR 像上表现为广泛的高信号，但是占位效应很轻微。

（2）病理特点：细胞密度在病例间差异很大，有的病例细胞密度仅轻微增高，以至于难以断定为肿瘤。常见肿瘤细胞沿血管、神经元周围及软膜下浸润性生长形成的继发结构（图 4-1）。与一般的高密度恶性胶质瘤不同，胶质瘤病的固有结构很少被破坏。细胞具有不同程度的异型性，核的形态也有很大差距，从圆形、椭圆形到杆状核，而杆状核被认为是特征性的表现。常规染色细胞质多无法辨认。

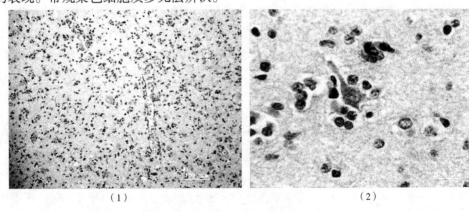

（1）　　　　　　　　　　　　　　　（2）

图 4-1　大脑胶质瘤病

肿瘤细胞在皮质弥漫浸润（1）及围绕神经元周围生长（2）

（3）免疫组化：杆状核的细胞突起有时会表达 GFAP，在继发结构区域的肿瘤细胞的胞质和突起，呈现明显的 GFAP 阳性表达。

（4）预后：由于肿瘤范围广泛，边界不清，手术难以全切，手术活检仅作为诊断的一种手段。目前放疗是国内外治疗大脑胶质瘤病的主要方法。

5. 毛细胞型星形细胞瘤

（1）临床特点：为多见于儿童和青年人的颅内相对局限的星形细胞瘤，肿瘤分布在视神经、视交叉、背侧丘脑下部、小脑和脑干等部位。通常情况下，肿瘤生长缓慢，临床病程较长。近 1/3 的视神经的毛细胞型星形细胞瘤病例伴有神经纤维瘤。

（2）病理特点：大多数毛细胞型星形细胞瘤是一个相对局限的肿块，质软，灰红色，常有囊肿形成。组织学上相当于 WHO 分级的 I 级，星形细胞分化好，有毛发状突起，构成纤维网的背景，而且常可见 Rosenthal 纤维或嗜酸性颗粒小体，GFAP 免疫组化标记阳性。瘤组织内散在原浆型星形细胞和少突胶质细胞样细胞，另有些瘤组织内细胞核深染和多形性，而且可见有微血管增殖，甚至有肾小球样结构，但并不作为恶性指征。值得注意的是有些毛细胞型星形细胞瘤可以在蛛网膜下隙内种植，在小脑内弥漫浸润生长。更有一些毛细胞型星形细胞瘤可以恶性变成为分化不良的星形细胞瘤或胶质母细胞瘤。

毛黏液型星形细胞瘤：典型病例发生于婴幼儿，也可见于大一些的儿童。最常见的部位是视丘下部和视交叉。组织学与毛细胞型星形细胞瘤非常相近，但是以显著的黏液为背景，瘤细胞呈均一的双极，并围绕血管排列，但是没有 Rosenthal 纤维和嗜酸性颗粒小球。可见核分裂象，相当于 WHO 分级的 II 级。免疫组化染色呈 GFAP、S-100 和波形蛋白弥漫强阳性。

6. 多形性黄色瘤型星形细胞瘤

为多见于儿童和青年人的预后比较好的星形细胞瘤，肿瘤位于大脑半球的表浅部位。临床症状以癫痫为主。多形性黄色瘤型星形细胞瘤多位于大脑特别是颞叶部位表浅处，紧邻脑膜，有一个大囊及囊内附壁瘤结节。

（1）病理特点：组织学上显示瘤细胞多形性，梭形细胞间有单核或多核瘤巨细胞。另有泡沫状细胞，肿瘤细胞内积聚类脂，GFAP 免疫组化显示它们是星形瘤细胞。多形性黄色瘤型星形细胞瘤常出现促纤维增生现象，有大量网状纤维，通常见不到核分裂和坏死，WHO 分级为 II 级，不过有一部分多形性黄色瘤型星形细胞瘤可以变成分化不良的星形细胞瘤或胶质母细胞瘤。主要的鉴别点是肿瘤内出现核分裂象增多和肿瘤性坏死。

（2）免疫组化：肿瘤细胞表达胶质细胞的标志物 GFAP 和 S-100，黄瘤样细胞表达 CD68。本肿瘤同时也倾向于表达神经元分化的抗原，如突触素、神经丝蛋白等。另外，也经常表达 CD34。

7. 室管膜下巨细胞型星形细胞瘤

是特殊类型的星形细胞瘤，多见于 20 岁以前的年轻人，常伴有常染色体显性遗传的结节性硬化，临床上常出现癫痫发作和颅内压增高的症状。

（1）病理特点：肿瘤位于侧脑室壁，比较局限，边界清楚，颜色灰红，很少有坏死。瘤组织内丰富胞浆的多角形细胞似神经节细胞，有纤维基质，不少病例瘤细胞核多型性，出现多核细胞，通常见不到病理性核分裂象，血管反应轻，没有坏死，可见钙化灶，WHO 分级相当于 I 级，临床上呈现良性生物学行为。

（2）免疫组化：肿瘤细胞程度不一的 GFAP 阳性，S-100 蛋白强阳性。一些瘤细胞免疫组化染色既表达胶质细胞的特征，又表达神经元相关蛋白，如 NF 等。

（二）少突胶质细胞的肿瘤

1. 少突胶质细胞瘤和少突星形细胞瘤

（1）临床特点：为少突胶质细胞起源的肿瘤。各个年龄期都可以发生少突胶质细胞瘤，多数在 30~50 岁。男性多于女性。少突胶质细胞瘤大多发生在大脑半球的深部，尤多见于额叶、顶叶、颞叶和胼胝体。而脑干、小脑、脊髓内的少突胶质细胞瘤少见。在磁共振影像上，皮质内的巨大肿物强烈提示少突胶质细胞瘤。

（2）病理特点：肿瘤在脑实质内浸润生长，灰红色，可见有出血和囊性变。不少病例有钙化，切标本时有砂粒感。镜下瘤组织呈蜂窝状结构，细胞核均匀一致，多呈圆形，核周胞质透明，整个细胞呈鱼眼样。瘤组织内血管呈丛状结构，多数血管呈枝芽状穿插在瘤细胞群之间，部分病例可有黏液变性，常见有钙化。部分少突胶质细胞瘤的瘤组织内混着星形细胞瘤成分，可称为少突—星形细胞瘤或称为混合性少突—星形细胞胶质瘤。瘤组织侵入皮质，可见神经元周围卫星状增生或是沿软膜下及围绕血管增生。在极少的病例可以见到肿瘤细胞呈栅栏状的高密度聚集排列，这往往是间变的一部分。另外，可以含有多少不等的具有明确粉染胞浆类似星形细胞的成分，被称作小肥胖型细胞或胶质纤维性少突胶质细胞。这些细胞多见于Ⅲ级的少突胶质细胞瘤，因此具有这些细胞的肿瘤总体上预后不好。

（3）免疫组化：Olig-2 可以标记少突胶质细胞瘤的核，但是星形细胞瘤的细胞核也呈阳性表达，因此没有鉴别诊断意义。小肥胖型细胞 GFAP 强阳性表达。在某些病例可以出现神经元标志物的阳性表达。经典的Ⅱ级少突胶质细胞瘤多数表达 IDH1R132H，而很少表达 p53，尤其是伴有 1p/19q 杂合性缺失的病例。

2. 间变型少突胶质细胞瘤和间变型少突星形细胞瘤

间变型少突胶质细胞瘤可以是原发也可以由少突胶质细胞瘤恶变而来。细胞密集，核具有多形性，见有核分裂象和小血管增生，少数病例的瘤组织内还可见到坏死，但是缺乏周围肿瘤细胞的栅栏状排列。

有关恶性少突胶质细胞瘤和胶质母细胞瘤的区分还有待探讨，而一部分伴有坏死的恶性混合性胶质瘤，被认为是有别于胶质母细胞瘤的一个疾病单元，2007 年版的 WHO 神经肿瘤分类将其划定为"伴有少突胶质细胞瘤特征的胶质母细胞瘤"。

（三）室管膜的肿瘤

1. 室管膜瘤

（1）临床特点：具有室管膜分化的胶质细胞肿瘤，常形成血管周围假菊形团和罕见的真菊形团。各年龄段都可发生室管膜瘤，大多是儿童和青年人。颅内室管膜瘤按其发生率依次见于第四脑室、侧脑室、第三脑室和中脑水管。第四脑室典型的室管膜瘤见于儿童，而幕上的室管膜瘤往往见于成年人。脊髓的室管膜瘤多见于成年人，既可以发生在脊髓本身也可以见于终丝，后者多发生于儿童。

影像学上，典型的后颅窝室管膜瘤表现为强化的肿物，起源于第四脑室底，并有宽的基底。幕上的室管膜瘤经常伴有囊的形成，而且多数在脑室外，有的病例甚至接近脑表面。脊髓内的室管膜瘤呈腊肠状、不规则强化的肿块，可见囊在瘤内，更为常见的是相邻脊髓内的空洞形成。

（2）病理特点：肿瘤大多附在脑室壁上，突入脑室腔内或埋在脑室旁脑组织内生长。瘤体大小不一，结节状或分叶状，灰红色，与周围脑组织间界限比较清楚，也有的是浸润性生长。瘤内可见囊性变或出血和坏死。

镜下肿瘤组织与脑实质界限是比较清楚的，脊髓的室管膜瘤有时因为与周围实质交错混合而致界限不清，组织学上多为细胞型或伸长细胞型。瘤细胞比较一致，特征性的组织学表现为血管周围假菊形团和室管膜菊形团。具体亚型如下。

1）经典的细胞型室管膜瘤：细胞密度差异极大，从细胞稀疏到细胞密集形成一个谱系，也有在同一病变内存在 2 种极端的细胞密度的情况。肿瘤细胞围绕在血管周围，细胞核远离血管周边区域而大量的细胞突起伸向血管壁，形成无核区，几乎见于所有的细胞型室管膜瘤。值得注意的是，发生在颅内特别是幕下的细胞型室管膜瘤会出现单个或多个界限清楚的结节，结节内无论是细胞密度、细胞异型或是核分裂象均高于周边肿瘤，甚至会出现肾小球样的血管增生。

2）脊髓的室管膜瘤：假菊形团可以缺如，有时出现富于胶原的结节。髓内的病变经常产生致密的毛样胶质增生，很少发生间变。经常见含铁血黄素沉积。

3）乳头状室管膜瘤：瘤组织内出现乳头状结构，指状突起被覆单层或多层立方状肿瘤细胞，表面光滑。

4）透明细胞型室管膜瘤：好发于年轻人的幕上。细胞均匀一致，可见核周空晕，需与少突胶质细胞瘤、中枢神经细胞瘤和透明细胞癌鉴别。此型室管膜瘤因核分裂活跃及小血管增生，多被判定为Ⅲ级。

5）伸展细胞型室管膜瘤：好发于脊髓。表现为伸长的特化的室管膜细胞，呈长梭形、双极、束状排列，类似于毛细胞型星形细胞瘤和神经鞘瘤。组织内室管膜瘤菊形团罕见，假菊形团也不多见。肿瘤细胞分化好，核分裂象罕见。

其他罕见类型有室管膜瘤伴脂肪瘤分化、室管膜瘤伴瘤细胞广泛空泡化、黑色素型室管膜瘤等。

（3）免疫组化：大部分室管膜瘤 GFAP 和 S-100 蛋白阳性，GFAP 在纤维性区域尤其是假菊形团周围呈显著阳性，而真菊形团绝大多数为阴性。EMA 于室管膜瘤菊形团腔面、室管膜上皮样结构强阳性表达。除此以外，细胞内微腔结构的表面会呈点灶状阳性，非常有助于室管膜瘤的诊断。

（4）预后：WHO 分类中将分化好的室管膜瘤列为Ⅱ级。而细胞的异型和坏死并不能作为组织学恶性的证据。

2. 间变型室管膜瘤

（1）临床特点：为具有室管膜分化的恶性胶质瘤，尤其在儿童患者生长速度快，预后很差，组织学相当于 WHO 分级的Ⅲ级。发生于儿童颅内尤其是颅后窝的间变型室管膜瘤远多于脊髓。

（2）病理特点：镜下见肿瘤细胞密度增高，核分裂象活跃，常伴有小血管增生和假栅栏状坏死。血管周围假菊形团可见，偶尔呈侵袭性生长。

3. 黏液乳头型室管膜瘤

多见于年轻人的圆锥、马尾及终丝部位，相当于 WHO 分级的Ⅰ级。

（1）病理特点：镜下特点为肿瘤细胞围绕血管间质轴心呈假乳头状排列，围绕血管、细胞间及微囊内的黏液聚积，后者呈阿尔辛兰和 PAS 阳性。一般肿瘤细胞呈柱状或长梭形，仅显示轻微的异型性。作为黏液乳头型室管膜瘤的另一特点，部分病变更为实性而非乳头状，并出现嗜伊红、略呈纤丝状的圆形结构，被称作"气球"，网织纤维染色呈阳性。

（2）免疫组化染色：显示 GFAP 和 S-100 蛋白阳性，部分病例表达 EMA，但是角蛋白为阴性。

4. 室管膜下瘤

（1）临床特点：又称室管膜下星形细胞瘤，相当于 WHO 分级的Ⅰ级。发生于室管膜下板层内成簇的胶质细胞，多见于儿童和青年人。第四脑室内多见，其次为侧脑室，在脊髓好发于颈段和颈—胸段。神经影像学上肿瘤边界清，一般无增强，可见钙化和出血。髓内室管膜下瘤呈典型的偏心性，可与室管膜瘤的中心性生长相鉴别。

（2）病理特点：大体检查，瘤块与脑室壁相连，与周围脑组织分界比较清楚，质稍硬，有时于尸检时偶然被发现。镜下瘤组织内胶质纤维丰富，其间是形态一致的簇状分布的分化比较好的星形细胞，常伴有微囊变，尤其是位于侧脑室室间孔的室管膜下瘤。间质中有小血管扩张和钙化灶。有的病例瘤组织内见有典型的室管膜瘤结构，可以诊断为混合性室管膜瘤/室管膜下瘤。免疫组化标记 S-100 和 GFAP 会呈强阳性。MIB-1 标记指数很低。

（四）脉络丛的肿瘤

1. 脉络丛乳头状瘤

为起源于脉络丛上皮细胞的良性肿瘤，相当于 WHO 分级的Ⅰ级。较多见于儿童。好发部位是侧脑室和第四脑室，前者较多见于儿童，后者较多见于成年人。

病理特点：肿瘤大小不一，瘤体表面呈分叶状或细颗粒绒毛状，灰红色，界限比较清楚，在脑室腔内扩张性生长。显微镜下瘤组织和正常的脉络丛组织相似，乳头结构被覆单层立方形细胞或复层柱状细胞，中轴是疏松的结缔组织和丰富的小血管，还可见砂粒小体。经常可以见到正常脉络丛和肿瘤的移行。其他所见包括色素沉着、钙化甚至骨化、黄瘤样变等。免疫组化染色显示上皮和神经上皮的双向表达，如角蛋白、GFAP、S-100 蛋白、EMA 和转甲状腺素蛋白标记是阳性。脉络丛乳头状瘤预后较好。

2. 不典型的脉络丛乳头状瘤

被定义为脉络丛乳头状瘤伴有活跃的核分裂象，相当于 WHO 分级的Ⅱ级。这是一组介于分化好的乳头状瘤和明显的癌之间的病例，具有明显的细胞异型性、胞核/胞质比增大及不同数量的核分裂象。有研究指出随机的每 10 个高倍视野中两个或以上的核分裂象即可诊断为不典型的脉络丛乳头状瘤。

3. 脉络丛癌

又称分化不良（间变型）脉络丛乳头状瘤，WHO 分级为Ⅲ级，比较少见。

镜下所见的特点是乳头被覆的上皮细胞增生活跃，有核异型性，核分裂象多见（每高倍视野 >5 个）。乳头状结构不规则，甚至消失。瘤组织内有出血和坏死，邻近脑组织内肿瘤细胞浸润。脉络丛癌可经脑脊液播散。免疫组化染色表达角蛋白，而 S-100 蛋白和转甲状腺素蛋白标记阳性率低于脉络丛乳头状瘤。

（五）其他神经上皮肿瘤

1. 星形母细胞瘤

（1）起源：为比较罕见的胶质瘤，由于该肿瘤同时具有星形细胞瘤和室管膜瘤的特征，在起源方面一直存在争议。

（2）病理特点：瘤组织内细胞丰富，核明显异型，有核分裂象，瘤细胞围绕血管排列呈假菊形团结构。PTAH 染色片上清晰可见这种结构，有诊断价值。GFAP 免疫组化阳性。电镜观察在胞质内和胞突内见有胶质原纤维。瘤组织内常可见出血和小灶状坏死。

2. 第三脑室脊索样胶质瘤

（1）临床特点：是一种界限清楚的第三脑室胶质瘤，组织学表现类似于脊索瘤和脊索样脑膜瘤，相当于 WHO 分级的 II 级。女性患者更为常见。临床上出现头痛、精神异常以及下丘脑受压和功能障碍所致的内分泌异常。影像学上表现为位于鞍上和第三脑室的孤发、均质强化的卵圆形肿块。

（2）病理特点：在嗜碱性的黏多糖背景中，上皮样的肿瘤细胞排列成短柱状或条索状。肿瘤细胞核圆形、较温和，胞质丰富，无核分裂象。可见淋巴细胞浸润，经常伴有 Russell 小体的出现。有时出现分叶状而非条索状的排列区域。周边脑组织呈毛样的星形胶质增生。

（3）免疫组化：上皮样的肿瘤细胞往往是 GFAP 强阳性，大部分肿瘤细胞的膜呈 CD34 强阳性。部分病例呈局灶性的 EIA 和细胞角蛋白。增殖指数很低，小于 1%。

（4）预后：本肿瘤生长极为缓慢，由于其生长部位及与第三脑室壁粘连而导致切除比较困难。

3. 血管中心性胶质瘤

（1）临床特点：是一种浸润性的胶质瘤，以血管为中心生长，细胞具有显著的一致性。相当于 WHO 分级的 I 级。患者多为儿童，偶尔见于青年人。临床表现为癫痫，部分患者甚至有数年的病史。影像学呈多位于皮质的 T_2 加权像明亮的病变。

（2）病理特点：肿瘤细胞在病变组织内弥漫生长，聚集在血管周围类似于室管膜瘤和星形母细胞瘤的假菊形团。沿着脑浅表放射状排列的肿瘤细胞呈显著的"栅栏"样。肿瘤细胞小而温和，常为双极，大小和形态均高度一致。有时局部可见细长的肿瘤细胞密集生长，类似于神经鞘瘤。囊样和黏多糖样的背景也不少见。核分裂象罕见。

（3）免疫组化：肿瘤呈 GFAP 弱阳性表达。部分病例肿瘤细胞膜呈片段性 EIA 阳性或是类似于室管膜瘤的点状 EMA 阳性。MIB-1 增殖指数一般低于 1%。

（六）神经元肿瘤和混合性神经元—胶质肿瘤

1. 小脑发育不良的神经节细胞瘤

（1）临床特点：是一类特殊的小脑神经节细胞瘤，具有错构性的特征，又称 Lhermitte-Duclos disease，相当于 WHO 分级的 I 级。本病为一种常染色体显性遗传的多发性错构瘤，有 Cowden disease 的特征性神经系统表现。好发于青年人，临床主要表现为共济失调和颅内压增高。MRI 能够很敏感地显示受累小脑半球增大的叶片。

（2）病理特点：多为一侧小脑半球叶片的局限性肥大，偶尔也可呈多灶性。镜下见肥大的小脑分子层和内颗粒层，其间散在许多大小不一的节样细胞，并夹杂有数量不等、核深染的小型异常神经元。最重要的诊断依据是小脑的结构保存。小脑叶片的表面经常可见与皮质走行平行的异常有髓轴索束，蒲肯野细胞则减少或消失。病灶内常见钙化和扩张的血管。发育不良的神经元表达突触素，但仅有极少部分表达 Leu-4 等蒲肯野细胞的标志物。

2. 婴儿促纤维增生型星形细胞瘤和神经节细胞胶质瘤

（1）临床特点：是发生于婴儿大脑半球表面的巨大的囊性肿瘤，经常与硬脑膜相连，手术切除预后比较好，相当于 WHO 分级的 I 级。两者的区别在于组织学上前者没有神经元成分。绝大部分患者都在 1 岁以内。病变发生在幕上，多侵犯整个脑叶，以额叶、顶叶和颞叶常见。MRI 检查示占据整个脑叶的单房或多房性囊性病变，靠近皮质和脑膜局部可见增强的实性病灶。

（2）病理特点：镜下最具特征的是显著的胶原基质，与胶质神经元组织逐渐过渡。瘤细胞间有丰富的网状纤维分布，呈现明显的促纤维生成。部分区域细胞密度高，无特殊排列或呈旋涡状排列，而经常被误诊为级别高的肿瘤。神经元的体积较小，散在分布时难以辨认，需要免疫组化来证实。胶质细胞成分则表现出多样性，于促纤维增生的区域呈梭形的 GFAP 阳性的胶质细胞，而在硬化程度相对轻的区域呈原浆型星形细胞。另在细胞密度高的区域表现出小细胞型胶质母细胞瘤样的细胞。有些病例会出现核分裂象、坏死及血管内皮增生。神经节细胞免疫组化 NeuN，突触素标记阳性。

3. 胚胎发育不良性神经上皮肿瘤（DNT）

（1）临床特点：是介于发育不良和肿瘤之间的错构瘤样病变，与难治性癫痫密切相关。最常见的发生部位是颞叶，尤其是颞叶内侧。神经影像学显示病灶常位于皮质内、皮质下，呈单一或多囊样改变。

（2）病理特点：肉眼观察常表现为皮质增厚，皮质内或皮质下可见多发的胶冻样或黏液样的小结节病灶。组织学表型可分为简单型和复杂型，其共同的组织学特征是出现"特殊的胶质神经元成分"，这种结构是由少突胶质样细胞（OLC）沿着束状的神经轴索及小血管排列成柱状（纵切面）和管样（横切面）结构，中间为黏液样的基质，其间可见成熟的神经元如"浮蛙"漂浮于黏液样基质中。另外，病灶周边常伴有皮质结构不良。

（3）免疫组化：OLC 通常为 Olig-2 和 S-100 阳性，也可有其他的抗体表达但不恒定，如 GFAP、NeuN 及突触素等。增殖指数（MIB-1）通常低于 1%。

4. 神经节细胞胶质瘤和神经节细胞瘤

（1）临床和分级：神经节细胞胶质瘤和神经节细胞瘤约占儿童脑肿瘤的 5%、成年人脑肿瘤的 1%，但在伴有长期癫痫病史患者的肿瘤中占近 50%。绝大多数肿瘤位于颞叶，影像学常表现为囊状病灶，多累及皮质。神经节细胞瘤和大部分神经节细胞胶质瘤相当于 WHO 分级的 I 级，当神经节细胞胶质瘤中的胶质成分发生间变时称间变性神经节细胞胶质瘤，WHO 分级为 III 级。

（2）病理特点：肉眼观察瘤体较小，界限较清，灰黄色，常呈囊状改变。神经节细胞瘤主要由成簇分布、体积大的多极神经元组成，这些神经元多有发育不良的特点。肿瘤的基质是非肿瘤性的胶质成分，网状纤维可将肿瘤细胞分割呈巢状分布。神经节细胞胶质瘤由肿瘤性的神经元和胶质成分组成，其中的神经元成分通常为分化成熟的神经节细胞，它们不规则地散布于胶质细胞中，胞质内有丰富的 Nissl 物质，伴有泡状核和明显的核仁，此外也可有双核或多核的神经节细胞出现。肿瘤中的胶质成分通常为星形胶质细胞，也可见少突胶质细胞或 Rosenthal 纤维，瘤体中可有明显的淋巴细胞浸润、促纤维生成和钙化。

（3）免疫组化：神经元成分可表达神经丝蛋白（NF）、突触素、NeuN 和微管相关蛋白 2（IAP-2）；胶质成分表达 GFAP、波形蛋白，如为少突胶质细胞瘤可表达 Olig2 蛋白。此外神经节细胞胶质瘤一个显著特点是 CD34 表达阳性，而胚胎发育不良性神经上皮肿瘤很少表达。

5. 乳头状胶质神经元肿瘤

（1）临床特点：是中枢神经系统肿瘤中的一种罕见类型，相当于 WHO 分级的 I 级。临床表现为发作性头痛或慢性难治性癫痫。MRI 检查见颞叶脑实质内有边缘清晰的囊性病灶，囊壁内附有实性结节。

（2）病理特点：镜下肿瘤呈特征性的乳头结构，乳头中心为玻璃样变的血管，表面为单层 GFAP 阳性的胶质细胞。另外见乳头之间成片排列的小圆形 Syn 阳性的神经元分化的细胞，散在有神经节样细胞和（或）神经节细胞，可伴有黏液变性。此外肿瘤中可出现胶质瘤样改变，呈毛细胞型星形细胞瘤样或少突胶质细胞瘤样表现。其他形态学改变还包括出现 Rosenthal 纤维，间质含铁血黄素沉积、泡沫细胞聚集、钙化及淋巴细胞浸润等。但没有坏死及细胞异型性，核分裂象少见，MIB-1 标记指数低，提示该肿瘤预后良好。

6. 第四脑室形成菊形团的胶质神经元肿瘤（RGNT）

（1）临床特点：为发生于第四脑室的罕见肿瘤，多发生于年轻人和儿童，作为一种新的胶质神经元混合性肿瘤被提出，相当于 WHO 分级的 I 级。临床表现为继发于梗阻性脑积水的头痛和共济失调。影像学上显示多位于第四脑室，病灶实质性或多囊性，可有局灶性结节状增强。

（2）病理特点：组织学上具有特征性的双相结构，包含神经细胞成分和胶质细胞成分。前者由一致的小圆形细胞排列成 Homer-Wright 菊形团或围绕血管的假菊形团结构。菊形团多是单层细胞围绕形成，中央为均质红染的无结构物，免疫组织化学染色突触素阳性或形成微囊状结构，内容为淡粉红色物，囊内未见明显细胞成分。胶质成分经常表现为典型的毛细胞型星形细胞瘤，免疫组织化学染色胶质纤维酸性蛋白呈阳性。无核分裂象，MIB-1 标记指数很低。

7. 中枢神经细胞瘤和脑室外神经细胞瘤

（1）起源和临床：中枢神经细胞瘤是一类发生在侧脑室内或侧脑室旁的肿瘤，多见于青年人。组织发生来源于侧脑室壁的室管膜下生殖基质。临床病程一般是良性，也有恶性的病例报道。组织学相当于 WHO 分级的 II 级。

（2）病理特点：肿瘤组织由成片的小圆形、胞质透明的细胞组成，瘤细胞群之间是神经毡样的基质和毛细血管，可见灶状钙化。其组织像与少突胶质细胞瘤类似。瘤组织内可见 Homer-Wright 假菊形团，瘤细胞有神经元分化的特点。

（3）免疫组化：NF、NSE、Leu-7 和突触素标记均为阳性。可以出现 GFAP 阳性的胶质细胞。少数病例的瘤组织内有间变，见有核分裂象、坏死灶和血管内皮细胞增生。

脑室外神经细胞瘤在 WHO 2007 神经系统肿瘤分类标准中作为一种新的肿瘤类型被单独列出。可出现在中枢神经系统的任何部位。与中枢神经细胞瘤相比，具有更宽的组织学谱系，瘤细胞可排列成片、成簇、条索状或菊形团样。瘤细胞之间常可见到神经毡样结构。常出现灶性或成片或更小的神经节样细胞。钙化和血管壁的透明样变性较常见。

8. 小脑脂肪神经细胞瘤

（1）临床特点：为发生于成年人小脑内的肿瘤，临床预后好，但容易复发，属于 WHO 分级的 II 级。

（2）病理特点：由较一致的小圆形细胞组成，常有与少突胶质细胞相似的透明胞质，组织形态类似神经细胞瘤。瘤组织内可见灶状分布的脂肪样细胞和多样性的星形细胞成分。

（3）免疫组化：肿瘤细胞表达 NSE、突触素、MAP2 等神经元的标志物。部分脂肪样细胞可表达神经元标志物和 GFAP。瘤内核分裂象少见，MIB-1 标记指数通常 <6%。

9. 脊髓副神经节瘤

（1）临床特点：是一类罕见的神经内分泌肿瘤，中枢神经系统的副神经节瘤几乎均发生在脊髓的马尾终丝部位。相当于 WHO 分级的Ⅰ级。神经影像学上表现为界限清楚、强化的肿块。

（2）病理特点：大体检查可见肿物被覆菲薄的包膜，质软，血供丰富。组织学上肿瘤细胞大小一致，排列成分叶状或巢状，小叶周围绕以纤细的毛细血管网和支持细胞，网格纤维染色可证实小叶的清晰轮廓。肿瘤细胞即主细胞核圆形，异型性不明显，胞质嗜酸、微细颗粒状，有时呈透明状。近半数病例于结缔组织背景中可见成堆的节细胞，并与主细胞之间呈过渡性表现。主细胞表达突触素、嗜铬粒蛋白 A 及神经丝蛋白。支持细胞包绕小叶，常规染色不易观察，S-100 蛋白免疫组化染色可以清晰显示。

（七）松果体细胞的肿瘤

1. 松果体细胞瘤

（1）临床特点：好发于成年人，生长缓慢的松果体主质细胞肿瘤，相当于 WHO 分级的Ⅰ级。

（2）病理特点：肿瘤可突入第三脑室内生长。瘤组织灰红色，细颗粒状，可见出血和囊性变。镜下瘤组织由间质和小血管分隔成小叶，细胞密度中等，具有多个松果体细胞瘤菊形团，即纤细的突起构成的毡网样结构，周边由肿瘤细胞的核围绕。瘤细胞大小一致，核圆形、深染，不见核仁，胞质浅染。部分病例的瘤组织内见有神经元或星形细胞分化。免疫组化标记胞质、突起及菊形团结构呈突触素、嗜铬粒蛋白甚至部分病例神经丝蛋白阳性表达。

2. 中间分化型松果体实质细胞肿瘤（PPTID）

PPTID 可发生在任何年龄，中度恶性，相当于 WHO 分级的Ⅱ级或Ⅲ级，但分级标准并未明确。WHO 的定义为，瘤细胞弥漫或分叶状分布，细胞密度中等，轻度至中度的核异型，低到中度的核分裂活性。从松果体细胞瘤到松果体母细胞瘤的疾病谱系中，有些病例显示细胞密度增高、细胞异型明显以及核分裂象增多，而核变小、胞质稀少、神经丝蛋白的表达程度下降等中分化的表现。有些病例表现出介于松果体细胞瘤和中间分化型松果体实质细胞肿瘤的过渡或是中间分化型松果体实质细胞肿瘤和松果体母细胞瘤的过渡。由于核分裂指数的变异比较大，因此小块组织活检诊断会有困难。

3. 松果体母细胞瘤

（1）临床特点：为发生于原始胚胎性松果体主质细胞的小细胞恶性肿瘤，好发于儿童。相当于 WHO 分级的Ⅳ级。

（2）病理特点：组织学上很像髓母细胞瘤。瘤细胞密集，胞体小，核深染，核分裂多见，坏死常见。无松果体细胞瘤菊形团，而有不典型的 Homer-Wright 菊形团结构。一些病例中见有神经元分化。

（3）免疫组化：多数病例程度不一地表达突触素，而嗜铬粒蛋白和神经丝蛋白阳性表达程度则低于突触素。部分病例表达视网膜 S-抗原。

（八）胚胎性肿瘤

1. 髓母细胞瘤

（1）临床特点：为发生于小脑的恶性浸润性生长的胚胎性肿瘤，好发于儿童。多具有神经元方向的分化，并经常随脑脊液播散。相当于 WHO 分级的Ⅳ级。髓母细胞瘤的发病高峰年龄在 7~12 岁，成年人的发病高峰在 20~40 岁。男性稍多于女性。

儿童髓母细胞瘤的75%是在蚓部。年龄较大的患者髓母细胞瘤大多是在外侧的小脑半球内，组织学上多为促纤维增生/结节型髓母细胞瘤。

（2）病理特点：小脑蚓部的髓母细胞瘤突入第四脑室内，质软，灰红色，有时如黏胨状，术中易被吸引器吸走。小脑半球的髓母细胞瘤界限较清楚，质稍硬，常侵及软脑膜。显微镜下瘤组织内细胞密集，小细胞，胞质少，核深染，核分裂象多见。约50%病例的瘤组织内见有Homer-Wright菊形团结构。部分瘤细胞向神经元或胶质细胞分化，血管和间质成分比较少。可见以下4种亚型和2种分化。

1）促纤维增生/结节型髓母细胞瘤：肿瘤多位于小脑半球内，紧邻的软脑膜纤维结缔组织增生，银染显示多量网状纤维，瘤细胞小，串列于纤维束间，有一部分病例的瘤组织内出现滤泡样或旋涡状结构。

2）髓母细胞瘤伴广泛结节形成：以前被称作小脑神经母细胞瘤，多发生于婴儿。无网织纤维的区域显著增大并充满了神经毡样组织，因此具有增大的结节结构。

3）间变型髓母细胞瘤：此亚型的特点为显著的核异型，细胞之间的重叠及高频率的核分裂象。上述表现显著并且广泛出现，而仅有灶状出现的病例并不能作本型的诊断。

4）大细胞型髓母细胞瘤：此型由均一一致的大圆形核细胞构成，核呈网状，核仁明显。经常与间变型髓母细胞瘤发生重叠。

5）肌源性分化：罕见，等同于髓肌母细胞瘤或称具有骨骼肌的髓母细胞瘤。在髓母细胞瘤组织内出现胞体较大、嗜酸性胞质、梭形或带状的肌母细胞。Desmin和Myoglobin免疫组化标记阳性。

6）黑色素性髓母细胞瘤：罕见，含未分化的小细胞型髓母细胞瘤结构和胞体较大的黑色素细胞，后者呈规则或不规则的腺泡状，黑色素的多少在肿瘤的不同区域有明显的差别。

（3）免疫组化：没有特异的免疫组化标志物，少数肿瘤细胞Vimentin或Nestin表达阳性。如有胶质细胞分化，GFAP表达阳性；有神经元分化，NF、NSE和Synaptophysin表达阳性。

2. 中枢神经系统原始神经外胚叶肿瘤（PNETs）

（1）临床特点：这类肿瘤是由未分化的神经外胚叶细胞组成，具有异质性，能向神经元、胶质细胞和室管膜细胞分化。主要见于儿童和一些年轻人，是一组高度恶性的肿瘤，相当于WHO分级的Ⅳ级。CNS或幕上PNET是指由未分化或分化很差的神经上皮细胞构成的胚胎性肿瘤。仅有神经元方向的分化时，则被称作大脑神经母细胞瘤，若同时出现了节细胞，则称作节细胞神经母细胞瘤；具有神经管样结构形成的则定义为髓上皮瘤；具有室管膜菊形团则为室管膜母细胞瘤。

（2）病理特点：最常见于大脑半球，也可见于脊髓和鞍上区域。瘤组织灰红色，可见有出血或囊性变。镜下和小脑髓母细胞瘤相似，具有神经元和胶质细胞分化的特点，经常可以见到Homer-Wright菊形团，但是频率不一，可以有出血和坏死灶。约1/3的病例出现脑脊髓播散。

（3）免疫组化：可以采用GFAP、NF、突触素、Nestin和S-100抗原标记。Ki-67标记指数高。

3. 颅内神经母细胞瘤和神经节细胞性神经母细胞瘤

（1）临床特点：颅内的神经母细胞瘤并不多见，多为5岁以前的儿童。大脑的神经母细胞瘤好发于大脑的额叶、颞叶、顶叶和枕叶的深处。

（2）病理特点：一般瘤体较大，界限清楚，可有囊状变性、坏死及钙化。显微镜下是小细胞型肿瘤，瘤细胞核深染，胞质少，核分裂象多见，似髓母细胞瘤。组织学表现差异较大，可以从无明显的排列到菊形团结构、束状排列等。在许多病例可见纤细的细丝混杂于致密的肿瘤细胞中，也可以见到 Homer-Wright 菊形团，并出现分化成熟的神经节细胞。根据瘤组织内结缔组织数量的多少，分为经典型、过渡型和促纤维增生型。

（3）免疫组化：显示突触素、Nestin 和 NF 表达阳性。部分成熟的节细胞表达 NeuN，几乎所有病例可见散在的 GFAP 阳性的反应性星形胶质细胞。

（4）预后：预后不好，肿瘤可经脑脊液播散或出现颅外转移。

4. 髓上皮瘤

（1）临床特点：是见于幼儿的罕见肿瘤。肿瘤多位于大脑半球内，尤其是脑室旁或出现在鞍区和马尾部。

（2）病理特点：髓上皮瘤比较局限，灰红色，浸润性生长，有出血和坏死。镜下瘤组织内是立方或柱状细胞构成的管状和乳头结构，很像原始的神经管。上皮的外表面具有 PAS 阴性和Ⅳ型胶原蛋白免疫组化阳性的界膜。核分裂象多见。瘤细胞可向神经元、星形胶质细胞、室管膜母或少突胶质细胞分化。

（3）预后：髓上皮瘤是恶性肿瘤，容易出现蛛网膜下隙播散和颅外转移。

5. 室管膜母细胞瘤

（1）临床特点：是以多层菊形团为特点的罕见胚胎性肿瘤，好发于幼儿和新生儿。

（2）病理特点：多发生于幕上，与脑室相关。与周围脑组织界限较清楚，常发生软脑膜侵犯和播散。镜下特点为在 PNET 的组织学背景中出现复层细胞围绕小腔形成的"室管膜母细胞瘤"菊形团，核分裂象易见。肿瘤细胞表达 S-100 蛋白、Vimentin、角蛋白及 GFAP。

6. 非典型畸胎样/横纹肌样瘤（AT/RT）

（1）临床特点：罕见的高度恶性肿瘤，好发于婴幼儿，偶见于成年人，呈异源性组织学和免疫组织化学表型。具有特征性的骨骼肌样细胞，伴有不同程度的原始神经外胚叶、上皮和间质分化的特点。与肾骨骼肌样瘤在组织学和分子学上有关联。INI-1（hSNF5）基因的胚系突变发生于部分原发性肾脏或中枢神经系统肿瘤。几乎所有的患者年龄在 2 岁以内，并且经常是 1 岁以下，男童多于女童。AT/RT 作为迅速增大的巨大肿物可以发生于整个中枢神经系统，但更常发生于颅后窝。该肿瘤倾向发生在桥小脑角等非中线部位。

（2）病理特点：镜下可见肿瘤细胞由宽而水肿的纤维血管间隔分割，常见坏死和钙化。本肿瘤并不由单一或多数的横纹肌样细胞构成，而是由中型到大型细胞混杂形成中等密度，肿瘤细胞具有核仁和清晰可见的细胞质。有些病例含有骨骼肌样细胞，具有大的细胞核、显著的核仁及包涵体样的细丝团块。有些 AT/RT 主要表现为小细胞，以至于和髓母细胞瘤难以区分，但更具有多形性和混杂的特征，经常出现梭形的肉瘤样区域，也经常见空泡状细胞成片状或单个出现。

（3）免疫组化：免疫组化表型较复杂，如表达 GFAP、EMA、CK、SIA 及 Vimentin。对 AT/RT 的鉴别诊断具有重要意义的是，在 INI-1 的免疫组化染色中肿瘤细胞核的阴性表达。MIB-1 增殖指数很高。

二、脑膜肿瘤

（一）脑膜瘤

1. 定义和临床特点

脑膜瘤是由脑膜内皮细胞（蛛网膜细胞）构成的肿瘤，发生于硬脑膜内表面。

脑膜瘤发生于中年以上的患者，高峰期在 60~70 岁，女性发病率明显偏高。儿童和年龄超过 70 岁的患者也可发病，儿童脑膜瘤进展较快。

大部分脑膜瘤发生于颅内、眶内和椎管内。颅内脑膜瘤大部分发生在大脑凸面，常与大脑镰及静脉窦相关。其他好发部位包括嗅沟、蝶骨嵴、鞍上及鞍旁、视神经、岩骨嵴、小脑幕和后颅窝。脊髓脑膜瘤好发于胸段。头痛和癫痫是脑膜瘤的最初表现。在 MRI 中，脑膜瘤表现为等密度、可强化的硬脑膜肿块。在 CT 上易看到钙化。肿瘤旁可见"硬脑膜尾"是其特征表现，部分病例瘤周水肿明显。脑膜瘤内部或外部均可发生囊肿。

2. 大体检查

大部分肿瘤质硬，边界清，有时呈分叶状，与硬脑膜广泛附着。常侵及硬脑膜及硬脑膜窦，偶尔也可侵犯颅骨，造成典型的骨质增生。脑膜瘤经常压迫脑组织，但很少侵及脑组织。有些脑膜瘤切面有含砂感。非典型和间变型脑膜瘤比良性脑膜瘤更大，而且有坏死。

3. 组织学改变

脑膜瘤的组织学表现多种多样。在 WHO 分类的 15 种亚型中，内皮细胞型脑膜瘤、纤维型脑膜瘤及过渡型脑膜瘤最为常见。后 6 种组织学类型因其具有易复发、高侵袭性及易转移的特点被列为 WHO 分级为 Ⅱ 级和 Ⅲ 级。多型核及核分裂象可以在任何亚型见到，这并不预示着更具侵袭性。

（1）内皮细胞型脑膜瘤：为常见的经典类型，瘤细胞分叶状排列，间隔少许胶原纤维。瘤细胞大小一致，核卵圆形，染色质细。有的核中心透明，有时形成核内包涵体。在小叶内，瘤细胞合体状，细胞之间的界限不清。漩涡结构和砂粒体少见。

（2）纤维型（纤维母细胞型）脑膜瘤：肿瘤由梭形细胞平行、席纹状或束状交叉排列在富于胶原纤维的基质内，漩涡状结构和砂粒体结构不常见。有些肿瘤中胶原的量可以非常多。

（3）过渡型（混合型）脑膜瘤：具有内皮细胞型和纤维型脑膜瘤间的过渡特点。瘤细胞排列成分叶状和束状结构，在其旁边经常存在紧密排列的漩涡状或砂粒体结构。

（4）砂粒体型脑膜瘤：砂粒体多融合形成不规则钙化，少数情况下形成骨化小体。组织学表现为过渡型脑膜瘤漩涡状结构特点，有些肿瘤全部为砂粒体结构，仔细检查才能找到脑膜内皮细胞的特点。该肿瘤好发于胸段脊髓，尤其是中年妇女。

（5）血管瘤型脑膜瘤：该型脑膜瘤的特征是大量血管分布于肿瘤细胞之间。血管腔小至中等，管壁薄或因透明变性而增厚。肿瘤细胞具有中等大小、显著不典型的核，但大部分肿瘤的组织学及临床过程为良性。鉴别诊断包括血管畸形和血管母细胞瘤。

（6）微囊型脑膜瘤：该肿瘤以胞突细长，背景疏松，黏液状，似有许多小囊为特点，多形细胞多见。此型与血管瘤型脑膜瘤相同，可伴有周围脑组织的水肿。

（7）分泌型脑膜瘤：特点是灶性上皮细胞分化，上皮内微腺腔内含 PAS 染色阳性，嗜伊红物质。免疫组化标记表达 CEA 和一组上皮和分泌性标志物。

（8）富于淋巴浆细胞型脑膜瘤：为罕见的亚型，特点为丰富的慢性炎症细胞浸润，经常覆盖于内皮细胞之上。文献报道部分病例可出现血液系统的异常，如高球蛋白血症、顽固的缺铁性贫血。

（9）化生型脑膜瘤：有间叶组织局灶或广泛分布的脑膜瘤。表现为脑膜内皮细胞型、纤维型和过渡型脑膜瘤内可见间叶成分，如骨、软骨、脂肪、黏液或黄色瘤细胞。骨化的脑膜瘤需要与存在骨侵犯的脑膜瘤相鉴别。

（10）脊索瘤样脑膜瘤：是组织学类似脊索瘤的脑膜瘤，黏液背景，瘤细胞嗜伊红，空泡状，排列成束状或小梁状。典型的脑膜瘤区域与脊索样区相混，单纯表现为脊索瘤样结构的病例罕见。慢性炎症细胞的浸润常呈斑片状。小脑幕上的肿瘤在次全切除术后的复发率高，相当于 WHO 分级的 II 级。

（11）透明细胞型脑膜瘤：该亚型少见，含有多角形细胞，瘤细胞胞质透明，富含糖原，在血管周及间质中有浓淡不均的胶原蛋白，PAS 染色呈强阳性。典型的脑膜瘤特点不明显，模糊的漩涡状结构最多见，没有砂粒体结构。肿瘤好发于儿童和青年人的小脑桥脑角和马尾。临床生物学行为较具侵袭性，易复发，可见脑脊液播散，相当于 WHO 分级的 II 级。

（12）非典型脑膜瘤：该亚型肿瘤核分裂活性增高或伴有 3 个或更多的如下特点。①细胞密度高，小细胞大核。②胞核/胞质比例增高，核仁明显。③无定型或片状生长方式和局部"海绵状"或"地图样坏死"。核分裂活性增高的定义为：核分裂象增多到 ≥4 个/10HPF（0.16 mm^2）。相当于组织学标准 WHO 分级的 II 级。

（13）乳头型脑肿瘤：罕见，肿瘤主要由血管周围假菊形团结构构成。假菊形团结构的出现通常在一定程度上增加肿瘤的复发概率。该肿瘤好发于年轻人，包括儿童。由于肿瘤的侵袭性生物学行为，被定为 WHO 分级III级。

（14）横纹肌样脑膜瘤：该肿瘤少见，主要由片状横纹肌样细胞构成，细胞圆形，核偏位，核仁明显，多量包涵体样嗜伊红的细胞质既可以是漩涡状的，也可以是紧密、光滑的。大部分肿瘤具有高度增生活性和其他恶性特征，有些甚至在横纹肌细胞的基础上出现乳头状结构。相当于 WHO 分级的III级。

（15）间变型（恶性）脑膜瘤：结构与非典型脑膜瘤相同，同时出现大片坏死，多数病理性核分裂象（每 10 个高倍视野 20 个以上的核分裂象），和（或）有周围脑组织的浸润，WHO 分级的III级。经常是致死性的，存活均数 <2 年。

4. 免疫组化

大部分脑膜瘤表达上皮膜抗原（EMA），但在非典型和间变型脑膜瘤阳性少见，所有脑膜瘤 Vimentin 均阳性。分泌型脑膜瘤假砂粒体 CEA 强阳性，假砂粒体周围细胞角蛋白阳性。其他有用的标志物还包括 Ki-67 和孕激素受体。

5. 预后及影响因素

大部分脑膜瘤可以通过手术完全切除或神经放射学治疗而预后良好。影响复发的主要临床因素是手术切除的范围，这主要取决于肿瘤的部位，侵袭的范围，颅内的邻近结构及神经外科医生的技术和经验。患者年龄、性别等因素影响较小。

（二）颅内非脑膜来源的间叶性肿瘤

在新的 WHO 的颅内肿瘤分类中将这一范畴的肿瘤分为良性和恶性两组，良性肿瘤包括骨和软骨来源的肿瘤，如骨瘤、软骨瘤、骨软骨瘤等，还包括脂肪瘤和纤维组织细胞来源的良性肿瘤如孤立性纤维性肿瘤、脑膜血管瘤病等。恶性肿瘤主要指的是颅内的肉瘤，在组织发生上往往与3层脑膜有关，肉瘤大体上常附着在脑膜上。脑膜肉瘤多发生在颅内而很少发生在椎管内，小脑的软脑膜是脑膜肉瘤的好发部位。脑膜肉瘤常为巨大的结节状肿物，肿瘤与周围的脑组织界限清楚，但包膜往往不完整，仔细检查可发现局部脑组织内有肿瘤浸润。

（三）血管外周细胞瘤

1. 临床特点

最常发生在40～60岁的成年人。男女发病无差异。在中枢神经系统这一肿瘤与脑膜有关，以至于过去将它诊断为血管外周细胞瘤型脑膜瘤。发生在颅内的肿瘤主要在小脑幕上，常侵犯小脑幕或在幕上、幕下呈哑铃状生长。也可以发生在椎管内。

2. 病理特点

肿瘤大体上为实性，分叶状或结节状，常附着在硬脑膜上。体积较大，切面灰红色，富含血管。肿瘤没有完整的包膜，可以有侵犯脑组织的迹象。

镜下是富含细胞的肿瘤。瘤细胞呈短梭形和多角形，核染色质深染，可见核分裂象。肿瘤细胞片状分布，瘤组织内含有多量薄壁血管，常呈鹿角状，肿瘤细胞常围绕薄壁血管排列。肿瘤组织富于网状纤维，瘤细胞表达 Vimentin 和 CD34，但不如孤立性纤维性肿瘤表达强。

3. 预后

血管外周细胞瘤是恶性肿瘤，有很高的复发率和侵犯脑组织的能力。其中发生在小脑幕和颅后窝的病例预后最差。

（四）原发性黑色素细胞病变

1. 原发性脑膜黑色素瘤病

（1）临床特点：是一种神经系统少见病变。肿瘤肉眼表现为脑膜表面有弥漫性的黑色素细胞增生，脑膜因此而呈黑色，尤以脑底部和外侧裂部为著。有的病例可在蛛网膜下隙形成肿瘤结节，压迫和浸润周围脑组织。

（2）病理特点：显微镜下可见黑色素瘤细胞在脑膜及脑膜血管周围弥漫性生长，并沿血管进入脑组织内浸润。值得指出的是原发性脑膜黑色素瘤病往往伴有皮肤的巨大黑色素痣，构成所谓"神经—皮肤黑变病"。

（3）鉴别诊断：与以增殖为主的慢性脑膜炎有着相似的临床表现，因此，患者生前往往容易被误诊。反复脑脊液找瘤细胞和脑膜活检有利于正确诊断。

2. 黑色素细胞瘤

是一种由单一的黑色素细胞构成的结节，通常生长在脑膜上。肿瘤多发生在颅内的脑膜上，仅有个别病例发生在脊膜。

肿瘤细胞有圆形泡状核，胞质内含有大量的黑色素，见不到核分裂象和坏死，肿瘤往往是良性经过。单一类型的肿瘤细胞可表现为梭形，纺锤状，也可表现出上皮样的细胞特点。细胞可聚集成漩涡状、片状、束状和岛状分布。电镜下可见黑色素小体和前黑色素小体。

3. 恶性黑色素瘤

恶性黑色素瘤的病理特点为具有体积大、多角形、梭形或上皮样的细胞形态，并可见单核和（或）多核瘤巨细胞，肿瘤细胞胞浆内可见多少不一的黑色素，可见多数病理性核分裂象和广泛的脑组织浸润。当肿瘤细胞中含有黑色素时病理诊断较容易，但有的肿瘤组织在常规染色中未显示有黑色素的存在，只有通过特殊染色才能显示黑色素的存在，这种肿瘤又称为无色素的黑色素瘤。肿瘤细胞表达 HMB45 和 S-100 蛋白是确诊的依据。值得指出的是当诊断颅内原发性黑色素瘤时，一定要除外全身其他部位发生的黑色素瘤出现的颅内转移。

（五）血管母细胞瘤

1. 临床特点

血管母细胞瘤是一种生长缓慢、富于血管的肿瘤，可散发也可与 Von Hipple-Lindau（VHL）综合征相关。血管母细胞瘤组织学相当于 WHO 分级的 Ⅰ 级。通常发生于成年人，与散发性相比，伴有 VHL 综合征的血管母细胞瘤更多见于年轻患者。血管母细胞瘤可发生在神经系统的任何部位。散发肿瘤主要发生在小脑，尤其是小脑半球。而 VHL 综合征相关者为多发，还可以累及脑干、脊髓和神经根，发生在幕上和周围神经的病变少见。这类肿瘤可以产生红细胞生成素，造成患者血红蛋白含量增高和红细胞增多症。

影像学上大部分病例表现为囊内高信号的瘤结节。血管造影在确定小病灶时用处很大，表现为具有血管团的包块，有时类似动静脉畸形。脊髓病变常见空洞形成。

2. 病理特点

血管母细胞瘤界限清楚，在大的囊壁上有富于血管的红色结节，有时富于脂质而呈黄色。

组织学上血管母细胞瘤主要有两种成分：间质细胞和丰富的小血管成分。间质细胞代表肿瘤的瘤性成分，大而呈空泡状，可呈现高度的细胞异型性。最特异的表现是胞质内见大量含脂质的小泡，导致其特征性的"透明细胞"改变，与转移性肾透明细胞癌相似。VHL 综合征患者通常易患肾透明细胞癌更增加了鉴别诊断的复杂性。一些肿瘤表现为广泛的硬化。在邻近的反应性组织，尤其在囊壁及脊髓空洞壁常有星形胶质细胞结节及 Rosenthal 纤维。肿瘤周边界限清，对周边组织的浸润及核分裂象都很罕见。

3. 免疫组化

血管内皮细胞表达 CD34 和 CD31，而间质细胞表达神经元特异性烯醇化酶（NSE）、神经细胞黏附分子、S-100 蛋白、CD56 及 Vimentin。但是间质细胞不表达 CD31、Ⅷ 因子相关抗原及上皮标志物。MIB-1 增殖指数较低，通常低于 3%。与肾细胞癌的鉴别在于血管母细胞瘤表达 D2-40 和 α-inhibin，而 CD10 为阴性。

三、淋巴造血系统肿瘤

（一）原发性中枢神经系统淋巴瘤

原发性中枢神经系统淋巴瘤是指发生在中枢神经系统的结外恶性淋巴瘤，不伴有神经系统以外部位淋巴瘤的证据。分类与系统性淋巴瘤一致，绝大多数中枢神经系统淋巴瘤是弥漫性大 B 细胞淋巴瘤。

1. 病理特点

镜下肿瘤细胞弥漫分布，往往以血管为中心浸润生长，形成套袖状结构。肿瘤细胞也可以排列成致密的团块或者单个肿瘤细胞弥漫浸润，类似于脑膜炎改变。大片的地图样坏死常见，可见岛状分布的残存瘤细胞围绕在血管周围。常伴有灶状反应性增生的星形细胞和小胶质细胞、巨噬细胞、小淋巴细胞浸润。肿瘤细胞体积较大，细胞核形态多样，核仁显著，呈母细胞样形态。

2. 免疫组化

表达 B 淋巴细胞的标志物 CD20 和 CD79a，大多数表达 Bcl-6 和 MUM-1；部分病例也表达 Bcl-2 蛋白。

3. 预后

该病的预后较差。激素治疗可以使部分患者缓解，但常会复发。

4. 鉴别诊断

主要是和胶质母细胞瘤、脱髓鞘病变、系统性淋巴瘤累及中枢神经系统以及一些炎症性病变相鉴别。

（二）朗格汉斯细胞增生症

朗格汉斯细胞增生症是中枢神经系统最常见的组织细胞来源的肿瘤。根据临床特点进行分类，包括单灶性（嗜酸性肉芽肿）、多灶性（Hand-Schuller-Christian 病）和播散性（Letterer-Siwe 病）。

1. 病理特点

增生的朗格汉斯细胞，伴有数量不等的巨噬细胞、淋巴细胞、浆细胞和嗜酸性粒细胞的浸润，多量嗜酸性粒细胞聚集可形成嗜酸性脓肿。朗格汉斯细胞胞质丰富淡染或嗜伊红色，细胞核呈卵圆形或肾形，核仁不明显，有特征性的核沟。电镜下的标志是 Birbeck 颗粒。诊断标准必须具备有核沟的朗格汉斯细胞表达 CD1a 或检测到 Birbeck 颗粒。

2. 免疫组化

朗格汉斯细胞表达 S-100 蛋白、CD1a、Vimentin 和其他一些组织细胞标志物，CD68 的表达不确定，不表达 CD15、CD45 和溶菌酶。

3. 鉴别诊断

主要包括霍奇金淋巴瘤、慢性淋巴细胞性白血病等。

（三）Rosai-Dorfman 病

Rosai-Dorfman 病常见于成年人，属于非朗格汉斯细胞的组织细胞增生性病变。该组病变缺乏树突状朗格汉斯细胞的特点，大多数具有巨噬细胞分化。

1. 病理特点

表现为硬膜上的孤立性或多发性包块，眼眶、鼻腔和鼻腔旁的包块也可扩展到脑实质、鞍内和颅内。

镜下显示胞质空泡状或嗜伊红的组织细胞片状或结节状分布，淋巴细胞和浆细胞灶状分布，胶原纤维组织增生。组织细胞内见到吞噬的完整淋巴细胞、浆细胞和红细胞是其典型的组织学特点，但并非所有病例中均可见到。

2. 免疫组化

增生的组织细胞表达 CD68、S-100 和 MAC387，lysozyme$^{-/+}$、CD1a 阴性。

3. 预后

可采取手术切除或糖皮质激素治疗，预后较好。

四、生殖细胞肿瘤

颅内生殖细胞肿瘤主要发生在第三脑室前、后部等中线结构，主要有生殖细胞瘤、胚胎癌、卵黄囊瘤、绒毛膜癌、畸胎瘤和混合性生殖细胞肿瘤。这些肿瘤的形态特点和鉴别诊断与发生在生殖系统的同类肿瘤相同，下文仅介绍常见的生殖细胞瘤、畸胎瘤和混合性生殖细胞肿瘤。

（一）生殖细胞瘤

生殖细胞瘤是最常见的中枢神经系统生殖细胞源性肿瘤，多数发生于青年人和儿童，男性明显多于女性。最常见的部位是松果体区。

1. 病理特点

肿瘤大小不一，浸润性生长，可见有出血、囊性变和钙化。

镜下肿瘤细胞排列成片状、分叶状，少数情况下可伴有显著的促纤维增生。肿瘤内可见两种细胞成分：一种是胞体稍大、浅染的上皮样细胞，胞质丰富，核仁明显，核分裂象易见。另一种是数量不等的小淋巴细胞。瘤组织内还可见上皮样细胞结节和多核巨细胞，但无干酪样坏死。

2. 免疫组化

生殖细胞瘤几乎都表达 PLAP 和 OCT4，偶尔会表达细胞角蛋白，不表达 β-HCG、AFP 和 hPL。生殖细胞瘤中浸润的淋巴细胞通常表达 T 淋巴细胞的标志物。

3. 预后

单纯的生殖细胞瘤对放疗非常敏感，预后较好。

4. 鉴别诊断

发生在松果体区的生殖细胞瘤主要应和松果体实质的肿瘤鉴别。发生在鞍区时要和垂体腺瘤鉴别。其他还需鉴别的包括中枢神经细胞瘤、恶性黑色素瘤、少突胶质细胞瘤、转移癌。

（二）畸胎瘤

颅内畸胎瘤小儿和青年人较多见，好发部位是松果体区，其次是蝶鞍区，偶见于基底节。根据所包含 3 个胚层的分化程度的不同分为成熟型畸胎瘤、未成熟型畸胎瘤及畸胎瘤伴有恶性变。

鉴别诊断：成熟型畸胎瘤需要和表皮样囊肿鉴别。肿瘤位于鞍上时尚需和 Rathke 囊肿及颅咽管瘤鉴别。如果肿瘤内含有显著的成熟神经上皮组织时需要和脑组织异位、下丘脑的错构瘤及分化好的节细胞胶质瘤鉴别。

未成熟型畸胎瘤的鉴别诊断关键是认识原始神经外胚层成分，不要与其他一些未成熟的正常中枢神经的成分相混淆。另外，还需要和一些中枢神经系统的胚胎性肿瘤鉴别。仔细寻找其他胚层的成分将不会导致误诊。

畸胎瘤伴有恶性变的鉴别诊断主要是排除转移癌和转移性肉瘤的可能，同时，不要将成熟型畸胎瘤中不规则排列的腺样结构误认为是腺癌浸润。

（三）混合性生殖细胞肿瘤

混合性生殖细胞肿瘤在中枢神经系统的发生率可达20%。

1. 病理特点

最常见的混合方式是生殖细胞瘤或畸胎瘤和其他生殖细胞肿瘤成分共存。应做到尽量广泛取材，并要仔细寻找是否含有其他类型的成分，不易鉴别时可以利用免疫组化标志帮助诊断。

2. 鉴别诊断

首先需要除外是转移性的生殖细胞肿瘤或转移性癌，还要与恶性黑色素瘤、胶质母细胞瘤等相鉴别。

五、鞍区肿瘤

（一）颅咽管瘤

颅咽管瘤是一种良性上皮肿瘤，WHO 分级为 I 级。

1. 病理特点

肿瘤多位于鞍内或鞍上，呈分叶状，实性或囊实性。分为造釉细胞型和乳头型两种类型。

造釉细胞型颅咽管瘤多为囊实性，囊内可含有黯棕绿色"机油样"液体。典型的组织学表现为鳞状上皮巢周边的柱状上皮呈栅栏状排列成三叶草状结构的上皮结节，以及具有诊断意义的湿角化物结构。可伴有纤维化、钙化、骨化和胆固醇结晶形成等继发改变，肿瘤周边区域可见大量的 Rosenthal 纤维。乳头型颅咽管瘤更多位于鞍上，呈实性。镜下为分化好的鳞状上皮实性团巢，以纤维血管为间隔，形成假乳头状突起，表面上皮欠成熟。无湿角化物，通常不伴有钙化。偶见纤毛上皮和杯状细胞。

2. 免疫组化

EIVIA、CK、CK7 阳性，CK8、CK20 阴性。

3. 治疗和预后

治疗方式首选手术切除，对于因侵及周边组织而无法全切者或者复发者可采取放疗。一般预后较好。

4. 鉴别诊断

主要与鞍区黄色肉芽肿相鉴别。当 Rathke 囊肿出现广泛的鳞状上皮化生时需加以鉴别。

（二）神经垂体颗粒细胞瘤

神经垂体颗粒细胞瘤是由巢状大细胞构成的鞍内和（或）鞍上肿物，WHO 分级为 I 级。

有症状的颗粒细胞瘤相对罕见，多发于成年人，极少数发生于儿童。女性多见。最常见的症状是视交叉受压而引起的视野缺损。影像学表现为界限清晰，均匀或不均匀强化的肿块。

病理特点：颗粒细胞瘤通常为小叶状，界限清晰，质地软而韧。切面为典型的灰黄色，坏死、囊性变和（或）出血少见。肿瘤可以侵及周围视交叉和海绵窦等结构。镜下由致密的多角形细胞构成小结节状、片状、纺锤状或束状结构。肿瘤细胞核小，核仁不明显，染色质分布均匀。胞质丰富，由于富含溶酶体而呈颗粒状，嗜伊红。颗粒性胞质淀粉酶消化后 PAS 染色仍阳性。有时可见小灶状的泡沫细胞。血管周围常见淋巴细胞浸润。核分裂象不多见，增殖活性常很低。颗粒细胞瘤呈不同程度的 CD68（KPl）、S-100 蛋白、α_1-抗胰蛋白酶，α_1-抗糜蛋白酶和组织蛋白酶 B 阳性，而神经丝蛋白、细胞角蛋白、嗜铬粒蛋白 A、突触素、结蛋白、平滑肌肌动蛋白和垂体激素阴性。多数肿瘤 GFAP 呈阴性。

（三）垂体细胞瘤

1. 临床特点

发生于成年人、罕见的实性低级别梭形细胞胶质肿瘤，位于鞍内或者鞍上。WHO 分级为 I 级。临床表现为视觉障碍，头痛以及垂体功能低下。影像学表现为界限清楚的均匀强化肿块。极少数的病例有囊性结构。

2. 病理特点

大体界限清楚，呈橡胶样质地。组织学表现为双极梭形细胞排列成紧密的梭形结构或者旋涡状结构。肿瘤和相邻组织紧密粘连。肿瘤细胞形状可由短小、饱满至长梭状。细胞间界限清楚，胞质丰富，呈嗜酸性，没有明显的颗粒及空泡。细胞核呈中等大小，可见小核仁，核异型性不明显。核分裂象少见，增殖指数较低，为 0.5%～2.0%。

3. 免疫组化

通常波形蛋白、S-100 蛋白及 GFAP 阳性。EMA 呈胞浆斑片状阳性。神经元及神经内分泌标志物常为阴性。

4. 预后

垂体细胞瘤生长缓慢而局限，手术治疗预后较好。

5. 鉴别诊断

与正常的神经垂体和毛细胞型星形细胞瘤相鉴别。

（四）腺垂体梭形细胞嗜酸细胞瘤

1. 临床特点

为发生于成年人腺垂体的少见肿瘤，WHO 分级为 I 级。患者可表现为垂体功能低下及视野缺损。影像学表现为鞍内或鞍上边界清晰、实性强化占位，可伴有蝶鞍或颅底破坏。

2. 病理特点

肿瘤质软，油脂状，易于切除，部分病例质硬，与周围组织紧密相连。较少侵袭蝶鞍底部。镜下肿瘤由胞质嗜伊红的梭形至上皮样肿瘤细胞束交织而成。核异型性轻至中度，核分裂象少见。病灶中常伴有少量成熟淋巴细胞浸润。电镜观察肿瘤细胞充满线粒体，对诊断很有帮助。与垂体腺瘤不同，该肿瘤细胞缺乏分泌颗粒，另可见完整的桥粒和中间连接。

3. 免疫组化

垂体激素标记阴性，波形蛋白、EMA、S-100 蛋白以及抗线粒体抗体 nm-1 阳性。GFAP、角蛋白、突触素、嗜铬粒蛋白、Bcl-2、SMA 以及结蛋白阴性。MIB-1 标记指数通常很低。

六、中枢神经系统转移瘤

（一）临床特点

中枢神经系统转移瘤的发病率随年龄的增长而增加，在癌症患者的尸检中颅内转移瘤的发生率是 24%，椎管内转移瘤的发生率为 5%。50% 神经系统转移瘤的原发部位是在呼吸道。临床病史比较短，多数症状仅有几天或数周。临床症状多为头痛、呕吐、视神经盘水肿等颅内压增高的表现。脑膜转移癌患者可有脑膜刺激征和多组脑神经的损伤。

（二）转移途径

1. 肿瘤经血行转移

是转移至中枢神经系统最重要、最常见的途径。

2. 肿瘤经淋巴转移

瘤细胞经淋巴系统沿脊神经或颅神经周围的淋巴间隙侵入椎管内或颅内。

3. 肿瘤直接蔓延侵入

邻近部位的肿瘤破坏颅骨或脊椎骨，侵入中枢神经组织，也可沿颅底和椎间孔侵入，如鼻咽癌、乳腺癌、眼眶的视网膜母细胞瘤等。

（三）病理特点

1. 肉眼观察

脑实质内转移灶可单发，也可多发。转移灶可发生在中枢神经系统任何部位，但以分水岭区和灰白质交界处为好发部位。转移病灶多为圆形和卵圆形，界限清楚，无包膜。切面呈瓷白色，颗粒状，可见出血和坏死。转移病灶周围可有明显的水肿和坏死，转移病灶也可为囊性。脑膜的转移性癌称为脑膜癌病，可呈结节状，更多的是沿脑脊液播散，病变脑膜呈灰白色增厚，以脑底部为主。

2. 镜下特点

神经系统转移瘤的超微结构和免疫组织化学多与原发瘤相同，肿瘤组织中可见出血、坏死。绒毛膜癌的瘤细胞往往埋在大的出血块内不易发现。瘤组织间质内可见明显的血管增生，增生的主要成分是血管内皮细胞和血管周细胞，增生的血管可形成典型的"肾小球"样结构。脑膜癌病时，癌细胞沿蛛网膜下隙浸润，并沿血管周围间隙向脑组织深部生长。

七、神经系统囊肿性病变

中枢神经系统的囊肿性病变种类比较多，多为胚胎残余或错构性囊肿，还有少数寄生虫病变也可以表现为囊肿性改变。中枢神经系统囊肿性病变可发生在脑实质内，也可在实质外硬膜下。一般生长缓慢，症状不很突出，也无特异性。大多有长时间的头部不适，体积大或影响脑脊液循环的可产生颅内压增高的症状和体征。

（一）表皮样囊肿和皮样囊肿

表皮样囊肿主要发生在颅内，多集中在小脑桥脑角、蝶鞍周围区等颅骨缝隙多的部位。椎管内的病变非常少见。神经系统的皮样囊肿没有表皮样囊肿常见，主要发生在囟门区、第四脑室、第三脑室后部及马尾等中线部位。

病理特点见表皮样囊肿表面光滑，呈灰色，内含质脆、有蜡样光泽的鳞屑。皮样囊肿与邻近结构分界清楚，囊壁光滑，内含细软的油脂和毛发。

镜下示表皮样囊肿和皮样囊肿均被覆鳞状上皮，前者囊内含红染的角化鳞屑，后者囊壁内可见皮肤附属器。

（二）第三脑室胶样囊肿

1. 临床特点

起源尚不清楚，一般认为胶样囊肿是先天性的，但患者多在 20～50 岁发病。由于胶样囊肿生长在第三脑室内靠近室间孔，影响脑脊液循环而产生反复的头痛。如果梗阻发生过快，且无及时缓解，可引起猝死。几乎所有的胶样囊肿都发生在第三脑室的前部，也有个别病例发生在第三脑室后部，罕见病例发生在侧脑室和第四脑室。

2. 病理特点

肉眼见囊肿界限清楚，单房，内容半透明胶胨样物质。镜下可见囊壁被覆单层柱状细胞，一些上皮可见纤毛或黏液。

（三）室管膜囊肿

这种神经胶质囊肿可发生在脑实质内、脑室内或软脑膜。

病理特点是囊肿内容为脑脊液，囊壁被覆与室管膜相似的单层柱状上皮，不含杯状细胞，可看到薄层的基底膜。免疫组织化学标志，被覆上皮细胞表达 GFAP。

（四）蛛网膜囊肿

蛛网膜囊肿发生在颅内和椎管内的蛛网膜上，特别是颞叶的外侧裂区，其他部位有小脑桥脑角、四叠体区和枕大池。囊肿内含脑脊液，可产生局部压迫症状。

病理特点是薄壁透明的囊肿，被覆薄层的脑膜内皮细胞，这些脑膜内皮细胞既无纤毛也不表达 GFAP，可根据这些特点与室管膜囊肿鉴别。

（五）肠源性囊肿

1. 临床特点

肠源性囊肿是一种少见、发生在椎管内髓外硬膜下的囊肿。病变多发生在颈段脊髓的腹侧，有发生在颅内的非常少见的报道。一些囊肿同时伴有发育异常，如局部椎体的骨缺陷和胃肠道重复。

2. 病理特点

这种内胚层起源的囊肿是一个充满液体的单房囊肿。薄壁被覆一层立方上皮，围有结缔组织间质，可见杯状细胞，与小肠的被覆上皮非常相似。有的囊肿被覆呼吸道的假复层纤毛柱状上皮，也有的囊壁上皮发生鳞状上皮化生。

（六）拉特克裂囊肿（Rathke 裂囊肿）

拉特克裂囊肿多数无临床症状，只有当直径超过 1 cm 并压迫邻近组织结构时才产生视交叉受压和（或）垂体功能减退等症状。病变多位于鞍内和（或）鞍上，另可位于鞍旁，偶见于蝶骨内。影像学表现为单发、边缘清楚、不分叶、无钙化的均质性肿块。

1. 病理特点

拉特克裂囊肿是一薄壁、单房、充满液体的囊性结构。囊壁菲薄，外层为纤维组织包膜，内腔面被覆分化好的单层立方上皮和（或）纤毛柱状上皮，其间可夹杂分泌黏液的杯状细胞，以及产生腺垂体激素的内分泌细胞。部分病例可伴有鳞状上皮化生，当其出现广泛的鳞状上皮化生时需与颅咽管瘤相鉴别。

2. 免疫组化

囊壁被覆上皮不同程度地表达白血病抑制因子（LIF）、CK、EMA 和 GFAP。散在的内分泌细胞可表达腺垂体激素及嗜铬粒素，部分上皮细胞可表达 CEA。

3. 预后

预后良好，可经手术切除治愈。

（马艺珲）

第三节　周围神经肿瘤和瘤样病变

一、神经鞘瘤

（一）临床特点

神经鞘瘤发生于所有年龄段，并发生于脑脊髓的所有节段。除了少数神经纤维瘤病相关的病例外，大多数的神经鞘瘤是散发性的。

颅内神经鞘瘤主要发生在第 8 对脑神经的前庭支，也称为听神经瘤。其他脑神经也可发生，但主要发生在感觉神经。脊神经的神经鞘瘤占原发脊髓肿瘤的 29%，主要发生在感觉神经根，常见于腰骶区的椎管内髓外硬脊膜下，也可通过椎间孔呈哑铃状生长。当并发有 Ⅱ 型神经纤维瘤病时可多发。神经鞘瘤罕见发生在脑和脊髓的实质内，主要发生在年轻的男性，包括儿童。

（二）影像学表现

颅内神经鞘瘤经常于桥小脑角部位见境界清晰的强化肿物影，并有内听道扩大。椎管内的神经鞘瘤经椎间孔向椎管外生长，显示哑铃状肿块影。

（三）大体检查

神经鞘瘤是大小不一、边界清晰的球形肿物，常从神经干的一侧向外突出，界限清楚，有一薄层完整的包膜。可发生囊性变，形成大小不一的囊肿。

（四）镜下特点

经典的神经鞘瘤在显微镜下表现为两种组织学结构，即致密的 Antoni A 型和疏松的 Antoni B 型。Antoni A 型结构由双极的梭形肿瘤细胞排列成束状，细胞界限不清。瘤细胞核呈长棒状，可表现为肿瘤细胞的长梭形核以长轴为方向平行排列构成的栅栏状排列。Antoni B 型结构的肿瘤细胞分布较为疏松，细胞核呈圆形或卵圆形，核深染，往往有轻度的核异型性。细胞呈不规则的星芒状，星状的细胞突起常连接成网状，网眼中心为透亮的胞质基质。这些透亮的胞质基质常发生变性，形成微小的囊肿。另外，Antoni B 型结构中间质还可发生不同程度的黏液变性。核的多形性和偶见的核分裂象并不能作为恶性指标。所有的神经鞘瘤细胞显示细胞周围的网格纤维，相当于其表面的基底膜。神经鞘瘤中除了上述两种典型结构外，还常出现继发性改变，主要有：在肿瘤变性或出血灶的周围可见片状分布的泡沫状细胞和吞噬有含铁血黄素的吞噬细胞；肿瘤实质内可见扩张的发育不良的血管，管壁薄厚不均，管腔大小不一，管壁常增厚并发生玻璃样变性；有的肿瘤实质内可出现大的多发性囊肿。

1. 细胞型神经鞘瘤

为细胞密度高的神经鞘瘤亚型，完全或绝大部分由 Antoni A 型组织构成。细胞型神经鞘瘤多位于盆腔、腹膜后间隙及后纵隔的脊柱两旁。因其细胞密度高，束状生长，偶见染色质致密和核异型以及少数核分裂象，常被误诊为恶性外周神经鞘肿瘤。有复发倾向。

2. 丛状神经鞘瘤

呈现丛状或多结节状生长，组织学上既可以是经典型也可以是细胞型。可能累及 1 个神经丛，绝大多数出现于皮肤或皮下组织，尤其是在头颈部。少数与神经纤维瘤病 2 型相关。脑神经和脊神经常不受侵犯。

3. 黑色素性神经鞘瘤

此型罕见，多侵犯脊神经和脊柱旁神经节。肉眼观察肿瘤边界清楚但无包膜，可见黑色着色。细胞异型常不明显。因其含有色素，表达黑色素瘤的免疫标志。约 10% 的黑色素性神经鞘瘤预后差。

（五）免疫组化

肿瘤细胞弥漫且强烈表达 S-100 蛋白，经常显示 Leu-7 和 Calretinin 阳性，也可以 GFAP 局灶阳性。所有神经鞘瘤细胞具有表面基底膜，所以表现出胶原蛋白Ⅳ和 Laminin 阳性的特征。

（六）预后

神经鞘瘤是生长缓慢的良性肿瘤，极少复发，仅有极少数病例转变为恶性。复发多为位于颅内、脊髓或骶部的细胞性神经鞘瘤。

二、神经纤维瘤

神经纤维瘤由雪旺细胞、纤维母细胞及神经束衣细胞组成，肿瘤内常含有有髓或无髓的神经纤维。神经纤维瘤好发于周围神经的末梢部位，通常是在皮下产生一个孤立性结节状病变，也可以是发生于神经纤维瘤病 1 型患者的单发或多发病变。

（一）大体检查

神经纤维瘤早期往往表现为神经干局部的梭形膨大，肿瘤自神经干内长出，即有神经从肿瘤内穿过，因此肿瘤无包膜，手术也不能将肿瘤完全与神经剥离。肿瘤大小不一，切面实性、灰白色，血管丰富区域肿瘤呈灰红色，仅有少数发生囊性变。肿瘤富含细胞的神经纤维瘤可呈鱼肉状，常发生黏液变性。

（二）镜下特点

雪旺细胞是神经纤维瘤的主要成分，表现为纤细而长的梭形细胞，细胞核纤细深染，呈波浪状或 S 状，但无核的栅栏状排列。肿瘤细胞往往呈束状，平行排列，胞质稀少、均质粉染。神经纤维瘤也可以表现为极多的异型核（不典型神经纤维瘤）或显著增高的细胞密度，但核分裂象不多见。有时可以见到含有黑色素的肿瘤细胞。肿瘤间质一般较为疏松，常表现为水肿样，经常有不同程度的黏液变性。一般不伴有血管壁的玻璃样变性。病程长的肿瘤，瘤内纤维母细胞成分增多，并可发生肿瘤局部的玻璃样变。

（三）免疫组化

表达 S-100 蛋白。神经丝蛋白染色可以显示不同数量的轴索成分。

（四）预后

丛状神经纤维瘤和发生于主干神经的神经纤维瘤被认为是恶性周围神经鞘肿瘤的主要前期病变。

三、神经束膜瘤

神经束膜瘤是完全由新生性神经束膜细胞构成的肿瘤，分为神经内神经束膜瘤和软组织神经束膜瘤。神经内神经束膜瘤是良性的，由在神经内膜增殖的神经束膜细胞构成，具有特征性的"假洋葱头"结构。软组织神经束膜瘤与神经无关，常为良性。相当于 WHO 分级的 I 级。

（一）神经内神经束膜瘤

神经内神经束膜瘤常见于儿童和年轻人。临床表现为进行性肌无力伴或不伴有萎缩。脑神经很少受累。

1. 病理特点

肉眼观察表现为受累神经节段性增粗。多数病变长度不超过 10 cm。切面硬韧、灰白色，少数局部可呈黏液状。

镜下可见神经束膜细胞贯穿神经内膜生长，围绕神经纤维呈同心圆层状"假洋葱头"结构，具有诊断意义。核分裂象罕见，玻璃样变性也是很重要的病理改变。

2. 免疫组化

表达波形蛋白和 EMA，同样表达IV型胶原蛋白和 Laminin。残存的轴索和雪旺细胞分别表达神经丝蛋白和 S-100 蛋白。

（二）软组织神经束膜瘤

软组织神经束膜瘤发生于成年人，女性多见。表现为单发的小肿物，边界清晰但无包膜。镜下由梭形、波浪状细胞构成，其显著的细长胞质突起平行排列于胶原纤维中。恶性软组织神经束膜瘤则可见浸润性生长和不同程度的坏死。与其他软组织肿瘤不同，神经束膜瘤不表达 CD34 和 S-100 蛋白。

四、恶性周围神经鞘肿瘤

1. 临床特点

恶性周围神经鞘肿瘤（MPNST）是指来自周围神经的恶性肿瘤或是有神经鞘细胞分化的肉瘤。大部分的 MPNST 是神经纤维瘤病的恶变，源于神经鞘瘤的恶变十分少见。MPNST 占恶性软组织肿瘤的 5%。肿瘤常见于 20～50 岁的成年人，伴有 NF1 的患者发病年龄要年轻，且男性发病占优势。MPNST 可以发生在以前完全正常的神经上，但更多的病例是孤立性或丛状神经纤维瘤的恶变。发生于脊柱旁的 MPNST 明显多于来自硬膜内的脊神经。颅内 MPNST 多源于第 V 对脑神经。

在 CT 和 MRI 上，典型的 MPNST 表现为边界不规则而且信号不均的肿块影。

2. 大体检查

MPNST 一般体积较大，直径均在 5 cm 以上，呈梭形膨大或多结节状肿物。肿瘤为实性，质地软硬不一，取决于肿瘤本身黏液变性和坏死的程度，肿瘤没有完整的包膜，常侵犯神经周围的软组织。切面的颜色可从白色至黄色不等。

3. 镜下特点

MPNST 的组织学表现变异很大，肿瘤主要由成束致密的梭形肿瘤细胞组成，很少见到神经鞘瘤的栅栏状排列，有时可见鲱鱼骨样结构和车辐状排列。有时在细胞成分少、黏液变性明显的区域容易与神经鞘瘤中 Antoni B 型结构相混。85% 的 MPNST 属于高级别，可见病理性核分裂象、明显的细胞异型性、核增大及染色质深染，甚至坏死。有 10% ~ 20% 的病例出现异源性分化，可有横纹肌肉瘤成分出现，即所谓的恶性蝾螈瘤。还可见成熟的骨骼肌组织、骨、软骨、上皮结构和神经内分泌成分。5% 的病例可以出现上皮分化，主要由核仁明显的圆形细胞组成腺样结构，常被误诊为癌或黑色素瘤。

4. 免疫组化

所有 MPNST 呈波形蛋白阳性。50% ~ 70% 的 MPNST 不同程度地表达 S-100 蛋白、Leu-7 及髓鞘碱性蛋白（MBP），且多为肿瘤组织中部分细胞的表达。所谓上皮样的 MPNST 不表达细胞角蛋白等上皮细胞标志物。

5. 预后

预后差，约 60% 的患者死于本病。

（马艺珲）

第五章

肾脏疾病

第一节　肾小球疾病

一、原发性肾小球肾炎

（一）微小病变性肾小球病（MCD）

1. 病因

可能与 T 淋巴细胞功能异常有关。

2. 临床特点

大量选择性蛋白尿或肾病综合征，少数患者有镜下血尿。对激素治疗敏感。

3. 病理改变

肉眼检查：表现为大白肾。肾肿胀，颜色苍白。切面肾皮质增厚。

光镜检查：肾小球无明显病变或仅有轻微的局灶节段性的系膜细胞和系膜基质增生，部分病例 PASM 染色下可见基底膜空泡变性。肾小管上皮细胞有程度不一的空泡变性或脂肪变性，易见蛋白管型。肾间质常见水肿。肾血管无明显病变。

电镜检查：最常见的典型改变为肾小球脏层上皮细胞（足细胞）足突广泛融合或伴有微绒毛变性。毛细血管基底膜和系膜区无电子致密物沉积。

免疫病理：免疫球蛋白和补体均为阴性。部分病例系膜区可有少量 IgM 沉积。

4. 鉴别诊断

MCD 应与下列肾疾病相鉴别。

（1）轻度系膜增生性肾小球肾炎：该病免疫病理显示系膜区有 IgG、IgM、C3 等沉积，电镜也显示系膜区有电子致密物沉积，足突融合不如 MCD 广泛。

（2）局灶节段性肾小球硬化症：该病常见肾小管灶状萎缩，肾间质灶状炎性细胞浸润和纤维化，免疫病理多显示系膜区有 IgM 沉积。

（二）肾小球轻微病变

是指肾小球无明显病变或仅有部分肾小球的部分节段有轻度系膜增生，肾小管和肾间质无明显病变。临床表现为隐匿性肾炎。一般情况下，肾小球轻微病变不是一种独立的肾小球疾病，而是其他肾小球疾病的早期起始阶段或吸收好转阶段，可能包括微小病变性肾小病、轻度系膜增生性肾小球肾炎、Ⅰ期膜性肾病和其他病变轻微的继发性或遗传性肾小球疾病。

（三）局灶性肾小球肾炎

1. 病因

为免疫复合物介导的肾小球疾病，当免疫复合物较少或持续时间较短时发生。

2. 临床特点

多表现为肉眼或镜下血尿，可伴有少量蛋白尿。也有少数患者表现为肾病综合征或急性肾炎综合征。

3. 病理改变

肉眼检查：无明显异常。

光镜检查：仅部分（<50%）肾小球有病变，且常为节段性病变。病变类型主要有：①增生性病变，为系膜细胞增生；②纤维素样坏死性病变，可伴有毛细血管内增生和新月体形成；③硬化性病变，可与肾小球囊壁粘连。

电镜检查：肾小球系膜区可见电子致密物沉积，系膜细胞和系膜基质增生。

免疫病理：IgG、IgM 和 C3 在肾小球系膜区沉积，其特点为沉积物弥漫分布，即使光镜下无病变的肾小球，也显示阳性沉积。

4. 鉴别诊断

需根据临床资料、光镜病变分布范围和免疫病理检查与弥漫性肾小球肾炎及各种局灶型的继发性肾小球肾炎相鉴别。

（四）局灶节段性肾小球硬化症（FSGS）

1. 病因

尚不十分清楚，可能与足细胞损伤有关。

2. 临床特点

表现为大量蛋白尿或肾病综合征，部分患者可出现肾功能损伤，治疗效果不佳。

3. 病理改变

肉眼检查：早期与微小病变性肾小球病相似，晚期肾脏缩小，表面呈细颗粒状。

光镜检查：以局灶和节段分布的硬化性病变为特点，也可见多少不等的球性硬化肾小球及球囊黏连。肾小管灶状萎缩。肾间质灶状淋巴细胞、单核细胞浸润及纤维化，小动脉壁可增厚。原发性 FSGS 有如下病理学分类。①门部型 FSGS，硬化部位主要位于肾小球血管极附近，且血管极处硬化的肾小球必须超过全部病变肾小球的 50%，常伴玻璃样变性。肾小球肥大、球囊粘连常见。无明显泡沫细胞和足细胞增生肥大。②顶端型 FSGS，病变出现于肾小球尿极，呈现节段性硬化，足细胞增生肥大。硬化部位可与肾小囊壁层上皮细胞或近端肾小管上皮细胞接触和粘连。病变部位常见泡沫细胞。③细胞型 FSGS，任何部位的毛细血管袢均可累及。病变部位足细胞增生肥大及空泡变性，内皮细胞和系膜细胞增生，伴有中性粒细胞浸润和泡沫细胞聚积。本型 FSGS 病变进展较快，可出现球性硬化。④塌陷型 FSGS，病变为节段性或球性毛细血管塌陷。塌陷部位可见增生肥大及空泡变的足细胞呈单层或多层被覆。肾小球内的细胞无明显增生，此与细胞型 FSGS 不同。本型 FSGS 病变进展也较快，可出现节段性或球性硬化。⑤非特殊型 FSGS，各种病变混合存在，因细胞外基质增生，导致肾小球呈现局灶和节段性硬化。球囊粘连和玻璃样变常见。即使只有一个肾小球出现节段性硬化，也可诊断。

电镜检查：受累肾小球的硬化节段毛细血管腔闭塞，基底膜皱缩，系膜基质增生。足细胞空泡变性，足突广泛融合。病变区有时可见因血浆蛋白沉积而形成的大块电子致密物。未硬化的肾小球也可见足突广泛融合。

免疫病理：病变肾小球内可见 IgM 和 C3 呈节段性团块状沉积，未硬化的肾小球阴性。

4. 鉴别诊断

FSGS 须与下列疾病相鉴别。

（1）MCD：两者临床表现相似，非硬化肾小球的病理改变相似，但 MCD 仅有足突广泛融合，无节段性硬化病灶，无明显肾小管萎缩及间质纤维化。

（2）继发性 FSGS：后者有明确的致 FSGS 原因，免疫病理与光镜改变可有阳性发现。

（五）膜性肾病

1. 病因

原发性膜性肾病为一种慢性免疫复合物沉积病。

2. 临床特点

患者呈现非选择性大量蛋白尿和肾病综合征。为中老年人肾病综合征的常见病理类型。

3. 病理改变

肉眼检查：表现为大白肾，双肾弥漫性肿胀、苍白。

光镜检查：病变呈弥漫分布，免疫复合物主要沉积于肾小球毛细血管壁，导致基底膜增厚。早期系膜细胞轻微增生，后期系膜基质逐渐增多，导致肾小球球性硬化。肾小管上皮细胞呈现空泡变性或颗粒变性。肾间质和小血管一般无明显病变。

电镜检查：最具诊断价值的改变为毛细血管壁上皮细胞下电子致密物沉积和基底膜样物质增生导致的基底膜增厚。肾小管上皮细胞内吞噬泡和溶酶体增多并可见脂性空泡。后期系膜细胞和系膜基质增生，肾小管萎缩，间质纤维化，小血管管壁增厚。电镜检查对发现早期膜性肾病和膜性肾病的分期很有帮助。

免疫病理：IgG 和补体 C3 沿肾小球毛细血管壁呈颗粒状、高强度沉积。后期，因肾小球硬化或免疫复合物吸收，免疫复合物的沉积强度逐渐减弱甚至消失。

4. 分期

结合光镜、电镜改变可将膜性肾病分为 5 期。

Ⅰ期：基底膜空泡变性，轻微增厚。有时 Masson 染色可见上皮细胞下有少量嗜复红蛋白沉积。电镜可见毛细血管壁上皮细胞下有少量电子致密物沉积，足突广泛融合。

Ⅱ期：基底膜弥漫增厚，Masson 染色见上皮细胞下有较多嗜复红蛋白沉积，PASM 染色见增厚的基底膜呈钉突样改变，电镜可见上皮细胞下有较多电子致密物沉积，基底膜增厚，呈钉突状。

Ⅲ期：基底膜高度增厚，毛细血管腔狭窄，Masson 染色见基底膜内有较多嗜复红蛋白沉积，PASM 染色见基底膜呈双轨状或链环状改变，电镜可见电子致密物移至基底膜内。系膜细胞和系膜基质轻至中度增生。

Ⅳ期：部分病例免疫复合物停止沉积，已沉积的免疫复合物逐渐吸收。Masson 染色仅见少量嗜复红蛋白沉积，PASM 染色见基底膜节段性增厚，电镜可见基底膜呈"虫蚀"样改变；部分病例病情进一步恶化，基底膜进一步增厚，系膜基质增多，毛细血管闭塞，肾小球硬化。

Ⅴ期：各期的膜性肾病，当免疫复合物停止沉积，原有的沉积物可逐渐吸收，肾小球形态可恢复正常。

5. 鉴别诊断

典型的膜性肾病诊断并不困难。对于早期的膜性肾病，电镜检查一定要仔细查找上皮细胞下的沉积物，以防遗漏。膜性肾病应与下列疾病相鉴别。

（1）Ⅰ期膜性肾病与 MCD 鉴别：两者的临床表现和光镜检查相似，但前者免疫病理有 IgG 和 C3 沿毛细血管壁沉积，电镜可发现毛细血管壁上皮细胞下有散在分布的较小的电子致密物；而后者毛细血管壁的免疫球蛋白和补体均阴性，电镜检查也无电子致密物沉积。

（2）Ⅲ期膜性肾病与膜增生性肾小球肾炎鉴别：前者肾小球毛细血管基底膜的双轨征由沉积物溶解所致，而后者则为过度增生的系膜细胞和系膜基质沿内皮细胞下插入造成。

（3）原发性与继发性膜性肾病的鉴别：多种已知疾病如系统性红斑狼疮、乙型病毒性肝炎等累及肾时，均可出现膜性肾病样病变。但继发性膜性肾病均有明确的病因，病理改变上则表现为"非典型膜性肾病"的特点。

（六）系膜增生性肾小球肾炎

1. 病因

多种有害因子（如免疫复合物、大分子物质、缺氧等）均可导致系膜增生而形成系膜增生性肾小球肾炎。

2. 临床特点

各年龄段均可发病，临床表现多样。

3. 病理改变

肉眼检查：无特异性表现。

光镜检查：肾小球系膜细胞和（或）系膜基质弥漫性增生。部分病例 Masson 染色时增宽的系膜区可见嗜复红蛋白沉积。根据系膜增生的程度，系膜增生性肾小球肾炎可分为轻、中、重 3 度。①轻度，增生系膜细胞和（或）系膜基质未超过毛细血管的直径，毛细血管腔未受挤压。②中度，增生系膜超过了毛细血管的直径，毛细血管腔受到挤压。③重度，增生系膜使毛细血管严重受压，甚至闭塞，呈现结节状硬化。

电镜检查：肾小球系膜细胞和（或）系膜基质增生，可伴有低密度或云雾状电子致密物沉积，毛细血管基底膜无明显病变。

免疫病理：肾小球系膜区可有强弱不等的 1 种或多种免疫球蛋白或补体沉积。

4. 鉴别诊断

（1）与 MCD 鉴别：临床上表现为大量蛋白尿或肾病综合征的轻度系膜增生性肾小球肾炎与 MCD 易混淆，两者光镜改变相似，但前者的免疫病理和电镜检查均可发现系膜区有多少不等的免疫球蛋白和（或）补体及电子致密物沉积，而后者系膜区为阴性。

（2）与表现为系膜增生的其他肾小球疾病鉴别：IgA 肾病、过敏性紫癜性肾炎等均可表现为系膜增生型病变，但根据临床表现、免疫病理和电镜检查，不难鉴别。

（七）毛细血管内增生性肾小球肾炎

1. 病因

为免疫复合物介导的肾小球肾炎。与病原体感染有关，特别是与溶血性链球菌感染关系密切。

2. 临床特点

好发于儿童和青年，表现为急性肾炎综合征，患者发病前常有上呼吸道、皮肤等感染病史。

3. 病理改变

肉眼检查：双肾肿胀，部分病例可有点状出血。

光镜检查：最突出的病理学改变为几乎所有肾小球均显示体积增大和细胞数目增多。病变有较明显的时间性。发病早期和高峰期，以内皮细胞增生为主，毛细血管腔内可见较多中性粒细胞并可浸润至系膜区，增生的内皮细胞和中性粒细胞可阻塞毛细血管腔。基底膜无明显病变。Masson 染色时在上皮细胞下可见稀疏分布的团块状嗜复红蛋白沉积。随病程进展，中性粒细胞减少，内皮细胞和系膜细胞均增生。后期或吸收好转期则以系膜细胞和系膜基质增生为主，转变成为系膜增生性肾小球肾炎，Masson 染色可在系膜区见有嗜复红蛋白沉积。少数病例迁延不愈可发展成为增生硬化性肾小球肾炎。

电镜检查：最具诊断价值的改变为毛细血管壁上皮细胞下可见"驼峰"状电子致密物沉积。毛细血管内皮细胞、系膜细胞增生，肾小球内中性粒细胞易见，足突节段性融合。后期，"驼峰"状电子致密物消失，系膜区可出现电子致密物沉积。

免疫病理：可见高强度 IgG 和 C3 在肾小球内沉积，早期呈粗颗粒状沉积于毛细血管壁，后期呈团块状沉积于系膜区。随病程延长，强度逐渐减弱。

4. 鉴别诊断

典型的毛细血管内增生性肾小球肾炎在链球菌感染后起病，具有特定的光镜、免疫病理和电镜改变特点，一般不易与其他肾脏疾病混淆。但应与各种继发性毛细血管内增生型肾小球病变相鉴别，包括 IgA 肾病、狼疮性肾炎等的毛细血管内增生型病变，后几种疾病的免疫病理和电镜改变与典型的毛细血管内增生性肾小球肾炎明显不同。吸收好转期的毛细血管内增生性肾小球肾炎与系膜增生性肾小球肾炎的改变基本一致，硬性鉴别意义不大。

（八）膜增生性肾小球肾炎

1. 病因

由免疫复合物，特别是循环免疫复合物介导引起。

2. 临床特点

任何年龄均可发病，但多见于青壮年，患者可表现为肾病综合征、急性肾炎综合征、隐匿性肾炎和慢性肾炎综合征。部分患者可进展为肾衰竭。

3. 病理改变

肉眼检查：早期双肾肿胀，后期肾缩小，可发展成为颗粒性固缩肾。

光镜检查：肾小球系膜细胞和系膜基质弥漫性重度增生，增生系膜沿内皮细胞下向毛细血管壁广泛插入，导致毛细血管壁弥漫性增厚和管腔狭窄，毛细血管袢呈分叶状。PASM 染色时基底膜呈现双轨征。Masson 染色可见系膜区和毛细血管壁内皮细胞下有嗜复红蛋白沉积（Ⅰ型）或系膜区、内皮细胞下、上皮细胞下均有嗜复红蛋白沉积（Ⅲ型）。

电镜检查：肾小球系膜细胞和系膜基质增生并插入内皮细胞下形成双轨征。电镜检查是区别Ⅰ型和Ⅲ型膜增生性肾小球肾炎的主要手段。Ⅰ型膜增生性肾小球肾炎除系膜区有电子致密物沉积外，还伴有内皮细胞下电子致密物沉积。Ⅲ型膜增生性肾小球肾炎的系膜区、内皮细胞下和上皮细胞下均可见电子致密物沉积。

免疫病理：IgG 和 C3 在肾小球系膜区呈团块状和沿毛细血管壁呈颗粒状沉积。

4. 鉴别诊断

膜增生性肾小球肾炎须与下列肾小球疾病相鉴别。

（1）系膜增生性肾小球肾炎：该病系膜增生较重时可出现局灶性或节段性系膜插入，不能与弥漫系膜插入的膜增生性肾小球肾炎混淆。

（2）Ⅲ期膜性肾病：该病毛细血管基底膜的双轨征为沉积物溶解所致，而非系膜细胞和系膜基质沿内皮细胞下插入造成。

（3）膜增生性肾小球肾炎后期的分叶状肾小球：应与糖尿病肾病、淀粉样变性肾病、轻链肾病等的结节状病灶相鉴别，后几种肾病以系膜基质衬或特殊蛋白沉积为主，无明显细胞增生，其临床表现和实验室检查均与前者不同。

（九）新月体性肾小球肾炎

1. 病因

新月体性肾小球肾炎的发病基础为肾小球毛细血管壁的严重破坏。根据原因不同主要分3型：Ⅰ型新月体性肾小球肾炎由抗基底膜抗体导致；Ⅱ型由免疫复合物沉积导致；Ⅲ型由抗中性粒细胞胞浆抗体（ANCA）相关血管炎导致。

2. 临床特点

主要表现为急进性肾炎综合征。

3. 病理改变

肉眼检查：双肾弥漫性肿胀，可见点片状出血。

光镜检查：因肾小球毛细血管衬严重破坏，血液流入肾小囊内并凝固，刺激壁层上皮细胞增生和单核巨噬细胞浸润，形成细胞性新月体，并严重挤压毛细血管衬。新月体的切面呈月牙形或环形，可覆盖肾小球囊壁的部分或全部。随后纤维成分长入，称细胞纤维性新月体。之后细胞成分由纤维组织取代，称纤维性新月体。肾组织中超过 50% 的肾小球有新月体形成方能诊断为新月体性肾小球肾炎。Ⅰ型和Ⅱ型新月体性肾小球肾炎多为一次性起病，肾小球的病变较单一。而Ⅲ型新月体性肾小球肾炎常反复发作，故新月体大小不等、新旧并存。

电镜检查：肾小球毛细血管基底膜断裂，各型新月体形成。Ⅱ型除上述病变外，在肾小球的不同部位可见电子致密物沉积。

免疫病理：Ⅰ型（抗基底膜型），可见 IgG 和 C3 沿肾小球毛细血管壁呈线状沉积；Ⅱ型（免疫复合物介导型），根据肾炎类型的不同，在肾小球的不同部位可有免疫球蛋白和补体以不同组合呈颗粒状或团块状沉积；Ⅲ型（寡免疫复合物型），免疫球蛋白和补体均阴性，但患者体内 ANCA 阳性。

4. 鉴别诊断

多种原发性和继发性肾小球肾炎常可出现一些新月体，但在这类肾小球病变中，新月体形成的数量一般较少，体积也不大。应强调的是，要诊断新月体性肾小球肾炎，新月体的数量必须大于肾小球总数的 50%。

（十）增生硬化性和硬化性肾小球肾炎

1. 病因

由各种肾小球肾炎长期迁延不愈导致系膜重度增生而来，为终末期病变。此外，高血压肾损害、糖尿病肾病、淀粉样变性肾病及慢性肾小管间质肾病等，也可发展为本病。

2. 临床特点

临床表现为慢性肾功能不全。

3. 病理改变

肉眼检查：呈颗粒性固缩肾。

光镜检查：肾小球系膜基质重度增生，大部分肾小球呈球性硬化。肾小管弥漫性萎缩，间质弥漫性纤维化，小动脉管壁增厚。病变较轻的肾小球则呈代偿性肥大。如球性硬化的肾小球超过肾小球总数的 50%，其余肾小球表现为增生和节段性硬化，称增生硬化性肾小球肾炎。如球性硬化的肾小球超过肾小球总数的 75%，则称硬化性肾小球肾炎。

电镜检查：可根据具体超微结构改变，帮助推断原有肾小球疾病的病理类型。

免疫病理：硬化肾小球常呈阴性。但在一些未完全硬化或代偿性肥大的肾小球内可显示原有肾小球疾病的免疫病理特点，因而可推断原有肾小球疾病的病理类型。

4. 鉴别诊断

当病理改变与临床症状不符时，应考虑肾病变的不均匀性，可能标本取自病变较重的区域。

二、继发性肾小球肾炎

（一）狼疮性肾炎

1. 病因

狼疮性肾炎为系统性红斑狼疮病损的一部分，属自身免疫性疾病。其病因和发病机制复杂，主要包括：①免疫功能异常，患者体内存在多种自身抗原和抗体，如抗核抗体、抗双链DNA 抗体、抗 Sm 抗体等；②遗传因素，部分狼疮性肾炎患者有家族史；③病毒感染、药物、紫外线、性激素等因素也与本病的发生相关。

2. 临床特点

好发于年轻女性，临床表现多样，蛋白尿、血尿、肾功能衰竭均可出现。

3. 病理改变

肉眼检查：变化较大，与狼疮性肾炎的病变程度有关，肾肉眼可无明显异常，可出现大白肾、蚤咬肾及颗粒性固缩肾等。

光镜检查：狼疮性肾炎的病变复杂，根据国际肾病学会（ISN）和肾病理学会（RPS）的简化分类，将狼疮性肾炎分为以下 6 类：①Ⅰ型，轻微病变性狼疮性肾炎；②Ⅱ型，系膜增生性狼疮性肾炎；③Ⅲ型，局灶性狼疮性肾炎；④Ⅳ型，弥漫性节段性和球性狼疮性肾炎；⑤Ⅴ型，膜性狼疮性肾炎；⑥Ⅵ型，严重硬化性狼疮性肾炎。狼疮性肾炎虽然分为上述6 类，病变与相应类型的原发性肾小球肾炎相似，但不能认为完全等同。狼疮性肾炎具有自身的一些病变特征，如病变呈多样性、不均一性和非典型性；肾小球内有大量免疫复合物在多部位沉积，可出现白金耳样改变；易见微血栓形成和苏木素小体；易出现与肾小球病变程度不相符、较严重的球外病变（包括肾间质炎、肾小血管炎、小血管纤维素样坏死等）。而且狼疮性肾炎的病理类型在病程中可以发生转换。

电镜检查：各型狼疮性肾炎的肾小球内均可见多少不等的电子致密物沉积。Ⅰ型和Ⅱ型的电子致密物沉积以系膜区为主。Ⅲ型、Ⅳ型以高密度块状电子致密物沉积于系膜区、上皮细胞下、基底膜内、内皮细胞下等多部位。Ⅴ型以上皮细胞下和系膜区电子致密物沉积为主。Ⅵ型因肾小球硬化，电子致密物沉积的数量和部位有一定差异。此外，肾小球囊壁、肾小管基膜、肾间质小血管基膜也可见电子致密物沉积。除多部位电子致密物沉积外，电镜下狼疮性肾炎还可出现一些特殊结构。如：①苏木素小体；②电子致密物中的指纹状结构；③管泡状小体；④病毒样颗粒等。

免疫病理：呈"满堂亮"现象，即 IgG、IgA、IgM、C3、C4、C1q 和纤维蛋白均可高强度沉积于肾小球系膜区和毛细血管壁，也可沉积于肾小球囊壁、肾小管基膜和小动脉壁。

4. 鉴别诊断

狼疮性肾炎应与下列疾病相鉴别。

（1）各种类型的原发性肾小球肾炎：因狼疮性肾炎不同分型的病理改变与相应原发性肾小球肾炎相似，诊断过程中要根据有无系统性红斑狼疮的临床指征、免疫病理检查的免疫球蛋白和补体"满堂亮"、光镜和电镜检查呈现的具有狼疮性肾炎诊断意义的改变作为鉴别要点。一般情况下，绝大多数病例不难作出诊断。

（2）乙型肝炎病毒相关性肾炎：本病在免疫病理、光镜和电镜检查方面与狼疮性肾炎特别是Ⅴ型狼疮性肾炎相似。但在肾组织内有乙型肝炎病毒抗原的沉积是诊断乙型肝炎病毒相关性肾炎的必备条件。

（二）IgA 肾病

1. 病因

并不十分清楚，因大量 IgA 沉积于肾小球系膜区而得名。

2. 临床特点

临床表现多样，有无症状血尿、肾病综合征、急进性肾小球肾炎等多种表现，约 40% 的病例可发展为终末肾。

3. 病理改变

肉眼检查：变化较大，可无明显异常，也可表现为大白肾、蚤咬肾或颗粒性固缩肾。

光镜检查：系膜增生性病变为 IgA 肾病最基本的病理类型。Masson 染色在肾小球系膜区出现大块状、突向肾小囊腔的嗜复红蛋白沉积较有特点。但其病变具多样性，包括：①轻微病变型或轻度系膜增生型；②局灶增生型；③局灶增生硬化型；④弥漫性毛细血管内增生型；⑤膜增生型；⑥新月体型；⑦膜型或膜性肾病伴系膜增生型；⑧弥漫性增生硬化和弥漫性硬化型。肾小管和肾间质的病变基本与肾小球的病变相对应。肾小动脉常见管壁增厚。

电镜检查：最主要的变化为系膜区增宽，系膜区及系膜旁区可见大块状、高密度电子致密物沉积，有的沉积物呈丘状突向肾小囊腔，这种沉积物的形态对 IgA 肾病有一定的诊断意义。有时也可见内皮细胞下甚至是上皮细胞下有电子致密物沉积。足突融合的范围和程度与蛋白尿的轻重有关。

免疫病理：免疫病理（免疫荧光和免疫组化）是诊断 IgA 肾病必需和决定性的方法，表现为肾小球系膜区或邻近的毛细血管袢有高强度、团块状或颗粒状 IgA 沉积或以 IgA 为主同时伴有较弱的 IgG、IgM、补体 C3 沉积，但无 C4 和 C1q 沉积。

4. 鉴别诊断

（1）IgA 肾病首先应与过敏性紫癜性肾炎鉴别，两者的病理改变基本相同，临床上有无过敏性紫癜病史是两者的主要鉴别要点。

（2）原发性 IgA 肾病应与其他各种能引起 IgA 在肾小球沉积的肾小球疾病鉴别，如狼疮性肾炎，但后者免疫病理除 IgA 沉积外，还有多种免疫球蛋白及补体沉积，特别是 C1q 和 C4 阳性。

（三）过敏性紫癜性肾炎

1. 病因

是由过敏性紫癜引起的肾损害。

2. 临床特点

好发于青少年，除有皮肤紫癜、腹痛、关节痛等过敏症状外，还有血尿、蛋白尿等肾损害表现。

3. 病理改变

肉眼检查：可表现为蚤咬肾、大白肾、颗粒性固缩肾。

光镜检查：与 IgA 肾病类似，系膜增生为其主要病变。但肾小球病变也可呈多样性，易出现灶状节段性纤维素样坏死和新月体形成。此外，轻微病变型、局灶增生型、毛细血管内增生型、膜增生型、弥漫增生硬化型也可见。

电镜检查：类似于 IgA 肾病，高密度电子致密物主要沉积于肾小球系膜区和系膜旁区。部分病例在内皮细胞下、上皮细胞下也可见少量电子致密物沉积。

免疫病理：与 IgA 肾病类似，主要见肾小球系膜区团块状 IgA 沉积，可伴有强度较弱的 IgG、IgM、补体 C3 及纤维蛋白沉积。

4. 鉴别诊断

临床上有过敏性紫癜病史是本病与 IgA 肾病的主要鉴别点。

（四）抗肾小球基底膜病和 Goodpasture 综合征

1. 病因

为一种自身免疫性疾病，由抗基底膜抗体引起。

2. 临床特点

好发于青壮年或中老年，表现为急性肾功能衰竭和肺衰竭，预后差。

3. 病理改变

肉眼检查：肾肿胀、充血，表面和切面可见点灶状出血，皮髓分界不清。肺肿胀、实变、出血。

光镜检查：肾小球出现局灶节段性纤维素样坏死并发展为 I 型新月体性肾小球肾炎。肺部表现为出血性肺炎。

电镜检查：肾小球毛细血管壁和肺泡壁断裂，纤维素沉积。

免疫病理：IgG 和补体 C3 沿肾小球毛细血管壁和肺泡壁呈线状沉积。

4. 鉴别诊断

本病的诊断应符合 3 个条件：①肾小球肾炎；②肺出血；③体内有抗基底膜抗体。一些肾小球损伤如系统性红斑狼疮、ANCA 相关系统性血管炎、急进性肾小球肾炎、过敏性紫癜、尿毒症等可伴发肺出血，应予以鉴别。

（五）乙型肝炎病毒相关性肾炎

1. 病因

由乙型肝炎病毒的表面抗原、核心抗原和 e 抗原等致肾炎抗原形成的免疫复合物沉积于肾所致。

2. 临床特点

常表现为肾病综合征。

3. 病理改变

肉眼检查：大白肾。

光镜检查：最常见的病理类型为膜性肾病，其次为膜增生性肾小球肾炎。也可表现为系膜增生性、毛细血管内增生性及局灶性肾小球肾炎。膜性乙型肝炎病毒相关性肾炎除肾小球毛细血管壁不规则增厚，呈双轨或链环状结构外，其系膜细胞和系膜基质同时呈弥漫性增生。此与原发性膜性肾病仅有基底膜病变不同，故称非典型膜性肾病。Masson 染色可见嗜复红蛋白沉积于肾小球毛细血管壁和系膜区。其他病理类型与相应原发性肾小球肾炎相比，无明显区别。

电镜检查：肾小球毛细血管壁和系膜区出现大小不一、密度不均的电子致密物沉积，呈现非典型膜性肾病表现。有时在病变肾小球内可发现乙型肝炎病毒样颗粒。

免疫病理：与狼疮性肾炎相似，也呈"满堂亮"，即 IgG、IgA、IgM、C3、C4、C1q 和纤维蛋白均呈阳性。且肾组织内乙型肝炎病毒核心抗原（HBcAg）、表面抗原（HBsAg）、e 抗原（HBeAg）部分或全部阳性。

4. 鉴别诊断

诊断乙型肝炎病毒相关性肾炎应满足以下条件：①血清学检查乙型肝炎病毒的抗原或抗体阳性；②有肾受损的临床表现；③肾组织中乙型肝炎病毒抗原阳性。膜性乙型肝炎病毒相关性肾炎应与原发性膜性肾病相鉴别，两者的主要鉴别点之一是肾小球系膜区的免疫复合物沉积，前者有而后者无。其还应与其他一些表现为非典型膜性肾病的疾病相鉴别，特别是 V 型狼疮性肾炎。两者尽管在病理改变上有诸多相似之处，但临床表现和其他实验室检查有明显差别。

（六）丙型肝炎病毒相关性肾炎

1. 病因

由丙型肝炎病毒感染形成的免疫复合物沉积于肾所致。

2. 临床特点

临床表现差异较大，可为尿检异常、血尿、蛋白尿、高血压、肾功能不全，甚至表现为急进性肾炎综合征。

3. 病理改变

光镜检查：主要病理类型为膜增生性肾小球肾炎，其次为膜性肾病。因其易合并混合型冷球蛋白血症，故常见肾小球毛细血管腔内有冷球蛋白组成的"血栓"，伴单核细胞和中性粒细胞浸润。

电镜检查：肾小球系膜区和毛细血管壁内皮细胞下可见电子致密物沉积，有时可发现病毒样颗粒和冷球蛋白的晶体样物质。

免疫病理：肾小球系膜区和毛细血管壁可见 IgG、IgM、C3 以及 HCV 抗原阳性。

4. 鉴别诊断

因丙型肝炎病毒相关性肾炎的病理类型以膜增生型常见并易合并冷球蛋白沉积，与原发性膜增生性肾小球肾炎相比，前者内皮细胞下的免疫复合物沉积较多，内皮细胞增生、单核巨噬细胞浸润较明显，微血栓也常见。

三、代谢异常导致的肾小球疾病

（一）糖尿病肾病（糖尿病肾小球硬化症）

1. 病因

糖尿病是由多种病因引起的以高血糖为特征的代谢紊乱，可导致包括肾在内的多器官损害。糖尿病导致肾损害的原因包括：①肾血流动力学的异常；②糖代谢障碍导致蛋白的非酶糖基化，其终末产物可引起肾小球毛细血管扩张和高滤过、基底膜增厚和系膜基质增多、肾小球基底膜的电荷屏障破坏；③脂蛋白增多导致动脉硬化；④遗传因素。

2. 临床特点

表现为持续进行性蛋白尿、肾病综合征，可出现高血压和肾功能衰竭。

3. 病理改变

肉眼检查：早、中期肾体积增大，皮质增厚。晚期呈现颗粒样改变，体积缩小不明显。

光镜检查：基本病理改变为肾小球肥大、细胞外基质（基底膜、系膜基质）过多沉积，导致肾小球硬化和渗出病灶形成。主要表现为：①早期，肾小球肥大，毛细血管基底膜轻度均匀性增厚，系膜基质轻度增生，肾间质和小动脉无明显改变；②进展期，基底膜弥漫增厚，系膜基质明显增生，形成结节状硬化（糖尿病肾小球硬化症），此种结节 PALSM 染色呈同心圆状排列，称 Kimmelstiel-Wilson 结节（K-W 结节），结节大小不一，主要位于毛细血管袢中心区并挤压毛细血管腔。此外，在肾小囊基膜与壁层上皮细胞之间出现均质蜡样或玻璃样蛋白滴（肾小囊玻璃滴状病变），为糖尿病肾小球硬化症的特异性病变。肾小球毛细血管基底膜和内皮细胞之间出现渗出性病变（毛细血管袢纤维素样帽状病变），严重时可导致毛细血管腔狭窄或肾小囊粘连。上述两种病变 PAS 和 Masson 染色呈红色，PASM 染色呈黑色，一般认为是糖尿病肾小球硬化症进展的表现。结节状硬化部位的附近可见因毛细血管节段性扩张形成的微血管瘤。由于血浆沉积于小动脉中层和内皮下层，常导致肾细小动脉硬化。

电镜检查：主要表现为肾小球毛细血管基底膜均匀性增厚和系膜基质增生。早期糖尿病肾病的基底膜可轻度增厚，进展期增厚明显，甚至 10 倍于正常基底膜的厚度。增厚的基底膜一般无电子致密物沉积。足突广泛融合。系膜基质增生，呈结节状或团块状，系膜细胞少见。晚期系膜区可见胶原纤维沉积。在肾小囊玻璃滴状病变、肾小球毛细血管袢纤维素样帽状病变、小动脉壁等处可见高电子密度的物质。

免疫病理：IgG、IgM 在肾小球和玻璃样变的小动脉壁呈非特异性沉积（因血浆蛋白沉积所致）。

4. 并发症

可合并其他类型的肾疾病，如狼疮性肾炎等。

5. 鉴别诊断

糖尿病肾病的结节状病变应与其他具有类似病变的肾小球疾病相鉴别，如原发性肾小球肾炎的晚期病变、淀粉样变性肾病、单克隆球蛋白沉积性肾病、胶原Ⅲ型肾小球病等，但借助免疫病理、特殊染色、电镜检查不难与糖尿病肾病鉴别。

（二）肥胖相关性肾小球病

1. 病因

因过度肥胖导致肾小球血流量升高和滤过率增加引起。

2. 临床特点

表现为胰岛素抵抗、糖尿、大量蛋白尿和高脂血症等代谢综合征。

3. 病理改变

肉眼检查：肾体积增大，肾周脂肪增加。

光镜检查：最突出的表现为肾小球肥大，在此基础上出现局灶节段性肾小球硬化症。此外，还可见囊腔狭窄、内皮细胞肿胀及泡沫细胞形成等改变，

电镜检查：肾小球体积增大，毛细血管袢扩张，足突不同程度融合，系膜细胞和系膜基质不同程度增生。

免疫病理：硬化区可有 IgM、C3 沉积。

4. 鉴别诊断

患者因有糖尿症状和后期出现局灶节段性肾小球硬化，应与糖尿病肾病、原发性 FSGS 相鉴别。根据临床表现、实验室检查应不难鉴别。

（三）脂蛋白肾小球病

1. 病因

由脂类代谢异常引起，属常染色体隐性遗传性疾病。

2. 临床特点

表现为高脂血症，大量蛋白尿，后期出现肾功能障碍。多数患者有家族史。

3. 病理改变

肉眼检查：早期肾肿胀，后期出现颗粒性固缩肾。

光镜检查：病变为弥漫性，毛细血管腔呈血管瘤样扩张，管腔内充满淡染的颗粒状和空泡状血栓样物质。此种物质用苏丹Ⅲ或油红 O 等脂肪染色呈阳性反应。后期因系膜细胞和系膜基质增生，可导致肾小球硬化。

电镜检查：其特异性改变为不同程度扩张的毛细血管腔内充满细小颗粒状或空泡状类脂物质，层状排列，红细胞被压向管壁周边。

免疫病理：免疫球蛋白和补体均阴性，肾小球毛细血管腔内 β 脂蛋白和 ApoE 染色阳性。

4. 鉴别诊断

脂蛋白肾小球病肾小球毛细血管袢内的"栓子"经脂肪染色和电镜检查，诊断并不困

难。但对早期或轻症病例，应与其他肾小球毛细血管腔内出现血栓或血栓样物质的肾小球疾病相鉴别，如巨球蛋白血症肾病、冷球蛋白血症肾病、血栓性微血管病等，β 脂蛋白和 ApoE 阳性及电镜下的特异改变是鉴别的关键点。

（四）电子致密物沉积病

1. 病因

目前认为本病是因补体代谢障碍引起。

2. 临床特点

多呈肾病综合征表现，预后较差。

3. 病理改变

肉眼检查：与膜增生性肾小球肾炎基本相似。

光镜检查：原称Ⅱ型膜增生性肾小球肾炎，故其病变与膜增生性肾小球肾炎类似，系膜细胞和系膜基质弥漫增生，但系膜插入较轻。PAS 染色基底膜呈带状增厚。

电镜检查：是诊断电子致密物沉积病必不可少的手段，其典型而特征性的改变为肾小球毛细血管基底膜中层（致密层）内有连续的高密度条带状电子致密物沉积。基底膜增厚，系膜区也可见类似沉积物，足突广泛融合。

免疫病理：主要表现为补体 C3 沿肾小球毛细血管壁呈细颗粒状或线状沉积，系膜区呈团块状沉积。

4. 鉴别诊断

借助免疫病理和电镜检查较易与Ⅰ型和Ⅲ型膜增生性肾小球肾炎相鉴别。

（五）高尿酸肾病和痛风肾

1. 病因

因血清的尿酸浓度过高引起。浓度过高的尿酸钠沉积于关节、软骨、滑囊、肌腱及皮下等组织时导致痛风，沉积于肾则导致高尿酸肾病。

2. 临床特点

易引起泌尿系统结石。

3. 病理改变

光镜检查：主要病变为远端小管、集合管内出现尿酸盐结晶，诱发肾小管上皮细胞损伤和崩解。继而尿酸盐沉积于肾间质，引起肾间质炎性细胞浸润、多核巨细胞形成和纤维化。肾小球可出现硬化。因尿酸盐结晶为水溶性，在普通切片的制作过程中被溶解，故仅见呈放射状排列的无色针状结构。在冷冻切片或纯乙醇固定的肾组织中呈蓝色针状结晶。

电镜检查：在远端小管腔内、肾小管上皮细胞内和肾间质中可见针状结晶。

免疫病理：无特殊意义。

4. 鉴别诊断

血清尿酸浓度过高是本病与其他疾病的一个重要鉴别点。

（六）高草酸尿症肾病

1. 病因

高草酸尿症有原发性和继发性两种。原发性分 3 型，多见于青少年。①Ⅰ型，较多见，为常染色体隐性遗传，因肝微粒体缺乏丙氨酸乙醛酸氨基转换酶导致。②Ⅱ型，较少见，继发于羟基丙酮酸代谢异常，肾损伤较轻。③Ⅲ型，主要为胃肠对草酸盐吸收过多。继发性高草酸尿症见于草酸摄入过多或排出过少。

2. 临床特点

易引起泌尿系统结石。

3. 病理改变

光镜检查：主要表现为非特异性的肾小管萎缩、肾间质纤维化，伴肾小管、肾间质出现针状或无定形的褐色结晶。偏振光显微镜下呈现绿色折光是诊断本病的重要依据。

电镜检查：肾小管上皮细胞、肾间质出现带棱角结晶状结构。

免疫病理：无特殊意义。

4. 鉴别诊断

普通显微镜下草酸盐结晶呈褐色，尿酸盐结晶不易着色，而且前者在偏振光显微镜下呈绿色折光。

四、浆细胞病与异常球蛋白血症肾病

（一）轻链肾病

1. 病因

因单克隆免疫球蛋白的轻链部分在肾内异常沉积所致。

2. 临床特点

有原发性和继发性之分。主要表现为大量蛋白尿或肾病综合征，伴有不同程度的肾功能不全，血清中出现大量轻链蛋白。

3. 病理改变

光镜检查：①系膜无细胞性结节状硬化性肾病，肾小球系膜区因轻链沉积而形成无细胞性结节状硬化，毛细血管受压；结节的 PAS 染色强阳性，刚果红染色阴性；②管型肾病，肾小管内 Bence Jones 蛋白管型堵塞，形成管型肾病，此种管型中含轻链蛋白，浓稠，有裂纹，不易排出，可损伤肾小管上皮细胞；③肾间质有大量浆细胞和浆母细胞弥漫性浸润。

电镜检查：肾小球毛细血管基底膜内侧、系膜区及肾小管基膜外侧可见带状分布的细小电子致密颗粒沉积。

免疫病理：肾小球、肾小管基膜及小动脉壁轻链蛋白阳性，80%的病例为 κ 轻链蛋白阳性，少数病例为 λ 轻链蛋白阳性。

4. 鉴别诊断

本病的系膜区无细胞性结节状硬化应与晚期原发性肾小球肾炎、糖尿病肾小球硬化症、淀粉样变性肾病等引起的系膜结节状硬化的疾病相鉴别，κ 轻链蛋白阳性为本病的主要特点。本病引起的管型肾病应与一般的蛋白管型相鉴别，后者密度较低，一般不损伤肾小管上皮细胞。

附：

重链沉积肾病：患者血中出现大量免疫球蛋白的重链 Fc 片段，有肝、脾、淋巴结肿大。重链蛋白沉积于肾小球时，可导致肾小球系膜区无细胞性增宽，免疫病理显示为重链蛋白（λ 重链蛋白）阳性。

轻链—重链沉积肾病：即轻链蛋白和重链蛋白同时沉积于肾组织。患者血内轻链蛋白和重链蛋白均升高，出现肾病综合征、高血压和血尿。光镜检查与轻链肾病相似。免疫病理显示轻链 κ 或轻链 λ 和重链 γ 均沉积于肾小球和肾小管基膜。

（二）淀粉样变性肾病

1. 病因

为各种系统性淀粉样变性病累及肾所致。系统性淀粉样变性病有原发性（AL 型）和继发性（AA 型）之分。

2. 临床特点

患者表现为大量蛋白尿和肾病综合征，可导致高血压和肾功能不全，好发于中老年人。

3. 病理改变

肉眼检查：肾肿大、苍白，质硬，但病变严重时质地松脆。

光镜检查：主要病理改变为淀粉样蛋白在肾小球系膜区和基底膜广泛沉积，导致系膜区无细胞性增宽和基底膜增厚。淀粉样蛋白也可沉积于肾小管基膜、小动脉壁甚至肾间质。早期，肾小球系膜基质增多，有时伴基底膜轻度增厚。后期，肾小球呈无细胞性结节状硬化，系膜区明显增宽、基底膜增厚，毛细血管腔闭塞。小动脉壁增厚，管腔狭窄。肾组织内沉积的淀粉样蛋白 HE 染色呈嗜伊红的均质无结构团块状物，PAS 染色呈浅红色，Masson 染色呈蓝绿色或红色，PASM 染色呈浅黑色。

刚果红染色是光镜识别淀粉样蛋白的可靠方法，阳性反应呈砖红色，在偏振光显微镜下显绿色。AL 型原发性系统性淀粉样变性病和浆细胞骨髓瘤伴发的淀粉样变性肾病，高锰酸钾氧化后，刚果红染色仍显阳性；AA 型淀粉样变性肾病，高锰酸钾氧化后刚果红呈阴性。

电镜检查：肾小球系膜区、毛细血管壁等部位有淀粉样纤维沉积。淀粉样纤维的超微结构特点是纤维直径为 8～10 nm，僵硬，无分支，排列无序。电镜检查对早期淀粉样变性肾病的诊断很有帮助。

免疫病理：免疫球蛋白和补体均阴性。AL 型淀粉样蛋白显示免疫球蛋白轻链阳性，以 λ 轻链常见。AA 型淀粉样蛋白显示淀粉样蛋白 A 阳性。

4. 鉴别诊断

淀粉样变性肾病的肾小球无细胞性结节状硬化应与系膜结节状硬化的肾小球疾病相鉴别，如糖尿病肾小球硬化症、轻链肾病、原发性肾小球肾炎的晚期阶段等，但前者的刚果红染色和电镜检查与后几种病变明显不同。淀粉样变性肾病的基底膜增厚也是淀粉样蛋白沉积所致，与膜性肾病、膜增生性肾小球肾炎的免疫病理和超微结构明显不同。

（三）纤维样肾小球病

1. 病因

目前尚不清楚。

2. 临床特点

以大量蛋白尿、肾病综合征和高血压为主要症状，预后较差。老年患者多见，女性多于男性。

3. 病理改变

肉眼检查：早期肾肿大、苍白，后期质地硬韧。

光镜检查：主要病变为肾小球基底膜增厚和系膜基质增生。常见病理类型为膜增生型，其次为系膜增生型或弥漫性毛细血管内增生型。并可合并 IgA 肾病和新月体形成。PAS、Lasson、PASM 染色无特异表现，刚果红染色阴性。小动脉壁常有不同程度的增厚。

电镜检查：对本病的诊断起决定作用。在病变肾小球的多个部位，包括系膜区、基底膜、上皮细胞下、内皮细胞下均可见随机分布、类似淀粉样纤维但更粗大、直径 >20 nm 的纤维样物质沉积。

免疫病理：IgG 和 C3 沿肾小球毛细血管壁和系膜区呈不规则条带状和团块状沉积，以 IgG_4 最为显著。

4. 鉴别诊断

本病应与淀粉样变性肾病、轻链肾病、冷球蛋白血症肾病等有特殊纤维样物质沉积的肾小球病相鉴别，纤维样物质超微结构的不同是它们鉴别的关键点。

（四）免疫触须样肾小球病

1. 病因

可能与单克隆蛋白和恶性血液病相关。

2. 临床特点

患者表现为肾病综合征、血尿，部分伴有低补体血症。预后差。

3. 病理改变

本病的肉眼检查、光镜检查、免疫病理改变与纤维样肾小球病相似。

电镜检查是诊断本病的可靠手段，主要显示有粗大的微管状物质沉积。微管直径多在 30～50 nm，常平行排列，主要沉积于肾小球系膜区和内皮细胞下，也可见上皮细胞下或基底膜内沉积。

4. 鉴别诊断

主要结合电镜改变与纤维样肾小球病、淀粉样变性肾病、轻链肾病、冷球蛋白血症肾病等有特殊纤维样物质沉积的肾小球病相鉴别。

（五）巨球蛋白血症肾病

1. 病因

病因不明。

2. 临床特点

多发于中老年人，临床表现可有淋巴—浆细胞增生性疾病，患者淋巴结、肝脾肿大及周围神经异常，血清学检查出现异常 IgM 峰，可导致蛋白尿和肾功能不全。

3. 病理改变

光镜检查：主要表现为肾小球毛细血管壁内皮细胞下沉积物伴腔内假血栓形成，可致毛细血管腔闭塞。PAS 染色阳性，纤维蛋白染色阴性。

电镜检查：毛细血管内皮细胞下和血管腔内可见细颗粒状沉积物，伴有纤维样或针样结晶出现。

免疫病理：肾小球毛细血管腔内有大量 IgM 沉积。

4. 鉴别诊断

本病应与肾小球毛细血管内微血栓、脂蛋白肾病的栓子相鉴别。后两者一个毛细血管腔内是真正的血栓，有纤维蛋白参与；另一个血管腔内为脂性栓子，免疫病理和电镜检查均具特色。

（六）冷球蛋白血症肾病

1. 病因

病因不明，可能与机体 B 淋巴细胞异常增生有关。

2. 临床特点

冷球蛋白是指血浆温度降至 $4 \sim 20$ ℃发生沉淀呈胶冻状态，温度回升到 37 ℃又恢复溶解状态的一种特殊球蛋白。多见于骨髓瘤等淋巴—浆细胞增生性疾病、结缔组织疾病等。累及肾时，称冷球蛋白血症肾病。根据免疫学特点，将冷球蛋白血症分为 3 型：①Ⅰ型，单克隆型；②Ⅱ型，单克隆—多克隆型；③Ⅲ型，多克隆型。多见于成年人，患者可出现蛋白尿、肾病综合征、高血压等。

3. 病理改变

光镜检查：通过免疫复合物沉积而导致肾小球损伤，以膜增生性病变最常见，其次为毛细血管内增生性和非典型膜性病变。易见毛细血管腔内假血栓形成，可部分或完全阻塞毛细血管腔，阻塞物 HE 染色显红色，PAS 染色阳性，刚果红和纤维蛋白染色阴性。毛细血管内皮细胞下也可有类似物发现。

电镜检查：病变肾小球的基底膜内、内皮细胞下可见电子致密物沉积，血管腔内有血栓样结构形成并可见多种形态的结晶物质（微管状、指纹状）。此种特殊结晶物质有助于本病的诊断。

免疫病理：肾小球毛细血管壁和假血栓内可有多种免疫球蛋白阳性。

4. 鉴别诊断

本病应与巨球蛋白血症肾病的假血栓相鉴别，前者的血清学可检测到冷球蛋白，肾小球血管腔内有特殊结晶物质；而后者血清学检查和肾免疫病理均为 IgM。

五、先天性和遗传性肾疾病

（一）Alport 综合征

1. 病因

因编码基底膜Ⅳ型胶原的基因突变，导致肾小球基底膜的病变而引起。

2. 临床特点

男性儿童常见，部分患者有家族史。以血尿、进行性肾功能减退、神经性耳聋和眼的前锥形晶状体为特点。

3. 病理改变

肉眼检查：早期无明显改变，后期肾萎缩。

光镜检查：无特异性病变。早期肾小球基本正常或呈轻度系膜增生。后期系膜增生加重并可出现球性硬化。PASM 染色肾小球基底膜可出现不易着色的现象。肾间质有多少不等的泡沫细胞出现。

电镜检查：改变特异，是诊断 Alport 综合征的主要手段。主要表现为肾小球基底膜弥漫不规则增厚或薄厚不均，致密层增厚、密度不均或撕裂、分层，形成板层状或网目样结构，其中可见高电子密度的细颗粒状物质。上述改变也可见于肾小管基膜，但特异性不及肾小球基底膜。

免疫病理：免疫球蛋白及补体均为阴性。免疫组化显示肾小球和肾小管基膜的IV型胶原 $\alpha_3 \sim \alpha_5$ 链表达阴性。

4. 鉴别诊断

肾间质泡沫细胞曾被认为是 Alport 综合征较特殊的表现，目前发现泡沫细胞也可见于各种肾病综合征的肾间质，所以其不能作为诊断 Alport 综合征的主要根据。电镜下早期的 Alport 综合征可有肾小球基底膜的节段性菲薄，应与薄基底膜肾病相鉴别，后者的肾小球基底膜呈弥漫性菲薄，无基底膜致密层分层现象。

（二）薄基底膜肾病

1. 病因

属常染色体显性遗传性肾小球病。

2. 临床特点

多数患者有家族史，以持续性镜下血尿为主要临床表现。

3. 病理改变

肉眼、光镜、免疫病理检查无异常表现。

电镜检查：是诊断薄基底膜肾病的唯一方法。电镜下肾小球毛细血管基底膜弥漫性菲薄，厚度与同龄人相比仅为其 $1/3 \sim 1/2$。肾小球内无电子致密物沉积。

4. 鉴别诊断

儿童期因基底膜未完全发育完善，诊断薄基底膜肾病时应慎重。某些肾小球疾病可出现节段性基底膜菲薄，如 Alport 综合征、IgA 肾病等，应与薄基底膜肾病的弥漫性基底膜菲薄相鉴别。

（三）先天性肾病综合征

1. 病因

属常染色体隐性遗传性肾疾病。

2. 临床特点

出生后 3 个月内起病，主要包括芬兰型先天性肾病综合征和非芬兰型先天性肾病综合征（弥漫性系膜硬化、局灶节段性硬化、微小病变）。

3. 病理改变

肉眼检查：芬兰型先天性肾病综合征双肾肿胀、苍白，切面遍布小囊腔。

光镜检查：芬兰型先天性肾病综合征肾小球呈未成熟状，部分肾小球可表现为节段性或球性硬化，近端小管囊性扩张，称微囊性肾病。弥漫性系膜硬化型先天性肾病综合征：肾小球系膜基质弥漫增生，肾小球呈系膜结节状硬化。两者后期肾小球硬化，肾小管萎缩。

电镜检查：无特殊意义。

免疫病理：无特殊意义。

4. 鉴别诊断

根据新生儿或婴幼儿的发病特点、特殊的光镜病理变化，不难与其他肾病相鉴别。

（四）指甲—髌骨综合征

1. 病因

属常染色体显性遗传性疾病。

2. 临床特点

多见于婴幼儿，患者有指甲发育不良，髌骨半脱位或缺失并伴有其他骨骼发育不全。50%以上患者有血尿、蛋白尿、肾病综合征，甚至出现肾功能不全。

3. 病理改变

肉眼：病变晚期肾萎缩。

光镜检查：肾小球基底膜不规则增厚并呈节段性硬化。晚期则为弥散性增生、硬化性病变。

电镜检查：对确诊本病有特殊意义，主要表现为肾小球基底膜增厚，其内可见大量胶原纤维增生。

免疫病理：各种免疫球蛋白和补体均为阴性。肾小球基底膜内Ⅲ型胶原阳性。

4. 鉴别诊断

本病应与Ⅲ型胶原肾小球病相鉴别，两者病理改变相似，但后者无骨骼发育异常，胶原纤维在肾小球内的沉积部位较广泛。肾小球局灶性胶原纤维沉积可见于各种不同类型肾小球肾炎的硬化区或瘢痕区，与本病的基底膜内沉积不同。

（五）Ⅲ型胶原肾小球病

1. 病因

属常染色体隐形遗传性疾病。

2. 临床特点

多见于中老年男性，以蛋白尿、肾病综合征为主要临床表现，预后较差。

3. 病理改变

肉眼检查：早期肾肿胀，晚期萎缩。

光镜检查：主要病变为肾小球系膜基质增生和毛细血管基底膜弥漫性不规则增厚。PASM + Masson染色显示增厚的基底膜呈蓝色或绿色。随病程进展，系膜基质逐渐增多，肾小球硬化。

镜检查：特征性的改变为从肾小球系膜区到毛细血管壁内皮细胞下可见连续的成束排列的胶原纤维。高倍放大时纤维有64 nm左右规则的周期性横纹，此为胶原纤维的超微结构特征。

免疫病理：各种免疫球蛋白和补体均阴性。肾小球毛细血管壁和系膜区Ⅲ型胶原染色阳性。

4. 鉴别诊断

本病应与指甲—髌骨综合征相鉴别。本病发病较晚，仅有肾病变而无指甲和骨的发育异常，胶原纤维在肾小球内的沉积部位较广泛。

（六）纤连蛋白肾小球病

1. 病因

属常染色体显性遗传性疾病。

2. 临床特点

好发于中青年，主要表现为蛋白尿和肾病综合征，可导致肾功能不全。

3. 病理改变

光镜检查：主要病变为肾小球体积增大，系膜区无细胞性增宽，致使肾小球呈结节硬化状，毛细血管腔受压。PAS 染色呈强阳性。

电镜检查：可见以肾小球系膜区为主的细小颗粒状和纤维状电子致密物沉积，纤维样物质的直径为 $10 \sim 16$ nm，排列无序。

免疫病理：免疫球蛋白和补体均为阴性。肾小球系膜区 Fibronectin 阳性。

4. 鉴别诊断

应与各种导致肾小球系膜结节状硬化的肾小球疾病相鉴别，如糖尿病肾小球硬化症、淀粉样变性肾病、轻链肾病、Ⅲ型胶原肾小球病、纤维样肾小球病等。免疫病理 Fibronectin 阳性、电镜下纤维样物质 $10 \sim 16$ nm 的直径是其最大鉴别点。

（七）Fabry 病肾病

1. 病因

为 X 连锁伴性遗传，由于 α- 糖苷酶 A 缺陷，导致组织和血浆中鞘糖脂堆积，进而沉积于细胞内引起相应病变。

2. 临床特点

青少年起病，呈多系统损害。肾症状出现较晚，多在成年以后出现，开始为蛋白尿和（或）血尿，进而为肾病综合征，并逐渐出现肾功能不全。

3. 病理改变

肉眼检查：肾早期肿胀，后期萎缩。

光镜检查：肾的多种细胞成分，特别是肾小球内的足细胞明显肿胀和空泡变性，呈泡沫样细胞。空泡形成是因细胞内沉积的大量鞘糖脂在石蜡切片的制作过程中被多种有机溶剂溶解所致。冷冻切片的脂肪染色（苏丹黑、油红 O 等）呈阳性。疾病后期肾小球硬化。

电镜检查：对本病具有诊断意义。特征性的表现为在上述泡沫样细胞的胞质内次级溶酶体明显增多，可见大量板层状的髓样小体和斑马小体。

免疫病理：各种免疫球蛋白和补体均为阴性，有时有少量非特异性着色。

4. 鉴别诊断

肾小球足细胞的泡沫样改变也可见于以大量蛋白尿和肾病综合征为临床表现的多种肾小球疾病，但借助电镜下的特殊改变，Fabry 病肾病一般不易与其他肾脏疾病混淆。

（八）肾囊肿病

1. 成人型多囊肾

（1）病因：因肾小管扩张引起，属染色体显性遗传。

（2）临床特点：成年起病，临床表现为腰痛、血尿、尿路感染、肾结石及高血压。此外，常合并其他器官囊肿。

（3）病理改变。

肉眼检查：肾肿大，表面有较多囊状隆起，切面可见大小不等的含清亮液体的囊腔。若继发感染，则液体为脓性。

光镜检查：肾实质内形成大小不等的囊肿，囊壁薄厚不等，囊腔内被覆扁平上皮或立方上皮，可有乳头状增生。囊肿之间可见发育正常的肾单位。可伴有炎性细胞浸润、间质纤维化和高血压性肾血管改变。

免疫病理：无特殊意义。

电镜检查：无特殊意义。

2. 婴儿型多囊肾

（1）病因：属常染色体隐性遗传性疾病。

（2）临床特点：较成人型多囊肾少见，患儿的肾和肝可同时受累，肝呈纤维化表现及不同程度的胆道系统发育不良，多数死于儿童期。

（3）病理改变

肉眼检查：双侧肾明显肿大，切面密布放射状排列的圆形或柱状裂隙，呈海绵状。

光镜检查：囊肿被覆立方上皮或扁平上皮，可有乳头状增生。

电镜检查：无特殊意义。

免疫病理：无特殊意义。

（郭黎黎）

第二节　肾小管疾病

一、急性肾小管坏死

1. 病因

主要由肾缺血和肾毒性物质损伤引起。

2. 临床特点

患者常表现为急性肾功能衰竭，去除病因后恢复良好。

3. 病理改变

光镜检查如下。①缺血性急性肾小管坏死，病变以近端小管明显，也可发生于远端小管。早期，肾小管上皮细胞肿胀，空泡变性，刷状缘稀少或缺失，少数细胞坏死脱落。严重时可见肾小管上皮细胞灶性或弥漫性坏死、脱落，有的切面上皮细胞完全脱落，仅残留肾小管基膜。肾小管腔扩张，部分肾小管腔内可见细胞碎片或颗粒管型堵塞，甚至可见肾小管基膜断裂。肾间质水肿，灶状炎性细胞浸润。病变恢复期可见小管上皮细胞再生现象。肾小球无明显病变。②中毒性急性肾小管坏死，常发生于近端小管。病变与缺血性急性肾小管坏死相似，但肾小管上皮细胞坏死脱落，管型形成，炎性细胞浸润及上皮细胞再生均较明显。

电镜检查：受损肾小管上皮细胞的线粒体肿胀，内质网扩张，溶酶体和吞噬泡增多。细胞表面的微绒毛肿大、脱落。坏死上皮细胞的细胞膜破裂，细胞结构消失，并从肾小管基膜上脱落。

免疫病理：一般无阳性发现。

二、高渗性肾病

1. 病因

多因通过静脉大量输入高渗液体（如葡萄糖、甘露醇等）导致。

2. 临床特点

轻者无明显的肾功能变化。重者可出现急性肾功能衰竭。

3. 病理改变

光镜检查：肾小管上皮细胞肿胀，胞质充满细小空泡，肾小管腔狭窄。细胞核轻度固缩。病变以近端肾小管最为严重。

电镜检查：肾小管上皮细胞质内细胞器肿胀，空泡形成，吞噬泡增多。核染色质凝集并边集。细胞腔面微绒毛可有脱落现象。

免疫病理：一般无阳性发现。

4. 鉴别诊断

大量蛋白尿或肾病综合征的患者可出现肾小管上皮细胞的空泡变性，但电镜下主要表现为大量蛋白滴和溶酶体增多。肾小管上皮细胞的脂肪变性光镜下也呈空泡样改变，但其脂肪染色阳性，电镜下胞质内可见较多脂滴。

三、低钾血症肾病

1. 病因

为血钾过低导致的肾小管损伤。多种原因可导致血钾过低，如长期钾摄入不足或丢失过多，滥用泻药、利尿药、皮质激素等。

2. 临床特点

主要表现为肾小管浓缩和稀释功能障碍。

3. 病理改变

光镜检查：肾小管上皮细胞空泡变性，空泡较大，位于细胞基底部，尤以近端肾小管病变为重，肾间质水肿。后期肾小管萎缩，肾间质纤维化。

电镜检查：肾小管上皮细胞基底部皱褶明显扩张，空泡形成。后期上皮细胞萎缩。

免疫病理：一般无阳性发现。

4. 鉴别诊断

低血钾的临床表现和血钾指标是诊断本病的重要依据。与高渗性肾病的形态区别为低钾血症肾病肾小管的空泡较大且主要位于肾小管上皮细胞的基底部。

（郭黎黎）

第三节 肾肿瘤及瘤样病变

一、肾囊肿病

（一）单纯性肾囊肿

1. 临床特点

这是肾最常见的囊性病变，占超声检查囊性病变的 5% ~ 12%，随着年龄增加，发病率增长，20% 以上发生在 50 岁以上的成年人。患者常无症状，在体检或尸检中发现。偶尔伴发出血或感染，出现疼痛。发生在肾皮质较肾髓质多见。

2. 病理改变

肉眼：可单发、多发或见于双侧肾，大多数直径 <5 cm，与肾盂和肾盏不相通。腔内充满透明浆液性液体，囊壁光滑。

镜下：多为单房性，囊壁内衬单层立方或扁平上皮。

（二）常染色体显性遗传（成年人型）多囊肾

1. 临床特点

临床表现包括腰痛、肾包块、血尿高血压及肾衰竭。扩张的囊肿进行性损害双侧肾实质，导致肾功能衰竭为特征的遗传性疾病。是常染色体显性遗传性疾病，与 PKD1（16p13.3）和 PKD2（4q12-23）基因突变相关。发病率为（1～2）/1 000 新生儿。

2. 病理改变

肉眼：病变多为双侧性，肾明显肿大，有大小不等的囊腔。

镜下：囊肿发生于各段肾小管及肾小囊，囊壁被覆立方或扁平上皮，并见灶状的息肉状增生，囊腔之间见肾实质，肾小管萎缩，肾间质纤维化。

（三）常染色体隐性遗传（婴儿型）多囊肾

1. 临床特点

占出生婴儿的 1/20 000。6p21.1-p12 号染色体短臂基因异常是本病的病因。肝和双肾均受累，5 年存活率为 80%～90%。

2. 病理改变

肉眼：双肾明显肿大，囊肿呈细长圆柱状，自髓质向表面呈放射状，主要为扩张的充满液体的集合管。

镜下：囊腔被覆立方或扁平上皮，其间有正常的肾小管和肾小球。

（四）髓质海绵肾

肾髓质和肾乳头的集合管扩张，使肾髓质呈海绵样外观。

肉眼：肾体积正常或轻度增大，囊肿多而小，局限于肾锥体和肾乳头。

镜下：集合管扩张形成圆形或不规则形的囊腔，与肾盂相通，内衬单层立方上皮或扁平的上皮细胞。肾间质有炎症和纤维化，肾小管萎缩。

（五）髓质囊肿病

1. 临床特点

肾髓质集合管囊性扩张为本病特点。根据遗传特点和发病年龄分为 3 型。

（1）儿童肾髓质囊肿病：常染色体隐性遗传，小儿期发病。

（2）成年肾髓质囊肿病：常染色体显性遗传，成年发病。

（3）遗传性肾及视网膜发育不良：常染色体隐性遗传，青少年发病。

2. 病理改变

肉眼：双肾体积正常或中度萎缩，颗粒状，皮髓质变薄，肾髓质内出现多个小囊腔。

镜下：肾髓质的囊腔内衬扁平的肾小管上皮，肾小球硬化，肾小管萎缩，肾间质可见淋巴细胞浸润及纤维化。

3. 并发症

均进展为肾功能衰竭。

（六）获得性肾囊肿性疾病

1. 临床特点

见于长期肾透析患者或未接受肾透析的尿毒症患者。

2. 病理改变

肉眼：囊肿位于肾皮质或髓质，囊内为血性液体。

镜下：被覆扁平上皮、立方上皮或柱状上皮。

（1）光镜：肾小球系膜结节状无细胞增宽和硬化。

（2）免疫病理：增宽的系膜区纤连蛋白阳性。

（3）电镜：系膜区和基底膜出现细小的纤维样物质（直径<10 nm）。

3. 并发症

可发展为乳头状腺瘤、乳头状癌或透明细胞癌。

二、肾细胞肿瘤

肾细胞癌是成年人常见的肿瘤，平均发病年龄55~60岁，儿童也可以发生，男女发病比例为2：1。双侧发生占1%。肾细胞癌可以继发于其他疾病。包括von Hippel-Lindau病、获得性囊肿病、成人多囊肾、肾小管硬化、神经母细胞癌等。肾细胞癌患者通常有血尿（59%）、腰痛（41%）及腹部包块（45%），同时有3个改变的仅占9%。其他表现包括体重下降、贫血、发热。少数患者还出现副肿瘤综合征的表现，系统性淀粉样变，多发性神经肌病，胃肠道紊乱，肝脾肿大及肝功能异常。

大多数肾细胞癌位于肾皮质，较大的肿瘤可突到肾外形成肿块，肾细胞癌5年存活率为70%，与患者性别、种族、年龄，肿瘤分期，肿瘤的大小及转移、囊性变、浸润肾静脉、浸润肾盂，显微镜下分级、显微镜下亚型肿瘤坏死，细胞增生指数、p53及CD44S过度表达等有关。

（一）透明细胞性肾细胞癌

1. 临床特点

透明细胞性肾细胞癌是肾最常见的恶性肿瘤。多见于老年人。临床表现为血尿、肾区疼痛、肾区肿块。分子遗传学显示3号染色体短臂缺失，VHL基因突变。

2. 病理改变

肉眼：肿物位于肾皮质，有纤维性假包膜。金黄色，实性，有出血、坏死、囊性变、多彩状。

镜下：实性巢索状、管状、腺泡状或乳头状排列，癌巢间是丰富的窦状血管间质，细胞立方形、柱状，胞质透明或嗜酸性颗粒状，含糖原和脂类物质，无黏液，核圆形、卵圆形或不规则形，核染色质细腻或粗颗粒状、块状。出现肉瘤样结构，提示预后差。

3. 免疫组化

低分子量CK、CK8、CK18、CK19、Vimentin、CD10、EMA、CA-IX阳性，高分子量CK阴性。

4. 分级标准

Fuhrman分级（10倍物镜下）：①Ⅰ级，核均匀一致，圆形，直径<10 μm，染色质增

多，无核仁；②Ⅱ级，核增大，核略不规则，直径 15 μm，染色质细颗粒状，核仁不明显；③Ⅲ级，核不规则，直径 20 μm，大核仁，核仁易见；④Ⅳ级，核多形性，染色质增多，怪异核，直径 20 μm 或更大，1 个或多个大核仁。

5. 鉴别诊断

（1）肾上腺皮质癌：透明细胞癌免疫组化 Inhibin（–）。

（2）卵巢透明细胞癌：肾细胞癌 CK34βE12 和 CA125（–）。

（3）甲状腺透明细胞癌：肾细胞癌 Thyroglobulin（–）。

（4）间皮瘤：肾细胞癌 Calretinin，Mesothelin，C：K576（–）。

（二）多房性囊性肾细胞癌

1. 病理改变

肉眼：边界清楚、大小不等的囊腔，内为浆液性或血性液体。

镜下：囊腔内衬单层或多层上皮细胞，胞质透明，核小而圆，染色质深染或者衬覆的上皮细胞脱落，囊壁间隔为致密的胶原，可见灶状透明细胞。

2. 免疫组化

囊壁间隔内的透明细胞 CK、EMA 阳性，CD68 阴性。

（三）乳头状肾细胞癌

1. 临床特点

占肾细胞癌的 15%，部分 c-MET 基因突变有关，老年人好发。

2. 病理改变

肉眼：肾实质内边界清楚的肿物，有纤维性假包膜。有出血、坏死、囊性变，多彩状。

镜下：乳头状、小梁状或乳头实体状排列，纤维血管轴心内有砂砾体、泡沫状巨噬细胞和胆固醇结晶，细胞立方状、柱状或多角形，胞质嗜酸性、嗜碱性、双染，小圆核，核仁不明显或者有大的不规则的核，核仁明显。Ⅰ型：乳头被覆单层细胞，小立方形，胞浆少，预后好；Ⅱ型：乳头表面被覆假复层上皮胞细胞，核大，嗜酸性胞质。

3. 免疫组化及分子遗传学

CK7 阳性，7、17 号染色体三倍体，Y 染色体丢失，c-MET 基因突变。

4. 预后

预后较差。预后较透明性肾细胞癌好，较嫌色细胞癌差。

（四）嫌色性肾细胞癌

1. 临床特点

占肾细胞癌的 5%，多无症状，预后较透明细胞性肾细胞癌好。

2. 病理改变

肉眼：边界清楚、无包膜、分叶状实性肿块。均质，黄棕色或褐色。

镜下：实性片状、管状、小梁状或乳头状排列，可见肉瘤样结构。细胞界限清楚，圆形或多角形，胞膜较厚，胞质略透明磨玻璃状或嗜酸性细颗粒状，核周晕明显，核皱褶，染色质深，间质玻璃样变性，可见偏心性的厚壁血管、灶状坏死或钙化

3. 免疫组化

EMA、低分子量 CK、CK7 阳性，CD10 阴性，Vimentin 阴性，肉瘤样区 Vimentin 阳性。

4. 分子遗传学

1 号染色体或 Y 染色体缺失或 1、6、10、13、17、21 号染色体混合性缺失。

（五）集合管癌

1. 临床特点

来源于集合管上皮细胞的恶性肿瘤。罕见，占肾细胞癌的 1%～2%。临床表现是腹部疼痛，季肋部肿块，血尿。预后较透明性肾细胞癌差。

2. 病理改变

肉眼：体积小的肿瘤位于肾锥体，体积大的肿瘤位于肾中央、肾髓质。边界不清，切面灰白、实性、硬韧，有坏死及囊性变，常侵及肾周和肾窦脂肪组织。

镜下：不规则小管状、乳头状排列或肉瘤样结构，周围有纤维结缔组织反应增生，大量炎症细胞浸润。细胞立方状，胞膜不明显，胞质嗜酸性、嗜碱性或嫌色，可见腔内或细胞内黏液。核大，核仁明显，高恶性分级。周围的小管上皮细胞有异型性，无尿路上皮癌。

3. 免疫组化

高分子量 CK、植物血凝素、Vimentin 阳性，CD10 阴性。

4. 分子遗传学

1、6、14、15 和 22 号染色体为单倍体。

（六）肾髓质癌

1. 临床特点

罕见。青年好发，男性多见。常伴发镰状细胞性血液病，预后差。

2. 病理改变

肉眼：位于肾髓质，浸润性生长，边界不清，侵及肾窦。

镜下：网状、管状、梁状、乳头状、腺样囊性结构，卵黄囊瘤样结构。胞质嗜酸性，核染色质细腻，核仁明显。间质纤维化、水肿，有中性粒细胞浸润，边缘有较多淋巴细胞，常见胞质内滴状黏液和镰状红细胞。

3. 免疫组化

AE17AE3、EMA、CEA 阳性。

（七）Xp11.2 易位/TFE3 基因融合相关性肾癌

1. 临床特点

多见于 10 岁以下的儿童。

2. 病理改变

肉眼：肿物切面黄褐色，有出血、坏死。

镜下：不同的 TFE3 融合基因有不同的组织学形态，透明细胞呈乳头状排列或胞质嗜酸性颗粒状的细胞排列呈巢状。

3. 免疫组化

TFE3 核阳性，肾细胞癌标志物抗原、CD10 阳性，Vimentin 灶性阳性，CK 灶性阳性，EMA 灶性阳性。

（八）神经母细胞瘤相关性肾细胞癌

1. 临床特点

见于长期存活的儿童肾母细胞瘤患者。双肾均可发病。

2. 病理改变

镜下：实性和乳头状结构，胞质丰富，嗜酸性，核轻度至中度异型性。

3. 免疫组化

EMA、Vimentin、CK8、CK18、CK20 阳性。

（九）黏液性管状和梭形细胞癌

1. 病理改变

肉眼：肿物境界清楚，灰色，浅褐色，质地均一。

镜下：立方形细胞排列呈条索状或小而狭长的小管状结构，小管间为黏液样间质，混杂有梭形细胞区域，细胞温和，核级别低。

2. 免疫组化

CK7、CK18、CK19、EMA、Vimentin 阳性，CD10 阴性。被认为是乳头状肾细胞癌的梭形细胞亚型。

（十）肾乳头状腺瘤

1. 临床特点

多见于老年人。各种晚期肾疾病的硬化肾，长期透析肾多见，无症状。

2. 病理改变

肉眼：位于肾皮质、直径 <5 mm 的球形结节，灰白色，边界清楚。

镜下：小管状、乳头状、小管乳头状结构排列。细胞形态一致，胞质少，双染性或嗜碱性、嗜酸性，核圆形、椭圆形，核染色质细腻，核仁不明显，无病理性核分裂象及坏死。

3. 免疫组化

低分子量 CK、Vimentin 阳性。

（十一）嗜酸细胞腺瘤

1. 临床特点

多见于老年人，无临床症状。

2. 病理改变

肉眼：肿物边界清楚，无包膜，红褐色，中央见星状瘢痕，有出血，无坏死。

镜下：实性巢索状、管状、腺泡状、微囊状结构。细胞圆形或多角形，嗜酸性颗粒状胞质，小圆形泡状核，见小核仁，偶见大而深染的怪异细胞核，无病理性核分裂象。

3. 免疫组化

高分子量 CK 阳性，Vimentin 阴性。

（十二）肾细胞癌，未分类

不能归于上述任何一类的肾肿瘤。

三、后肾肿瘤

（一）后肾腺瘤

1. 临床特点

多发于青壮年，女性多见。

2. 病理改变

肉眼：位于肾皮质，边界清楚，无包膜，灰色、褐色或黄色，质软或韧，常见出血、坏死、囊性变。

镜下：管状、腺泡状排列。间质少或疏松水肿样、黏液样或玻璃样变性。细胞形态一致，胞质少，嗜酸性。核一致，圆形、卵圆形，核染色质细腻，核仁不明显，无病理性核分裂象。有的有乳头状结构，常见砂砾体。

3. 免疫组化

CK、Vimentin、CD57 阳性。

（二）后肾腺纤维瘤

后肾腺纤维瘤是上皮成分和间叶成分的混合性肿瘤。

病理改变见上皮成分与后肾腺瘤相似，间叶成分为梭形的成纤维细胞样细胞束状排列，核卵圆形或梭形，核仁不明显，可有透明变性和黏液变性，偶混有脂肪、软骨及神经胶质，并可见砂粒体。

（三）后肾间质瘤

1. 临床特点

少见，为发生于儿童的良性肾肿瘤，与后肾纤维瘤的间质成分相同。

2. 病理改变

肉眼：位于肾髓质，黄褐色、分叶状的纤维性肿块，有囊性变。

镜下：肿瘤细胞呈梭形或星芒状，胞质纤细不清，核细长，包绕陷入的肾小管和血管，在黏液样的背景中形成洋葱皮样同心圆结构或者睫状体样结构，小动脉异常增生，中膜的平滑肌细胞转变成上皮样细胞，肾球旁器细胞增生，有异源性分化，如神经胶质和软骨分化。

3. 免疫组化

CD34 阳性。

四、肾母细胞性肿瘤

（一）肾母细胞瘤

1. 临床特点

来源于肾胚基细胞的恶性肿瘤，又称 Wilms 瘤。多见于 6 岁以下的儿童，50% 发生于 3 岁以下。临床表现腹部包块，偶见血尿、疼痛，由于肾素分泌，患者出现高血压。

2. 病理改变

肉眼：双肾都可受累，为球形巨大瘤块，边界清楚，有纤维性假包膜，灰白色或棕褐色，鱼肉状，易见出血、坏死及囊性变。

镜下：可见 3 种基本成分，即未分化的胚芽组织、间胚叶性间质、上皮样成分。

（1）胚芽细胞型：弥漫性、结节状、缎带状以及基底细胞样分布，细胞小圆形，胞质极少，核染色质粗糙，核仁不明显。

（2）间胚叶性间质型：以幼稚的黏液样细胞和梭形细胞为主，可有脂肪组织、平滑肌组织、骨骼肌组织、骨和软骨、神经胶质细胞。

（3）上皮样型：形成胚胎性的肾小管、肾小球，移行上皮异源性分化，产生纤毛上皮、黏液上皮、鳞状上皮、神经上皮成分。

肾母细胞瘤的间变：①核增大，与相同类型的细胞相比，直径超过 3 倍，除骨骼肌性肿瘤细胞以外，胚芽细胞、上皮样细胞与间质细胞均适用；②染色质增多增粗；③核分裂象增多；④化疗后改变，有坏死以及黄瘤样细胞、含铁血黄素沉积和纤维化，胚芽组织向较成熟的上皮、间叶成分和肌源性成分分化。

3. 免疫组化

胚芽组织表达 Vimentin，灶状表达 NSE、Desmin、CK。上皮成分表达 CK、EMA、植物血凝素。间胚叶成分：横纹肌表达 Actin，神经成分表达 NSE、GFAP、S-100；胚芽成分和上皮成分表达 WT1，间胚叶成分不表达 WT1。

4. 遗传学改变

20% 的散发肾母细胞瘤有 WT1 基因突变。

（二）肾源性残余

1. 临床特点

肾内出现灶状异常的可发展为肾母细胞瘤的胚胎性肾组织成分。多见于 3 岁以下的儿童。

2. 病理改变

肉眼：肾内点片状灰白色小结节。

（1）叶周型：位于肾周缘，多灶，有明显的边界，由肾胚芽组织和小管样结构组成，伴有硬化性间质。

（2）叶内型：分布于肾皮质和髓质，单发，边界不清且不规整，成熟的间质中有肾胚芽组织和小管样结构。

（3）弥漫性或多灶状肾源性残余称为肾母细胞瘤病。

（三）部分囊状分化的肾母细胞瘤

1. 临床特点

多发生于儿童。

2. 病理改变

肉眼：大小不等的薄间隔的囊腔，有假包膜，与周边肾组织分界清。

镜下：囊腔内衬扁平、立方或鞋钉样上皮细胞或无衬覆上皮，间隔内有未分化或分化的间叶成分、胚芽和肾母细胞瘤的上皮成分，有时见骨骼肌和黏液样间叶成分。

五、间叶性肿瘤

（一）肾透明细胞肉瘤

1. 临床特点

临床少见，见于 2 岁左右儿童，恶性度高，易复发及发生骨转移。

2. 病理改变

肉眼：肾髓质或肾中央球形肿块，无包膜，边界清，均质性，鱼肉状，黏液样，囊性变。

镜下：巢状、条索状、梁状或栅栏状排列，间质内为网状纤维血管间隔或黏液样变性、纤维化、玻璃样变性。细胞上皮样，梭形或多角形。胞膜不清楚，胞质浅染或空泡状。核小圆形，染色质细腻，核仁不明显，核分裂象少见。形态多样，有经典型、上皮样型、梭形细胞型、硬化型、黏液样型、囊肿型、血管周细胞瘤型、栅栏状排列型。

3. 免疫组化

Vimentin、Bcl-2 阳性，CD34、S-100、Desmin、CD99、CK、EMA 阴性。

（二）肾骨骼肌样瘤

1. 临床特点

好发于婴幼儿，平均发病年龄 1 岁，3 岁以上诊断本病要慎重。常合并颅内的神经外胚叶恶性肿瘤。

2. 病理改变

肉眼：边界不清的实性瘤块，无包膜，有出血、坏死，常见浸润和卫星结节。

镜下：实性条索，片状排列，弥漫性、浸润性生长。细胞圆形或多角形，胞质丰富，嗜酸性颗粒状，圆形或椭圆形的嗜酸性包涵体，核泡状，显著的红核仁。有上皮样型、纺锤样细胞型、硬化型、淋巴瘤样型。

3. 免疫组化

Vimentin 阳性，EMA 灶状强阳性，INI1 阴性。电镜下见细胞质内包涵体由互相缠绕的中间丝构成。

4. 遗传学改变

22 号染色体长臂的 hSNF5/INI1 肿瘤抑制基因失活。

（三）先天性中胚层细胞肾瘤

1. 临床特点

为发生于婴儿肾和肾窦的低度恶性的纤维母细胞性肿瘤。儿童最常见的先天性肾肿瘤。发病年龄 <1 岁。

2. 病理改变

肉眼：质地硬韧，编织状。富于细胞者质地软，有囊性变和出血。

镜下：束状交错排列的纤维母细胞，核细长，胞质淡染，核分裂象少见，包绕和穿插于残留的肾小管和肾小球。细胞型见实性条索状和片状排列，大的梭形细胞或多角形细胞，胞质丰富，泡状核，多个大核仁，核分裂象多见。

3. 免疫组化

Vimentin、Actin 阳性。

4. 遗传学改变

11、8、17 号染色体非整倍体，t（12；15）（p13；q25）发生 ETV6 和 NTRK3 基因融合。

（四）儿童期骨化性肾肿瘤

1. 临床特点

为起源于肾锥体，发生于肾盏的良性肿瘤。罕见，男性多见。

2. 病理改变

病理：骨样物质形成粗大的小梁状、网状互相连接，其间见立方形骨母细胞样细胞，梭形细胞大小一致，片状排列，核椭圆形。

3. 免疫组化

骨母细胞样细胞 EMA 和 Vimentin 阳性，CK 阴性。

（五）血管周细胞瘤

血管周细胞瘤少见，多发生于肾窦或肾周脂肪。增生的梭形血管周细胞间为大量的鹿角状毛细血管。免疫组化：CD34 阳性，CD31、Actin、CD99 阴性。

（六）平滑肌肉瘤

1. 临床特点

罕见，是肾最常见的肉瘤，多发生于肾被膜、肾实质、肾盂平滑肌组织、肾静脉。多见于成年人。

2. 病理改变

肉眼：肿物体积大，实性，灰白色，质软偏硬韧，有坏死。

镜下：梭形细胞栅栏状、丛状、杂乱排列。坏死、核异型性、核分裂象多见提示恶性程度高。

（七）肾血管肉瘤

1. 临床特点

罕见，好发于男性。

2. 病理改变

肉眼：发生于肾被膜，边界不清，海绵状，有出血。

镜下：细胞梭形、圆形或不规则形，核长或不规则，奇异核和多核细胞，常见核分裂象。分化好的区域见大小不等的毛细血管腔，分化差的区域见多形的肿瘤细胞，大片的梭形细胞或上皮样细胞形成原始管腔。

3. 免疫组化

Ⅷ因子、CD31、CD34 阳性。

（八）恶性纤维组织细胞瘤

1. 临床特点

为肾旁或腹膜后肿块，被认为来源于肾被膜。

2. 病理改变

呈鱼肉状，有出血坏死，常侵及肾静脉和腔静脉。梭形细胞、组织细胞样细胞和多核巨细胞呈片状混杂排列，局部栅栏状或席纹状排列。

（九）血管平滑肌脂肪瘤

1. 临床特点

为来源于血管周细胞的良性间叶性肿瘤，部分病例伴有结节性硬化症。多见于成年人，女性尤为多见。

2. 病理改变

肉眼：发生于肾实质和髓质，可以多灶、双肾发生。肿物边界清楚，无包膜，黄色或红褐色，易见出血，向肾周脂肪组织呈膨胀性生长。

镜下：由多少不等的成熟脂肪组织、不规则的缺乏弹力层的厚壁血管和平滑肌构成。平滑肌细胞在血管壁周围呈放射状生长，呈梭形细胞束状排列或呈圆形上皮样细胞片状排列，胞质嗜酸性或透明。可有脂肪母细胞。

3. 免疫组化

平滑肌细胞和脂肪细胞共同表达黑色素细胞的标记（HMB45、Melan A、Tyrosinase、CD63）和平滑肌的标记（SMA、MSA、Calponin）。

4. 并发症

可发生远处转移。累及局部淋巴结可能属于多灶性生长，非转移性。

（十）上皮样血管平滑肌脂肪瘤

1. 临床特点

具有恶性潜能的间叶性肿瘤。以增生的上皮样细胞为主，具有经典的血管平滑肌脂肪瘤的 3 种成分。多见于成年人，50% 以上的患者有结节性硬化症。

2. 病理改变

肉眼：体积大，灰褐色、白色或棕色，有出血坏死，浸润性生长，有时侵及肾外组织或肾静脉、腔静脉。

镜下：上皮样细胞巢状、片状排列，在血管周围呈套袖状分布。细胞圆形或多角形。胞质丰富、颗粒状，嗜酸性，泡状核，核仁清楚。可见核分裂象，有血管浸润、出血、坏死和肾周脂肪组织浸润。

3. 免疫组化

表达黑色素细胞的标记（HMB45、HMB40、CD63、Tyrosinase、Melan A、microphthalmia 转录因子），平滑肌标记（SMA、MSA）的表达各不相同。

4. 并发症

有淋巴结、肝、肺、脊柱转移。出现坏死、核分裂象、间变的细胞核和肾外扩散时，提示预后不佳。

（十一）平滑肌瘤

1. 临床特点

多见于成年人。最常发生于肾被膜，其次是肾盂的平滑肌组织、肾皮质的血管平滑肌。

2. 病理改变

边界清楚，有钙化、囊性变，无坏死。梭形细胞交错束状排列，无细胞异型性和核分裂象。免疫组化显示 Actin、Desmin 阳性。

（十二）血管瘤

血管瘤常见于年轻人和中年人。临床表现反复血尿。多为单侧、单发，肾盏、肾盂最常受累。肿物无包膜，红色海绵状或红色条纹状。组织学分类包括毛细血管瘤和海绵状血管瘤。

（十三）淋巴管瘤

淋巴管瘤是少见的肾良性肿瘤。多见于成年人。儿童出现双侧肾淋巴管瘤，提示有淋巴管瘤病。可位于肾被膜、肾皮质，更常见于肾盂周围和肾窦壁。为弥漫性的囊性病变，囊腔相互交通，内含清亮液体，有纤维间隔，内壁衬以扁平内皮细胞。免疫组化显示Ⅷ因子阳性，CK 阴性。

（十四）球旁器细胞瘤

1. 临床特点

为分泌肾素的良性肿瘤，又称肾素瘤。多见于成年人，女性多见。临床表现是持续性顽固的高血压、低血钾、血浆肾素水平高。

2. 病理改变

肉眼：单侧，为位于肾皮质，灰黄色、边界清楚的小结节。

镜下：多角形、梭形或小圆形细胞排列呈实性、不规则条索状。胞质嗜酸性颗粒状，核染色质细腻。间质毛细血管和血窦丰富或透明样变、黏液样变，也有管状乳头状结构，衬覆立方形细胞。胞质 PAS 和 Bowie 染色阳性。

3. 免疫组化

Renin、Actin、Vimentin、CD34 阳性，管状结构的立方形细胞 CK 阳性。

4. 超微结构

胞质内含菱形或多角形肾素的内分泌颗粒。

（十五）肾髓质间质细胞瘤

1. 临床特点

又称肾髓质纤维瘤，多见于成年人。

2. 病理改变

位于肾髓质锥体内的灰白色、边界清楚的小结节。瘤细胞星形或多边形，泡状核，胞质透明，杂乱分布于疏松的间质内，有的间质完全是不规则嗜酸性的淀粉样物质。瘤细胞内含中性脂肪、磷脂和酸性黏多糖。

（十六）肾内神经鞘瘤

肾内神经鞘瘤罕见。多发生于肾实质、肾门、肾盂、肾被膜，边界清楚，分叶状或圆形肿块，棕褐色或黄色。光镜下部分梭形细胞栅栏状排列（Antoni A），部分细胞少而结构疏松（Antoni B）。

（十七）孤立性纤维性肿瘤

孤立性纤维性肿瘤位于肾实质和肾被膜，为多少不等的梭形细胞呈不规则状、席纹状或短束状排列，混杂有少细胞区的胶原纤维带。免疫组化 CD34、Bcl-2、CD99 阳性。

（十八）脂肪肉瘤

原发于肾的脂肪肉瘤罕见，多是腹膜后的脂肪肉瘤累及肾或肾周组织。分化好的脂肪肉瘤应与脂肪成分居多的血管平滑肌脂肪瘤相鉴别。

六、间叶和上皮混合性肿瘤

（一）囊性肾瘤

囊性肾瘤见于成年人的良性囊性肿瘤。为肾实质内边界清楚的多房性囊肿，内壁光滑，内含无色液体，各囊之间以及各囊与肾盂不相通。囊壁被覆单层扁平、矮立方或鞋钉样上皮细胞，胞质透明或嗜酸性，间隔内无细胞或类似于卵巢间质。

（二）混合性上皮和间质肿瘤

1. 临床特点

由上皮和间质成分混合呈实性和囊状生长的肾肿瘤。成年女性多见。临床表现为腹部疼痛、血尿。

2. 病理改变

肉眼：位于肾中央，膨胀性生长，突入肾盂，由多个囊腔和实性区域构成。

镜下：由大囊、微囊和小管构成。大囊囊壁内衬柱状、立方状上皮，形成乳头状簇，有的囊壁衬尿路上皮，微囊和小管内衬扁平、立方和柱状上皮，胞质透明、淡染、嗜酸性。间质内有多少不等的梭形细胞，核大，胞质丰富，显示不同程度的平滑肌、纤维母细胞或肌纤维母细胞分化。

3. 免疫组化

上皮成分表达 CK、Vimentin，梭形细胞表达 Actin 和 Desmin。

（三）滑膜肉瘤

滑膜肉瘤是伴有上皮成分分化的梭形细胞肿瘤。

1. 病理改变

肉眼：实性，可见出血、坏死、囊性变。

镜下：单相分化的肥胖的梭形细胞，互相交错呈束状或实性片状排列。核卵圆形，胞质少，核分裂象多见。束状排列的肿瘤细胞与黏液样区域交替。囊腔内衬上皮为多角形细胞，胞质嗜酸性，核位于腔面，核分裂象不活跃。

2. 免疫组化

Vimentin、Bcl-2、CD99 阳性，Desmin、MSA 阴性，囊腔内衬上皮 CK、EMA 阳性。

3. 分子遗传学改变

t（X；18）（p11.2；q11）形成 SYT-SSX 融合基因。

七、神经内分泌肿瘤

（一）肾类癌

肾的原发性类癌非常罕见。

1. 病理改变

为边界清楚的实性肿块，分叶状，黄褐色、浅棕色或红棕色，质软或质中偏硬，有灶状出血、钙化、囊性变，坏死不常见。细胞排列成巢状、条索状、小梁状，核圆形、规则，无核分裂象，无血管浸润。

2. 免疫组化

NSE、CgA、Syn 阳性。

（二）肾神经内分泌癌

1. 病理改变

肿块质软、灰白色，有坏死。片状、巢状、小梁状排列。细胞小圆形、梭形，分化差，胞质少。核染色质丰富，核仁不明显，核分裂象丰富。易见脉管内癌栓，坏死广泛。有血管周围 DNA 沉积，同时伴有尿路上皮癌。

2. 免疫组化

CK 点状阳性，CgA、Syn、CD56、NSE 阳性。

（三）原始神经外胚叶肿瘤（Ewing 肉瘤）

原始神经外胚叶肿瘤在肾罕见。

1. 病理改变

肉眼：位于肾髓质和肾盂，灰褐色或灰白色，分叶状，有出血、坏死、囊性变，侵犯肾周脂肪组织、肾静脉或下腔静脉。

镜下：为形态相对单一的小多角形细胞，核圆形，胞膜清晰，胞质透亮，染色质细腻，有小核仁，有的核呈无结构的浓缩状态，核分裂象多见，常见坏死。

2. 免疫组化

CD99 胞膜阳性，Vimentin 阳性，Vimentin 和 CK 为核周或 Golgin 附近的点状阳性。

3. 分子遗传学改变

t（11；22）（q24；q12）形成 EWS-FLL 融合基因。

（四）神经母细胞瘤

肾内原发性神经母细胞瘤非常罕见。可能来源于肾上腺残余或肾内交感神经，有的是肾上腺神经母细胞瘤累及肾。易误诊为肾母细胞瘤。

1. 病理改变

原始神经组织分化，胚胎样细胞，核圆形，染色质颗粒状，可见菊形团、神经原纤维。

2. 免疫组化

NSE、Syn、S-100、CgA 阳性。

八、淋巴造血组织肿瘤

（一）淋巴瘤

肾原发性淋巴瘤指单独发生于肾，而非系统性淋巴瘤累及肾。肾是淋巴瘤第 2 个常见的累及部位。淋巴瘤的所有亚型均可发生于肾，最常见的弥漫大 B 细胞性淋巴瘤。

（二）浆细胞瘤

肾的原发性髓外浆细胞瘤罕见，多数为多发性骨髓瘤的肾内扩散。首先要除外其他部位的浆细胞瘤。

（三）白血病

肾的白血病是指白血病细胞在肾间质浸润而不伴有结节形成。

九、生殖细胞肿瘤

生殖细胞肿瘤罕见。多数肾的生殖细胞肿瘤是睾丸肿瘤转移所致。原发性的肾绒毛膜癌罕见，不易与低分化的伴有合体滋养叶细胞的尿路上皮癌相鉴别。畸胎瘤很少见，可能是波及肾的腹膜后畸胎瘤或畸胎瘤样的肾母细胞瘤。

十、瘤样病变

（一）肾炎性假瘤

肾炎性假瘤是由大量胶原、肌成纤维细胞和炎症细胞组成的瘤样结节。

（二）黄色肉芽肿性肾盂肾炎

黄色肉芽肿性肾盂肾炎多见于 40~60 岁女性。有下尿路感染的临床症状。

肉眼：肾髓质内界限不清的肿块，切面灰黄色。

镜下：中央为坏死组织，有小脓肿，周围为大量组织细胞、泡沫细胞和多核巨细胞，最外层为浆细胞、淋巴细胞和肉芽组织。应与透明细胞性肾细胞癌鉴别。免疫组化透明细胞性肾细胞癌 CK 阳性，CD68 阴性。黄色肉芽肿性肾盂肾炎则相反。

十一、肾盂肿瘤

肾盂常见的良性上皮性肿瘤有尿路上皮乳头状瘤和内翻性乳头状瘤。肾盂常见的恶性上皮性肿瘤包括尿路上皮癌、鳞状细胞癌和肾盂腺癌，其他肿瘤包括肾盂未分化癌和肾盂癌肉瘤。

（一）尿路（移行细胞）癌

1. 临床特点

大多数尿路（移行细胞）癌发生在成年人，约占原发性肾细胞癌的 7%。1/4 的患者可伴有乳头坏死。在先天性马蹄肾发病率增加。血尿是最常见的临床表现。尿细胞学检查是高敏感及准确的检查方法，特别是高级别病变。

2. 病理改变

肉眼：肿瘤质软，灰红色，表面光滑，类似膀胱肿瘤。肿瘤弥漫累及全部肾盂，肿瘤可以延伸到输尿管。高级别的肿瘤可以浸润肾实质，甚至可浸到肾被膜。大体上能与肾细胞癌鉴别，肿瘤呈灰白色，颗粒状，肾盂广泛受累。肾静脉常受累。

镜下：尿路上皮癌无论发生在肾盂、输尿管还是膀胱，与膀胱癌形态一致。高级别占 70%，比膀胱癌高。肾盂肿瘤累及集合管易与肾腺癌相混淆。周围上皮可以发生增生及原位癌。

3. 免疫组化

CK7 及 CK20 阳性，p53 及 p27 过表达。

（二）肾盂未分化癌

1. 病理改变

位于肾盂附近或肾髓质，为实性片状排列，细胞形态多样，异型性不一。

2. 免疫组化

高分子量 CK 阳性。

（三）肾盂癌肉瘤

肾盂癌肉瘤是发生于肾盂的具有癌和肉瘤特点的恶性肿瘤。上皮性成分是移行细胞癌、腺癌、鳞状细胞癌，肉瘤成分常见软骨肉瘤、骨肉瘤。

（郭黎黎）

第六章

皮肤疾病

第一节　非感染性水疱和大疱性皮肤病

一、天疱疮

（一）临床特点

天疱疮（pemphigus）是一组以形成表皮内松解性大疱为特点的自身免疫性皮肤黏膜炎症性疾病。中老年人多发，无性别差异。好发于头面、颈、胸背、腋下和腹股沟等处皮肤，黏膜损害最常累及口腔黏膜。常在外观正常的皮肤或红斑上形成松弛性大疱，水疱壁薄、易破裂而形成红色湿润糜烂面和结痂；尼氏征阳性。经典者分为寻常型、增殖型、红斑型、落叶型4型。多为慢性病程。

（二）病理变化

天疱疮最主要的病理变化是形成基底层上棘层松解，松解程度不同，可以形成不规则裂隙或大疱，疱内有棘突松解细胞，并有多少不等的炎性渗出物。棘突松解细胞呈圆形或卵圆形，细胞核大而深染，细胞质呈均质化，在细胞核周围染色较淡而呈透明晕状，在涂片上称为天疱疮细胞，有诊断意义。免疫荧光法证明，免疫球蛋白和补体见于表皮细胞间。寻常型天疱疮的大疱位于表皮基底层上，疱底真皮乳头完整，其上衬以一层碑石状棘突松解的基底细胞，即所谓绒毛。疱顶表皮只棘层最下部细胞棘突松解，故常参差不齐。增殖性天疱疮病变早期同上，但绒毛较显著，基底细胞增生并呈条索状向下伸长；以后真皮乳头状瘤样增殖，表皮明显增厚，其中表皮内嗜酸性粒细胞小脓肿的形成往往有助于诊断。落叶性天疱疮的棘突松解通常发生在表皮或毛囊漏斗颗粒层，形成角质层下裂隙。红斑性天疱疮同落叶性天疱疮，但在陈旧性损害中，毛囊口角质栓塞和颗粒层棘突松解常较显著。

二、类天疱疮

类天疱疮（pemphigoid）又称大疱性类天疱疮（bullous pemphigoid）。

（一）临床特点

是老年人多见的以皮下疱形成为特征的自身免疫性疾病。皮下疱常为大疱，故又称大疱性类天疱疮。但临床上不一定有大疱，故简称为类天疱疮。多见于腋下、胸、腹、前臂屈侧和腹股沟处，张力性水疱或大疱位于红斑或正常皮肤之上，疱壁较厚、不易破裂，破裂后形成的糜烂面易愈合，尼氏征阴性，黏膜损害少见而轻微。预后好于天疱疮，常于数月或数年后自然缓解。

（二）病理变化

多见于老年人的红斑、结节或结节水疱及大疱病变。表皮下裂隙及水疱形成，疱内及疱周有较明显嗜酸性粒细胞的混合性炎症细胞浸润，疱内有纤维素及浆液渗出。真皮乳头水肿，但一般无明显破坏，有的可见嗜酸性粒细胞沿表皮及真皮交界处呈线状浸润，有的病例疱周真皮乳头部也可见嗜酸小脓肿。较早期病变可无裂隙及水疱形成，主要是真皮乳头部水肿及嗜酸性粒细胞浸润，似荨麻疹。表皮也可见少量嗜酸性粒细胞浸润，轻度增生肥厚，但无表皮松解。免疫荧光可见基底膜带有线状 IgG 及 C3，也可有 IgM、IgD 及 IgE 等沉积。部分患者有循环性抗基底膜带抗体，一般为 IgG。

三、瘢痕性类天疱疮

瘢痕性类天疱疮（cicatricial pemphigoid）又称良性黏膜类天疱疮（benign mucosal pemphigoid）。

（一）临床特点

老年人多发。主要发生于口腔黏膜和眼结膜，偶见于咽喉、食管、鼻腔、阴道和龟头等处黏膜，1/3 的患者伴有皮肤损害，主要见于腹股沟和四肢。黏膜（尤其眼结合膜）、皮肤反复发生水疱、大疱，愈后遗留萎缩性瘢痕。部分患者可失明。

（二）病理变化

组织学变化与大疱性类天疱疮相似，大疱在黏膜和皮肤的表皮下形成。表皮内无棘突松解，真皮内淋巴细胞、浆细胞和嗜酸性粒细胞浸润。后期，真皮浅层明显纤维化。本病与天疱疮的区别在于前者无棘层松解。

四、疱疹样皮炎

（一）临床特点

疱疹样皮炎（dermatitis herpetiformis）是一种与肠道疾病有一定关系的瘙痒性红斑、丘疹、丘疱疹及水疱性慢性免疫性疾病，可能与谷胶或称麦胶蛋白致敏引起的局部免疫性损伤有关。多见于中年人。好发于肩胛、四肢伸侧和臀部，呈多形性皮疹，如红斑、丘疹及大小不一的水疱，皮损常呈对称性分布，黏膜也可累及。常伴剧烈瘙痒，有时伴吸收不良。

（二）病理变化

基本病变是真皮乳头的炎症性损害。表现为真皮乳头水肿，以中性粒细胞为主的炎症细胞浸润，小脓肿形成。脓肿中有核碎片形成，真皮乳头部单个或多个裂隙形成，相邻乳头裂隙互相融合形成大的表皮下裂隙或大疱。炎症细胞主要为中性粒细胞，有少量嗜酸性粒细胞及单核细胞，裂隙及疱腔内可有浆液及纤维素渗出。较为特殊的病变是形成多发性真皮乳头顶部小脓肿。少数病例真皮浅层可见血管炎病变。也可见基底细胞有不同程度坏死，基底细胞也可松解。免疫荧光检测显示几乎所有病例皮损周围或正常皮肤真皮乳头部有 IgA 和 C3

的颗粒状沉积。

五、家族性良性慢性天疱疮

家族性良性慢性天疱疮（familial benign pemphigus）又称 Hailey-Hailey 病。

（一）临床特点

属常染色体显性遗传性皮肤病。多于青春期发病，好发于颈、腋窝、脐周、腹股沟等易受摩擦的部位。成群小疱或大疱发生于外观正常的皮肤或红斑上，趋向周围发展和融合，易形成糜烂面和继发感染。夏重冬轻。

（二）病理变化

主要病变为棘层松解，早期发生在表皮基底层上，形成裂隙、水疱以致大疱，以后波及表皮的大部分。表皮广泛全层性棘突松解，棘细胞因间桥消失而显松散，如倒塌墙壁（少数细胞尚存间桥），腔隙内有单个或成团脱落的棘层松解细胞，最后形成基底层上大疱。基底细胞呈乳头状增生，形成所谓绒毛突入大疱内，并呈条索状伸至真皮内。疱顶表皮个别细胞超前角化似谷粒细胞，疱内无炎症细胞渗出。真皮有中等量淋巴细胞、单核细胞浸润。

六、疱疹样脓疱病

（一）临床特点

疱疹样脓疱病（impetigo herpetiformis）多见于孕妇。皮损好发于皮肤皱褶处，在红斑基础上出现群集、环形排列的小脓疱。常成批发生，愈后明显色素沉着。伴高热、畏寒等严重的全身症状。血钙常偏低。

（二）病理变化

表皮角化不全，棘层肥厚。Kogoj 海绵状脓疱形成，其中含中性粒细胞、嗜酸性粒细胞和崩解的表皮细胞。脓疱周围表皮细胞间水肿。真皮浅层小血管扩张，管周淋巴细胞、嗜酸性粒细胞和中性粒细胞浸润。

七、掌跖脓疱病

（一）临床特点

掌跖脓疱病（palmoplantar pustulosis）好发于中年妇女的掌跖部位。皮损为红斑、鳞屑基础上群集的小脓疱。早期，可为水疱或水疱性脓疱，不累及指（趾）的远端。慢性病程，反复发作。

（二）病理变化

表皮内单房性脓疱，脓疱内含许多中性粒细胞；脓疱周围轻度棘层肥厚，Kogoj 海绵状脓疱形成。脓疱下方真皮内见中性粒细胞浸润。

八、角层下脓疱病

（一）临床特点

角层下脓疱病（subcorneal pustular dermatosis）多发于中年以上女性。皮损好发于腹部、腋下、腹股沟等皱襞区。脓疱常呈环形或匐行性排列，脓液聚集在脓疱的下半部。无口腔损害。病程慢性，反复发作。

（二）病理变化

直接在角化层下形成脓疱，脓疱的脓液几乎全由中性粒细胞组成，嗜酸性粒细胞偶见。脓疱下生发层内含少量的中性粒细胞，可有轻度细胞内水肿和海绵形成。真皮上部毛细血管扩张，中性粒细胞以及少数嗜酸性粒细胞和单核细胞围绕毛细血管浸润。有的病例在脓疱底部可见少量棘层松解细胞。

（王亦飞）

第二节　角化性和红斑鳞屑性皮肤病

一、鱼鳞病

鱼鳞病（ichthyosis）是一组病因及发病不甚清楚，可能与遗传有关的疾病，主要特点是遗传性角化障碍。临床以皮肤干燥及鱼鳞状鳞屑为主要特点，病理主要特点是轻重不等的角化亢进。

（一）寻常性鱼鳞病

1. 临床特点

这是最常见的一型鱼鳞病，常在 1~4 岁幼儿发病。皮损常见于四肢伸侧及背部，少数可累及头面部。皮损主要显示为皮肤干燥，白色半透明状、较纤细糠状鳞屑。经常伴有掌跖角化病或手足部皮肤干裂或有痛的皲裂，冬重夏轻。皮损时轻时重，常随年龄增大而趋于好转，临床治疗反应较好。患者皮肤易患化脓菌感染，但不易患真菌感染，一旦感染较难治愈。

2. 病理变化

表皮角质层增厚，可有毛囊及汗孔角化及角质栓形成，颗粒层变薄或消失，这两种病变结合起来就是具有诊断意义的病变。棘细胞层轻度增厚或萎缩，基底细胞无明显增生活跃现象。皮脂腺常有萎缩或减少，真皮层无明显炎症，也可见少量淋巴细胞及单核细胞浸润。

（二）大疱性先天性鱼鳞病样红皮病

1. 临床特点

常在出生后 1 周内发病。起病较急，呈突发性、泛发性皮损，主要分布于四肢屈侧面，形成红斑，小的黄色或棕色鳞屑，显示不规则角化过度性线状或疣状条纹。并有明显大疱形成，根据大疱分布，可分为局限性大疱型及泛发性大疱型。红皮病的损害经数周或数月可减少或消退。经过一段时间后皮肤也可呈板状角化，但一般较柔软。随年龄增大症状常趋于好转，治疗反应较好。大部分病例在婴幼儿时即可治愈，少数病例则持续时间较长，但对健康和生命影响不大。

2. 病理变化

是大疱性表皮松解性角化过度或表皮松解性角化过度症。表皮的变化是特异性的，主要有如下 5 个特点：①棘层上部及颗粒层细胞内核周空泡变性或细胞内水肿；②细胞核周边有浅染胞浆或残存角质颗粒，角质颗粒为嗜酸性或嗜碱性；③细胞变性严重者破裂溶解及松解，形成裂隙或水疱，这种水疱既有表皮松解，也有水肿变性或相似于网状变性式的变性松解及溶解形成的水疱，疱内无炎症细胞；④角质层明显增厚；⑤表皮增厚，表皮特别是底层细胞增生较活跃；⑥真皮浅层血管扩张，有少量淋巴细胞及单核细胞浸润。

（三）板层状鱼鳞病

板层状鱼鳞病（lamellar ichthyosis）又称先天性非大疱性鱼鳞病样红皮病。

1. 临床特点

是常染色体隐性遗传性疾病，是很少见的疾病。临床表现较为特异，主要表现为出生后即出现弥漫性大片红斑及板层状表皮脱落，起始时为直径 0.5 ~ 1.5 cm 大小的薄片状灰棕色、中央附着而周边游离的鳞屑，不久片状鳞屑脱落，表皮可很快修复。部分病例在幼儿期自愈，少数可持续存在。

2. 病理变化

角质层增厚，灶状角化不全；颗粒层正常或灶状轻度增厚，也可显示为轻度萎缩，但不消失；棘层轻到中度肥厚；真皮上部有轻度非特异性炎。组织病理变化是非特异性的，诊断主要根据特有的临床表现、表皮角化过度、颗粒层正常无明显变化及无其他特殊的表皮病变等。

二、毛囊角化病

毛囊角化病（keratosis follicularis）又称 Darier 病、假性毛囊角化不良病。

（一）临床特点

多为常染色体显性遗传性疾病。多于儿童期发病。皮损好发于富于皮脂腺区域（脂溢区），主要见于面部、胸部及躯干，少数见于四肢，个别病例也可见于口腔，病变也可累及甲部，多对称。早期密集的毛囊角化性小丘疹，粟粒大，皮色或灰棕色，坚实，表面被覆油腻性痂，去痂后可见丘疹顶端漏斗状凹陷。久后可呈乳头状或疣状增殖，偶有水疱。大约10%的皮损可呈线样或带状分布。一般呈慢性经过，病变可泛发全身，可反复发作，常表现为夏重冬轻。

（二）病理变化

局灶性角化亢进及角化不全，形成毛囊样结节或凹陷，陷窝开口部有慢性角质栓形成，角质栓内同时有角化不全。病变局部有棘层肥厚及真皮乳头状瘤病。不规则表皮细胞松解，松解从基底层一直到角质层，形成不规则松解性裂隙状疱。疱腔内有松解细胞，但无炎症细胞，松解细胞中有两型较为特异的细胞，所谓谷粒及圆体，前者可能为松解脱落的角化不全细胞，后者可能为松解脱落的角化不良细胞。较圆整，核位于中央呈固缩状，无异型性，胞质宽，红染或浅粉染，又称良性角化不良细胞。松解裂隙周围表皮内也可见角化不良细胞。松解中央为基底层以上表皮细胞，虽然松解穿通基底层以上全层，但主要是棘层松解，故主要显示基底层上松解性裂隙或大疱。疱底有真皮乳头形成绒毛状乳头，上覆单层未松解基底层细胞。肥厚型者局灶棘上皮增生较明显，并可有假上皮瘤样增生。真皮层有轻度至中度血管周围单核淋巴细胞浸润。

三、掌跖角化病

掌跖角化病（keratosis palmaris et plantaris）又称掌跖角皮症。

（一）临床特点

出生后至 40 岁以前发病。先天性（常染色体显性遗传或隐性遗传性疾病，常有家族史）或获得性，单独出现或与其他病症组成多种综合征。皮损为掌跖局限性或泛发性显著角化过度，重症者表现大片界限清楚的角质增厚性斑块，周围红斑。

（二）病理变化

1. Unna-Thost 型、Meleda 型掌跖角化病和 Papillon-Lefevre 综合征

可见显著正性角化过度，颗粒层、棘层增厚，乳头瘤样增生，真皮乳头层血管周围轻度炎症细胞浸润。

2. 表皮松解性掌跖角化病

可见颗粒层和棘层上部表皮松解性角化过度和散在角化不良细胞。

3. 点状掌跖角化病

可见大片界限清楚的角化过度，角质层可出现致密的角化不全柱。局部表皮杯状凹陷。

四、汗孔角化病

（一）临床特点

汗孔角化病（porokeratosis）为常染色体显性遗传的一种皮肤病。男性多见。常发生于暴露皮区，如面部和四肢伸面等部位。开始为表皮角化丘疹，以后向四周扩张，形成中央表皮轻度萎缩凹陷，而周边具有角化物小沟的堤状突起病变。汗孔角化病为一误称，其发生常与汗孔无关，只是在病变发展过程中常累及汗孔而已。

（二）病理变化

最特征性的变化并不是汗孔角化，而是表皮角化亢进，灶状角化不全，具有诊断意义的变化是角化不全灶呈柱状或栓状嵌入表皮浅层，即形成圆锥形或柱状板层状结构，角化不全柱两侧及底部表皮颗粒层消失。角化不全柱可突出表皮表面呈柱状或嵴状。底部表皮细胞可见核周空泡，表皮可变薄或正常。表皮内可见个别角化不良细胞，也可见胶样小体或 Civatte 小体形成。真皮有灶状毛细血管扩张及轻度或中度血管周围炎症细胞浸润。

五、多形性红斑

（一）临床特点

多形性红斑（erythema multiforme）是一种皮肤及黏膜均可受累的急性自限性皮肤病，病因及发病尚不十分清楚。多见于春、秋季。常发生于青年妇女。皮损多见于手、足背、前臂及下肢伸侧，以多种或多形红斑、丘疹及水疱等多形性皮损为特点，斑疹、丘疹的中央常伴有水疱（所谓虹膜病变或靶病变）。常可反复发作。重者伴全身症状、关节痛，并可波及黏膜。

（二）病理变化

表皮和真皮均有变化，依此两者变化比重可将其分为真皮型、表皮型和混合型 3 种组织

学类型。①真皮型以真皮的变化为主，见于多形性红斑的斑疹和红斑病变，在真皮内呈明显单核细胞和一些嗜酸性粒细胞、中性粒细胞围绕小血管浸润，真皮乳头显著水肿，甚而可导致大疱形成，大疱顶部由表皮和其基底膜形成，表皮细胞变化不明显。②表皮型的表皮变化显著，真皮变化轻。表皮在早期病变中即有成群角质细胞嗜酸性坏死，严重病例各层角质细胞完全坏死，真皮仅呈轻度的单核细胞围绕表浅血管浸润。③混合型最常见，真皮和表皮均呈明显变化，见于丘疹、斑疹和靶病变。真皮内有明显的单核细胞浸润，表皮基底细胞水肿变性，棘细胞间和细胞内水肿可导致表皮内水疱形成，单个角质细胞坏死、灶状坏死，以至于表皮广泛坏死和其下大疱形成。

六、银屑病

银屑病（psoriasis）又名牛皮癣。

（一）临床特点

是较常见的红斑、丘疹以及在其上有明显银屑形成为特点、原因不明的慢性皮肤病。以青壮年常见，冬季易发病。病变可累及皮肤及鳞状上皮被覆的黏膜组织。少数银屑病患者除皮肤黏膜病变外，还有关节、肝、胃肠道、眼、心脏及肾等的不同程度损害。临床上有寻常型、脓疱型、关节病型及红皮病型4种主要类型。寻常型又可分为脂溢性、疣状、湿疹样、尿布银屑病以及光敏性等亚型。不同类型或亚型的病因发病学有所不同，组织学上也不同，但各型基本病变相似。

（二）病理变化

表皮角化亢进及灶状角化不全，颗粒层变薄或消失。角质层或角质层下中性粒细胞聚集，形成牟罗小脓肿，这种脓肿常在角化不全处，表皮内散在多少不一的中性粒细胞浸润。表皮呈银屑病型增生，其特点是棘层肥厚与萎缩相间，上皮脚规则延长增宽，呈锯齿状，锯齿尖端肥大，延长增宽的上皮脚呈杵状，乳头上方表皮变薄。表皮灶状细胞间水肿，可有海绵状水肿形成，也可见海绵状脓疱。真皮乳头水肿，血管扩张、扭曲、充盈。真皮浅层有中等量炎症细胞浸润，其中也可有少量中性粒细胞，个别病例有红细胞外渗。上述病变不一定在每一病例的活检标本都齐备，例如，在较陈旧病变，中性粒细胞较少，而较早期病变不一定有典型的银屑病型表皮增生，角化不全较轻、较散在。有的病例角化不全较重，灶状角化不全融合成大片状。脓疱型者海绵状脓疱较明显，甚至形成大的表皮内疱，而红皮病型者许多病例无典型银屑病病变。

七、扁平苔藓

（一）临床特点

扁平苔藓（lichen planus）在男性成年人稍多见。可有皮肤、黏膜和甲损害。皮损局限于某个部位（四肢特别是屈侧），偶呈亚急性或急性过程，遍布全身。基本损害为针头至绿豆大，三角形或多角形紫红色扁平丘疹，常密集成片，有蜡样光泽。20%~40%的患者有黏膜损害。根据损害的形态和分布，可分为点滴状、带形、环状、萎缩性、肥厚性、毛囊性和大疱性等类型。

（二）病理变化

典型病变呈现：①角化过度，角化层中等度增厚，不含或仅含少量角化不全细胞；②颗粒层不规则增厚，颗粒细胞增大，含有比正常多和粗的嗜碱性颗粒；③棘层增厚，棘细胞体积增大，嗜酸性，钉突延长，有些钉突下端变尖，似锯齿状，钉突间真皮乳头常呈半圆形；④基底细胞水肿变性以至于崩解消失，在充分发展的病变中，基底细胞可完全消失，在表皮最底层仅见扁平鳞状细胞；⑤紧接表皮的真皮带状浸润，浸润带下界分明，浸润的细胞几乎全为单核细胞，仅含少量中性粒细胞和肥大细胞，无嗜酸性粒细胞和浆细胞。

在较老的病灶中，浸润的细胞密度减少，而巨噬细胞增多。真皮上部常见由变性的基底细胞形成的玻璃样小体和噬黑色素细胞散在。晚期病变的表皮棘细胞明显增生，呈乳头状瘤病和角化过度，形成所谓肥厚性扁平苔藓。偶尔由于基底细胞变性损害，致使部分表皮与真皮分离而呈现表皮下水疱或大疱，形成所谓大疱性扁平苔藓。

黏膜损害与皮损不同，上皮常变薄，无粒层，因上皮坏死或大疱破裂而破溃。

八、光泽苔藓

（一）临床特点

光泽苔藓（lichen nitidus）多见于儿童。以散在或成群但不融合的多角形发亮的平顶丘疹为特征。约粟粒大小，好发于前臂、外生殖器和腹壁，无自觉症状。

（二）病理变化

紧靠表皮有局限性单核细胞和组织细胞浸润，其中混有一些上皮样细胞和少数多核巨细胞。这种炎性浸润常波及邻近表皮。表皮扁平，角化过度，中央常轻度凹陷并有一帽状角化不全物，这种图像不见于扁平苔藓，故有相当的诊断意义。基底细胞水肿变性和崩解消失，浸润灶两侧边缘钉突延长并包绕病灶。

九、副银屑病

（一）临床特点

副银屑病（parapsoriasis）多发于青壮年男性。病程呈慢性，不易痊愈。皮损为鳞屑性红斑、丘疹、脓疱、坏死和斑块等。一般将其分为点滴状型、痘疮样型、苔藓样型及斑块型。苔藓样型和斑块型可转化为蕈样肉芽肿。

（二）病理变化

1. 点滴状型

表皮轻度角化不全，棘层轻度增厚，灶性海绵形成；真皮浅层单核细胞稀疏浸润。

2. 痘疮样型

表皮细胞内和细胞间水肿，可致表皮变性、坏死，并见表皮内红细胞；基底细胞液化。真皮乳头水肿，血管扩张，红细胞外溢；深、浅层血管周围有致密的单核细胞浸润。

3. 苔藓样型

表皮萎缩，可见角化不全，基底细胞液化；真皮浅层淋巴细胞带状致密浸润，淋巴细胞核可呈现非典型性；淋巴细胞侵入表皮。

4. 斑块型

表皮轻度增厚，基底细胞液化；真皮浅层单核细胞带状致密浸润，淋巴细胞核可呈现非典型性；淋巴细胞可侵入表皮。

十、玫瑰糠疹

（一）临床特点

玫瑰糠疹（pityriasis rosea）为原因不明的急性自限性皮肤病，青壮年发病，一般持续6~8周。皮损常先出现一个较大的圆形或椭圆形淡红色或橘黄色母斑，表覆糠秕状鳞屑。随后，躯干、四肢近端成批泛发性、较小的继发斑，其长轴与皮纹一致，瘙痒，消退后可遗留色素沉着。

（二）病理变化

表皮轻度角化亢进及开口部角化不全；表皮内灶状轻度细胞间水肿，偶见海绵水肿形成，形成急性或亚急性海绵性皮炎特点；真皮浅层灶状或散在轻度到中度以淋巴细胞、单核细胞为主的炎症细胞浸润，偶见嗜酸性粒细胞；真皮乳头水肿，毛细血管周围有红细胞外渗，但无小血管炎。

（王亦飞）

第三节　结缔组织病和血管、皮下组织炎症

一、红斑狼疮

红斑狼疮（lupus erythematosus）是累及皮肤及全身多器官的系统性自身免疫性结缔组织病之一。本病病因及发病尚不完全清楚，许多研究提示，本病是一种自身免疫性疾病，可能与各种原因造成的免疫功能障碍有关。遗传、感染、物理性损伤（如日光）、药物、内分泌以及精神等因素都可能与发病有关。主要分为局限性盘状红斑狼疮和系统性红斑狼疮两型。

（一）局限性盘状红斑狼疮

1. 临床特点

多见于青年女性。对光敏感，好发于颊部、头皮、耳郭和唇黏膜，损害表现为边界清楚、有黏着性鳞屑之红色片块，除去鳞屑，可见扩大毛孔，晚期中央萎缩，边缘色素沉着。面部典型者呈蝶形分布。

2. 病理变化

早期表现为真皮浅层血管和淋巴管扩张，周围轻度水肿和淋巴细胞浸润，继而淋巴细胞浸润至表皮，致真皮与表皮交界处结构模糊不清，基底细胞液化变性，表皮常稍变薄，角质板紧密。随着病变的进一步发展，浸润细胞增多、密集，真皮深层血管和附属器周围常有片状浸润，毛囊漏斗扩大，充以角质栓，真皮胶原纤维束肿胀，束间有不等量黏蛋白沉积，浅层轻度纤维化，成纤维细胞呈星状，常有多个细胞核。晚期真皮浅层的炎症细胞减少，硬化，常伴噬黑色素细胞。表皮下和毛囊漏斗周围基膜带明显增厚，毛囊减少或消失，表皮萎

— 123 —

缩。免疫荧光法检查能证实真皮和表皮交界处有补体和免疫球蛋白沉积。

（二）系统性红斑狼疮

1. 临床特点

好发于青年女性。临床上常有不规则发热、关节痛和乏力等全身症状。面部红斑呈蝶形，可侵犯心、肾、肝、脾、胃肠道和神经系统等。周围血液和骨髓内可找到红斑狼疮细胞。血清抗核抗体试验常为阳性。

2. 病理变化

典型的皮肤病变与局限性盘状红斑狼疮相似，唯真皮内水肿和表皮基底细胞液化变性较显著，常见灶性红细胞漏出，真皮内纤维蛋白样变性和黏蛋白沉积较明显，有时见表皮下水疱。免疫荧光法检查，约50%外观正常的皮肤和皮损一样，在真皮与表皮交界处有补体和免疫球蛋白沉积。

内脏（特别是心、肾、脾）病变以小血管和浆膜较明显，表现为坏死性血管炎，纤维素样坏死显著。此外，还可发现所谓"苏木精小体"而有诊断价值。

二、皮肌炎

1. 临床特点

皮肌炎（dermatomyositis）是主要累及皮肤和肌肉的自身免疫性疾病。多见于成年人，早期面部特别是眼眶周围呈特殊黯红色实质性水肿，骨骼肌（特别是四肢近端）肌肉乏力、疼痛或压痛，最后可萎缩。其他因动眼肌，咽、喉、食管肌肉，肋间肌或心肌等受累而出现相应症状。通常呈急性或亚急性发作，有不规则发热，尿中肌酸增加。

2. 病理变化

皮肤呈慢性非特异性皮炎改变或者与系统性红斑狼疮表现非常相似。肌肉病变有诊断价值，主要为实质性肌炎。骨骼肌纤维肿胀，横纹消失，肌质透明化，严重时肌纤维断裂，呈颗粒状和空泡变性，嗜碱性染色，并见巨噬细胞吞噬肌纤维现象。肌纤维间和小血管周围灶性淋巴细胞、浆细胞浸润，最后肌束萎缩，发生纤维化和硬化，其中在儿童患者有广泛钙盐沉着。

三、硬皮病

1. 临床特点

硬皮病（scleroderma）是以皮肤和内脏硬化为特征的自身免疫性疾病。好发于儿童和成年人，女性多见。皮损为单发或多发的限局性硬化，带状分布或多处泛发，白色或象牙白色，缓慢发展，愈后遗留色素沉着和皮肤萎缩。系统性硬皮病表现为肢端硬化、色素性异常和甲周红斑；可伴发骨关节炎，食管、胃肠、肺、肾和心脏异常；多有雷诺现象、发热等前驱症状。实验室检查：外周血多种抗核抗体阳性；血清白蛋白下降，球蛋白升高；IgG和循环免疫复合物升高；红细胞沉降率加快；类风湿因子阳性。贫血，肾功能损伤。

2. 病理变化

表皮正常或萎缩。真皮网状层胶原纤维增生，排列致密，玻璃样变。血管和附属器明显减少或消失。附属器有上移和受压现象。早期，纤维间水肿和较明显的炎症细胞浸润；后期，炎症细胞明显减少或消失。皮下组织纤维间隔增宽、硬化。

四、混合性结缔组织病

1. 临床特点

混合性结缔组织病多见于 30 岁左右的女性，为同时出现系统性红斑狼疮、系统性硬皮病和多发性肌炎的临床病症。常见关节病或关节炎，手指弥漫性肿胀，指端变细；面部和甲周围血管扩张性红斑；蝶形红斑；Gottron 丘疹；眼周紫红色水肿性斑；雷诺现象和食管蠕动下降（多数患者）；四肢近端肌无力；胸膜炎；间质性肺炎等多系统受累。实验室检查：血清含多种自身抗体，高滴度的 RNP 抗体是本病的免疫学特点；血液循环免疫复合物阳性；血清类风湿因子阳性；高 γ 球蛋白血症；血肌酶升高；贫血和白细胞减少；红细胞沉降率加快；皮肤狼疮束带试验阳性等。

2. 病理变化

光镜下病变同系统性红斑狼疮、皮肌炎和硬皮病。

五、嗜酸性筋膜炎

1. 临床特点

嗜酸性筋膜炎（eosinophilic fascitis）好发于成年人，男性多见，秋冬季发病。发病突然，发病前常有肌肉负重史。皮损为弥漫性水肿，继而硬化，表面不平呈橘皮状；沿静脉或肌腱走行有条状凹陷；可自行消退或经皮质激素治疗好转。好发于四肢，可影响关节活动，很少出现雷诺现象。实验室检查：外周血嗜酸性粒细胞升高，红细胞沉降率加快，血清 γ 球蛋白升高，部分患者类风湿因子、ANF 阳性。

2. 病理变化

表皮和真皮浅层无明显变化；深筋膜初起时水肿，炎症细胞（主要为淋巴细胞、浆细胞和嗜酸性粒细胞）浸润，后期显著增厚、纤维化、硬化；脂肪间隔增宽，纤维化或硬化，也可波及真皮网状层。后期皮下脂肪可被纤维组织所代替。直接免疫荧光：筋膜处可有 IgG 或 IgM 沉积。

六、变应性血管炎

1. 临床特点

变应性血管炎（allergic vasculitis）多发生于皮肤，也可累及内脏（最常侵犯肾、关节、肺、胃肠和中枢神经系统）并致相应病症。皮损为多形性皮疹、红斑、丘疹、水疱、紫癜、风团、结节和溃疡等，可触性紫癜性斑丘疹具有特征性。对称地发生于下肢、面、臀部。轻痒或烧灼感，少数疼痛。按炎症主要损害血管的类型、口径、分布和病变特点，分为不同的疾病、综合征，例如主要损害小血管的系统性病变称为过敏性紫癜。

2. 病理变化

局部有典型的白细胞碎屑性血管炎。真皮上部血管内皮细胞肿胀，管腔变窄甚至闭塞；管壁和血管周围有中性粒细胞浸润，伴核碎片，可有少量嗜酸性粒细胞和淋巴细胞；管壁纤维素样坏死；红细胞外溢。

七、过敏性紫癜

过敏性紫癜（allergic or anaphylactoid purpura）又称 Henoch-Schonlein 综合征。

1. 临床特点

多见于青少年，75%以下为学龄前儿童，成年人不足30%。男童较多，春季多见，病因发病尚不很清楚，可能是感染所致变态反应性疾病，多数患者发病前有呼吸道感染史，免疫荧光显示病变局部有免疫复合物沉着，常有皮肤、肾、关节以及胃肠道等多器官侵犯。根据主要受累器官可以分为皮肤型、肾型、胃肠型及关节型。一般为一过性疾病，预后较好，但与主要受累器官及病情严重程度有关。严重的肾侵犯，可致肾功能衰竭，也可形成慢性肾小球肾炎。

2. 病理变化

皮肤早期病变特异性不强，表现为真皮乳头水肿，小血管内皮细胞肿胀，小血管周或管壁有少量中性粒细胞浸润，很少量核碎片及红细胞外渗。临床上有典型丘疹及紫癜样皮损时，典型病变表现为真皮浅层小血管（主要是小静脉）不同程度纤维素样坏死，血管壁及血管周较明显的中性粒细胞浸润，并有核碎片、红细胞外渗。病变较严重者常有系统性损害。在较陈旧性病变中，血管周围及小血管壁有纤维化及含铁血黄素沉着，炎症细胞也以淋巴细胞和单核细胞为主。

八、结节性多动脉炎

1. 临床特点

结节性多动脉炎（polyarteritis nodosa）多见于青壮年男性。皮损呈多形性，结节成批出现，有疼痛或压痛，多见于四肢，沿血管排列。可分为皮肤型及系统型，前者只累及皮肤，后者除皮肤病变外伴有发热、高血压和多器官受累所引起的症状。

2. 病理变化

中、小动脉最常受累，其次为小静脉，常呈节段性损害，主要表现为坏死性血管炎。

九、韦格纳肉芽肿病

1. 临床特点

韦格纳肉芽肿病（Wegener granulomatosis）多见于成年男性，常有上呼吸道损害，表现为浸润性、坏死性或破坏性慢性炎症，如鼻炎、鼻窦炎、咽喉炎、气管炎等，可侵及上呼吸道周围，累及鼻旁及眼眶等软组织及骨组织。常有肺及肾等多器官受累。常因局部组织坏死形成溃疡、穿孔、空洞、瘘管及溃烂等，在肺可有脓肿及空洞形成。早期有25%~50%的患者出现皮肤损害，皮损常为对称性分布，四肢多见，皮损有瘀斑、紫癜、血疱、大片皮下出血、水疱、结节、坏死和溃疡等。常有发热、乏力、体重减轻、关节痛等全身症状。根据病变分布可以分为系统型及局限型，后者常无全身症状，预后较好。

2. 病理变化

病变主要为坏死性肉芽肿和坏死性脉管炎。肉芽肿大小不一，由不规则坏死区绕以多种炎症细胞组成，后者包括中性粒细胞、淋巴细胞、浆细胞和稀少的嗜酸性粒细胞，上皮样细胞少量或缺如，但多核巨细胞常见。坏死性脉管炎主要发生于小动脉和静脉，血管壁坏死、纤维素沉积和炎症细胞浸润。皮肤丘疹病变常仅呈现坏死性脉管炎伴血栓形成；瘀点和瘀斑病变一般呈坏死性脉管炎伴血栓形成和红细胞外渗；皮肤溃疡和皮肤或皮下结节病变呈坏死性肉芽肿变化，可伴有或不伴有坏死性脉管炎变化。

十、面部肉芽肿

面部肉芽肿（granuloma faciale）又称面部嗜酸性肉芽肿（granuloma faciale eosinophilicum）。

1. 临床特点

多见于成年男性的面部。损害一般为数个，偶尔为单个棕红色结节或片块，质软或硬，表面皮肤正常，但毛孔扩大。

2. 病理变化

本病表皮常不受累，真皮浅、中层有密集的炎症细胞浸润，主要为中性粒细胞和嗜酸性粒细胞，不波及表皮及皮肤附属器，病变与表皮和附属器之间隔以一狭窄的未受累的真皮带。毛细血管增生扩张，管壁内及其周围有纤维素样物质沉着，常有少量红细胞外渗和含铁血红素沉着。部分可呈现纤维化现象。

十一、急性发热性中性粒细胞性皮病

急性发热性中性粒细胞性皮病又称 Sweet 综合征。

1. 临床特点

多见于中年后女性。皮损好发于面、颈和四肢，以疼痛和压痛的红色斑块或结节为主，有时可见水疱或脓疱，非对称性。经 1~2 个月自行消退，遗留暂时性色素沉着，易复发。急性起病，约85%的患者伴发热和不适，部分患者有关节痛或肾损害。血白细胞计数和中性粒细胞比例常增多，红细胞沉降率常增快。

2. 病理变化

表皮可无病变。主要病变部位在真皮，表现为乳头层高度水肿，严重者形成表皮下大疱。网状层内密集的中性粒细胞弥漫性浸润或围绕血管，汗腺导管呈结节状浸润，伴核固缩和核碎裂，小血管扩张，内皮细胞肿胀，无红细胞漏出和血管壁纤维素样坏死。

十二、麻疹性血管炎

1. 临床特点

麻疹性血管炎（urticaria vasculitis）多见于中年妇女。皮损主要为风团，有时有点状出血，持续时间长（24~72 小时或更长），瘙痒或烧灼感，消退后遗留色素沉着或脱屑。起病时常有不规则发热。末梢血白细胞正常或增多，中性粒细胞比例升高。红细胞沉降率常增快。严重而持久的低补体血症（C4 尤其明显）。常伴关节痛和关节炎，可有腹部不适，甚至肾损害。

2. 病理变化

同变应性血管炎，但真皮乳头层、血管、附属器周围以及纤维束间水肿。直接免疫荧光检查示真皮浅层小血管壁免疫复合物和补体沉积。

十三、结节性红斑

1. 临床特点

结节性红斑（erythema nodosum）多见于 20 ~ 40 岁女性。皮损为小腿伸侧对称性痛性结节，表面红肿，不破溃，持续数天或数周后消退，反复发作。急性起病，初起有低热、全身不适、肌痛和关节痛等。

2. 病理变化

主要累及皮下，表现为间隔性脂膜炎。脂肪小叶间隔中淋巴细胞、中性粒细胞和一些嗜酸性粒细胞浸润；纤维间隔内小血管壁和中等大静脉管壁炎症细胞浸润和内膜增生；后期以淋巴细胞浸润为主，组织细胞增生，形成肉芽肿、纤维化；脂肪组织小灶性坏死。

十四、坏疽性脓皮病

1. 临床特点

坏疽性脓皮病（pyoderma gangrenosum）常见于 30 ~ 50 岁，女性稍多于男性。皮损初起为炎性丘疹、水疱、脓疱或小结节，继而迅速坏死，形成溃疡；溃疡渐向周围和深层发展，形成边界清楚的潜行性溃疡，边缘有紫红色晕，疼痛和压痛明显；周围可出现卫星灶，并与中心溃疡融合；好发于下肢、臀部和躯干；可反复发作。常伴发类风湿关节炎、溃疡性结肠炎、髓性白血病等多种系统性疾病。

2. 病理变化

溃疡边缘呈现特征性的淋巴细胞性血管炎，小血管壁及其周围淋巴细胞浸润和纤维素沉积；血栓形成；红细胞溢出；后期纤维化。表皮缺失、乳头状瘤样或假上皮瘤样增生。

十五、淤积性皮炎

1. 临床特点

淤积性皮炎（stasis dermatitis）多见于成年人。皮损多发于小腿下 1/3 处和两踝附近，为大小不等、边界欠清的红斑、瘀斑和黯褐色素斑，瘙痒；继发湿疹时，局部出现弥漫密集的丘疹、丘疱疹、小水疱，甚至糜烂、渗出；色素沉着处皮肤可肥厚、粗糙和苔藓化；严重时可诱发自身敏感性皮炎；外伤和继发感染时，可发生难愈性溃疡。

2. 病理变化

急性期表皮角化不全，细胞内、外水肿；真皮水肿，小血管扩张，血管周围淋巴细胞、少量中性粒细胞和嗜酸性粒细胞浸润。慢性期表皮角化过度、角化不全，棘层肥厚，真皮上部血管周围淋巴细胞浸润，红细胞外溢，含铁血黄素沉积，纤维组织增生。

十六、结节病

结节病（sarcoidosis）又称肉样瘤病。

1. 临床特点

为原因不明的一种全身性肉芽肿疾病。累及皮肤和（或）多个系统，非皮肤部位最常累及肺，也可累及淋巴结、肝、脾、眼等。皮肤病变可为丘疹、结节、斑块或弥漫性浸润，呈现丘疹型、斑块型、冻疮样狼疮型、苔藓样型和红皮病型等类型。

2. 病理变化

典型病变为边界清楚、较小而密集的上皮样细胞肉芽肿，周边仅有少量淋巴细胞浸润（又称"裸结节"），不见或仅有少量朗格汉斯细胞；巨细胞胞质内偶见星状体、Schaumann小体；陈旧性肉芽肿内的巨细胞可增多，常很大，形态不规则；结节中央偶见灶性纤维素性坏死，无干酪样坏死；网状纤维染色显示网状纤维呈网状围绕上皮样细胞肉芽肿并伸入其中。陈旧性肉芽肿周围的胶原纤维增多，终致肉芽肿纤维化，表皮无变化或轻度萎缩。各型皮肤损害的差异，仅为上皮样细胞肉芽肿的位置不同。

3. 鉴别诊断

（1）寻常狼疮与本病区别有时很困难。本病的炎性浸润倾向扩展于整个真皮，上皮样细胞结节外边缘仅有少量淋巴细胞，被覆病变的表皮正常或萎缩；而寻常狼疮炎性浸润常位于接近表皮的真皮内，结核结节周围常有大量淋巴细胞包绕，表皮可萎缩、溃疡、棘层增生以至于假癌性增生。

（2）结核样麻风与本病区别除作抗酸染色寻找抗酸麻风杆菌外，主要在于前者上皮样细胞结节沿真皮神经分布，结节常呈现为长椭圆形，而本病的上皮样细胞结节分布不规则，常近圆形。

十七、环状肉芽肿

1. 临床特点

环状肉芽肿（granuloma annulare）病因不明。可发生于任何年龄，儿童和青年多见。常见于手、足部，呈现皮色或淡红色、成群排列紧密的小丘疹，后来向外周发展而中央的小丘疹消退，形成环状或弧形病变。慢性过程，数年后可自行消退。

2. 病理变化

组织学上，以真皮胶原纤维灶状变性、反应性炎性浸润和纤维化为特征。胶原纤维变性有大灶状完全变性和小灶状不完全变性两种类型：完全变性的病灶较大，边界鲜明，呈同质性伊红淡染，含少量浓缩核，周围绕以放射状排列的组织细胞和淋巴细胞、纤维母细胞；不完全变性的病灶小且边界不清，灶内胶原纤维呈不同程度的变性，嗜酸性染色轻度减弱以至于消失，并被黏液物质代替，其中可呈现少量正常的胶原束。在部分变性和正常胶原纤维束间，有淋巴细胞、组织细胞浸润和纤维母细胞增生，并产生胶原纤维，致胶原纤维排列紊乱。偶尔可见孤立的多核巨细胞或上皮样细胞和组织细胞组成结核样肉芽肿。

（沙日娜）

第四节　黑色素细胞肿瘤和瘤样病变

一、恶性黑色素瘤

皮肤恶性黑色素瘤是由表皮内的黑色素细胞增生恶变所致，临床上表现为逐渐增大的黑色结节，周围可绕以红晕。可发生于任何年龄，主要发生在中老年人，高峰发病年龄为60～70岁。恶性度大，转移发生早，病死率高。肤色深有保护作用，80%发生于白种人为主的澳大利亚、新西兰、北美洲及欧洲。间歇性紫外线照射是最主要的环境危险因素，年轻时受紫外线照射是重要的决定性危险因素。最常发生的部位是面部、耳部及颈部皮肤。

（一）概述

1. 临床特点

（1）雀斑样型：占所有恶性黑色素瘤的3%～5%。常发生于颜面和颈部等紫外线照射的暴露部位。首先出现雀斑，后颜色逐渐变黑，经过若干年，黑色斑上可出现硬结。

（2）浅表播散型：在白种人占所有恶性黑色素瘤的40%以上。常发生于间歇性接受日光照射部位的皮肤。

（3）结节型：发生率在40%以上，常位于间歇性接受日光照射部位的皮肤。病变呈半球状、山峰状、有茎状或扁平隆起状等，生长迅速。

（4）肢端雀斑样型：是有色人种最常见的类型，发生率在40%以上。好发生于足底、手掌、指甲下，其中足底占近30%，表现为足底的皮肤纹理不清，变黑，从斑状开始，以后可发展为结节、溃疡。

ABCD法则：ABCD是不对称性、不规则的边界、不均匀的颜色、直径>6 mm英文词头的缩写，ABCD法则是临床上诊断恶性黑色素瘤的标准。但不适用于直径<5 mm的小黑色素瘤及良性病变的评估。

2. 病理变化

（1）病变的不对称性：体现在表皮内黑色素细胞是否对称及在真皮内病变成分的轮廓是否对称。表皮内黑色素细胞是否对称体现在下述4点，任何一点具有不对称性均支持恶性黑色素瘤的诊断：病变两侧黑色素细胞的密度、黑色素细胞的分布特点是否相同；病变两侧黑色素细胞是否都聚集成巢或单个细胞散在；病变两侧瘤细胞的细胞学特点是否相同。真皮内病变成分的轮廓是否对称，表现为细胞巢的大小和形状、黑色素细胞的色素沉着和细胞学特点、浸润的淋巴细胞以及噬黑色素细胞在位于真皮同一水平的左右两侧病变中相似。失去相似性并在一侧出现大细胞巢，则提示为恶性黑色素瘤。

（2）边界与轮廓：色素痣边界清楚，基底部平整。恶性黑色素瘤境界不清，基底部不平整，有时呈锯齿状。

（3）表皮内色素细胞融合：单个黑色素细胞互相融合取代基底层细胞，黑色素细胞间没有鳞状细胞相间隔。

（4）基底层上散在黑色素细胞：是表皮内黑色素瘤的标志，也是肢端色素痣的表现。

（5）无成熟现象：色素痣自病变上部至基底部，随着病变深度的增加，细胞核越来越小，核仁由嗜酸性变为嗜碱性；色素越来越少，至基底部细胞趋于无色素；细胞团越来越小，直至单个细胞、核分裂象及Ki-67/MIB-1阳性细胞越来越少。大多数恶性黑色素瘤没有上述成熟现象。

（6）细胞学特点：细胞学特点对恶性黑色素瘤的诊断意义不如其他肿瘤。瘤细胞可呈圆形、椭圆形、梭形、上皮样、泡沫样、印戒状，细胞可大可小，胞质内色素可多可少。一般来说，色素痣细胞较小、胞质较少、核较均匀一致。明显的细胞异型性及体积大、强嗜酸性的核仁一般见于结节性黑色素瘤的真皮成分及转移性黑色素瘤。

（7）水平及垂直生长：水平生长是瘤细胞沿表皮内扩散，真皮内可见存活的瘤细胞，但该处瘤细胞不增生。垂直生长是瘤细胞可以在真皮内存活并增生，具有"成瘤性"或"出现有丝分裂"，表现为真皮内出现比表皮内最大细胞团还要大的瘤细胞团及真皮内瘤细胞出现任何类型的核分裂象。

3. 免疫表型

瘤细胞 VIM、S-100、HMB45、部分病例低分子量角蛋白（Cam5.2）、CEA、EMA、CD117 阳性。

4. 扩散

（1）淋巴转移：一般首先累及区域淋巴结，尤其是前哨淋巴结。

（2）血行转移：可转移至远隔部位的皮肤，其次为肺、肝、中枢神经系统和骨。恶性黑色素瘤可出现"蛰伏性"转移，表现为原发瘤切除10年甚至更长时间后出现转移。其发生原因尚不清楚。

5. 预后

黑色素瘤的 clark 浸润水平、bresiow 厚度、患者的性别与病变部位、组织学类型、有无溃疡均是预后的指标。一般而言，病变厚度 <1.5 mm、表浅扩散性黑色素瘤、年轻女性患者、躯干以外部位、病变无溃疡形成、核分裂指数低均提示预后较好。雀斑样型预后相对较好。浅表播散型一般认为比雀斑样型的预后要差，但比其他类型的恶性黑色素瘤预后好。结节型一般认为预后不良。肢端雀斑样型预后不良。

（二）表浅扩散型黑色素瘤

表浅扩散型黑色素瘤的瘤细胞呈水平生长，瘤细胞在表皮内呈派杰样扩散。

1. 临床特点

是恶性黑色素瘤最常见的类型，常见于女性的小腿及男性的躯干。临床上表现为形状不规则、颜色浅棕色至深黑色的深浅不一的丘疹、斑块，可发生糜烂、溃疡、出血及结痂。

2. 病理变化

异型的瘤细胞在表皮全层内生长，呈派杰样扩散。瘤细胞单个散在或成巢排列，分布不规则。病变侧缘边界不清，最外侧常可见单个体积较大的瘤细胞。早期或原位黑色素瘤阶段，瘤组织下方真皮内没有或仅见少量淋巴细胞及噬黑色素细胞不规则分布。

肿瘤扩散时表现为瘤细胞巢扩大，相互间距缩小甚至融合，核分裂象增多。瘤组织下方真皮内可见较多淋巴细胞浸润，有时可见淋巴细胞浸润至瘤细胞之间。

肿瘤退行性变时表现为病变完全退行性变或部分退行性变，退行性变处瘤细胞消失或数目显著减少，真皮乳头纤维化，血管增生。

（三）结节型恶性黑色素瘤

结节型恶性黑色素瘤是瘤细胞处于垂直生长期的恶性黑色素瘤类型。

1. 临床特点

可发生于身体任何部位，常见于躯干、头颈部和小腿下部。临床上表现为结节、斑块，偶有呈息肉状。病灶常为黑色或蓝色，无色素者常呈粉红色。

2. 病理变化

真皮层内瘤细胞呈巢状排列，呈推进式生长。瘤细胞呈大上皮样细胞、小上皮样细胞、梭形细胞，并可见单核及多核瘤巨细胞。细胞具有明显的异型性，核仁明显。瘤细胞内黑色素含量多少不一，也可无黑色素，表现为无黑色素性肿瘤类型。间质为纤维结缔组织，可见数量不一的慢性炎症细胞浸润及噬黑色素细胞形成。

（四）恶性雀斑

恶性雀斑是原位恶性黑色素瘤的类型之一，非典型性黑色素细胞呈线状或巢状增生，沿表皮真皮交界处扩散，并下延至毛囊壁及汗腺导管。

1. 临床特点

常发生于老年人头颈部等日光损伤部位的皮肤。头颈部以外者，男性发病部位主要位于躯干，女性主要位于小腿。临床上常表现为色彩斑驳、形状不规则的棕色斑，边界不清楚。

2. 病理变化

胞质透亮的上皮样瘤细胞沿表皮及真皮交界处密集排列，并可沿毛囊壁或汗腺导管扩散。瘤细胞核有显著的多形性，并可见多核瘤巨细胞。病变处表皮萎缩，真皮内可见日光性弹力纤维增生。退化表现为纤维化、血管增生、噬黑色素细胞形成及片状淋巴细胞浸润。

3. 鉴别诊断

（1）佩吉特病：AB-PAS 染色可见上皮性黏液，免疫组化检测 CKJ 阴性、EMA 阳性、S-100阴性及 HMB45 阴性支持佩吉特病诊断。

（2）良性交界痣：细胞无异型性，而有别于恶性雀斑。

（五）肢端雀斑样型黑色素瘤

肢端雀斑样型黑色素瘤是位于手掌、足底或甲下无毛发被覆部位皮肤的恶性黑色素瘤。

1. 临床特点

常呈双相生长特点。

（1）水平生长期：表现为边缘不规则、深浅不一的黑色素斑。

（2）垂直生长期：表现为隆起性的结节、丘疹，有时表面呈疣状或形成溃疡。甲下黑色素瘤可能与外伤有关。甲板变厚，出现开裂、破坏，伴有新近出现变化的深浅不一的色素沉着。临床易误诊为疣、溃疡、真菌病、角化过度等。

2. 病理变化

（1）水平生长期：非典型性黑色素细胞沿表皮基底层呈雀斑样增生，并可沿汗腺导管浸润至真皮深部。病变处棘层细胞显著增生，上皮钉脚延长，角质层增厚。

（2）垂直生长期：以梭形瘤细胞为主呈结节状增生，间质为新生的纤维结缔组织，单个或成巢的瘤细胞侵入角质层。

（六）促纤维增生性黑色素瘤和促纤维增生性亲神经性黑色素瘤

1. 定义

梭形瘤细胞被纤维间质的胶原纤维分隔，常伴有交界性病变及亲神经现象。

2. 临床特点

表现为无痛性硬斑、结节或丘疹。近半数患者病变无色素沉着，部分病例误诊为皮肤纤维瘤或瘢痕。

3. 病理变化

梭形瘤细胞胞质内常无色素，似纤维母细胞，轻度至中度异型性，细胞界限不清，排列杂乱无章，偶呈平行排列或呈编织样结构，间质为胶原纤维束。肿瘤一般深达真皮网状层，可累及皮下脂肪组织、深筋膜、骨膜及骨。极少数病例伴有骨及软骨形成。灶性淋巴细胞浸润、交界性病变有时是诊断的重要线索。

亲神经现象表现为真皮深部或皮下神经周围出现 1 个或多个边界清楚的梭形细胞灶，和（或）神经鞘内出现异型性细胞。亲神经灶可以位于超出肿瘤主体很远的部位。

4. 免疫表型

S-100 阳性，但有时仅表现为少数细胞核阳性。HMB45 一般梭形细胞为阴性，但上皮样细胞灶为阳性。Melan-A 常为阴性。

（七）起源于蓝痣的黑色素瘤

1. 定义

是起源于真皮黑色素细胞增生性病变的恶性黑色素瘤，又称恶性蓝痣或蓝痣样黑色素瘤。

2. 临床特点

大多数发生于之前存在的真皮黑色素细胞良性增生性病变的基础上。先天性和起于婴儿期的黑色素病变发生恶性黑色素瘤的平均间隔期为 34 年，起于成年人的蓝痣发生恶性黑色素瘤的平均间隔时间为 14 年。临床表现为先前病变近期内生长较快、颜色改变或出现溃疡。有些病变周围出现卫星结节。

3. 病理变化

表现为以下两种组织学结构。

（1）良性蓝痣成分：常为细胞性蓝痣，普通性蓝痣较少。

（2）恶性黑色素瘤成分：常位于真皮网状层及皮下脂肪较深部位，也可累及真皮浅层并形成皮肤溃疡。与上述良性成分泾渭分明。瘤细胞异型性明显，核仁显著，核分裂象多见，瘤细胞胞质内色素少或缺如。可见血管周围淋巴细胞浸润。

4. 预后

是一组具有高度侵袭性的肿瘤，预后很差。先天性黑色素细胞增生症、混合性黑色素瘤细胞（梭形和上皮样）、年龄大、高核分裂象及高淋巴细胞浸润可能与不良预后有关。

（八）儿童黑色素瘤

1. 定义

儿童黑色素瘤是发生于青春期前（年龄不超过 18～20 岁）的恶性黑色素瘤。可分为 3 种类型：先天性黑色素瘤（起于宫内或出生时）、婴儿黑色素瘤（发生于出生后 1 年以内）、儿童黑色素瘤（发生于 1 岁至青春期前）。

2. 临床特点

先前病变近期内迅速增大、出血、颜色改变或出现溃疡，边界变得不清，出现疼痛及瘙痒，上述表现提示有恶变可能，需做活检及病理改变检查。

3. 病理变化

（1）普通型：组织学改变类似成年人的黑色素瘤。表皮内瘤细胞呈派杰样、雀斑样及集状分布。

（2）小细胞型：由形态一致的小细胞构成，似淋巴细胞。细胞核圆形、嗜碱性、染色质致密，核分裂象常见。细胞密度大，排列成片状或器官样结构，缺乏成熟现象。

（3）似 Spitz 痣型：类似 Spitz 痣，如表皮增生、楔形轮廓、环绕真皮细胞巢周围的表皮裂隙、大的上皮样细胞、束状排列的梭形细胞等。

4. 诊断及鉴别诊断

诊断标准与成年人相同。皮肤黑色素瘤几乎不发生在 2 岁以内，尤其是新生儿期。诊断恶性黑色素瘤前需排除发生于婴幼儿先天性痣的非典型性结节状增生和 Spitz 痣。病变 >7 mm、形成溃疡、核分裂象 >4 个/mm^2、病变下 1/3 内瘤细胞出现核分裂象、侧缘边界不清、无成熟趋势、显著的核多形性均提示为恶性黑色素瘤。

（九）痣样黑色素瘤

痣样黑色素瘤是恶性黑色素瘤的特殊类型，形态学上类似皮内痣、混合痣或 Spitz 痣。又称微小偏离性黑色素瘤。

1. 临床特点

可发生于任何年龄，常见于中青年，女性稍多。病变好发于躯干及近侧肢体。临床表现为丘疹、结节或疣，棕褐色至深棕色。常因近期生长较快或美容而被切除。

2. 病理变化

病变外观为半球状、息肉状或疣状。低倍镜下病变轮廓较对称，表皮内肿瘤细胞播散较少，病变侧缘较清楚，炎症反应很轻或缺如。多数病例核分裂象多见。瘤细胞可排列成大细胞巢，且病变越深，细胞巢越大。

二、表浅型先天性黑色素细胞痣

表浅型先天性黑色素细胞痣是指出生时已存在的黑色素细胞增生性病变。

1. 临床特点

表现为斑块、丘疹或色素沉着的斑状。表面光滑或呈乳头状，伴或不伴毛发，直径一般 < 1.5 cm。

2. 病理变化

瘤细胞小、形态一致，呈带状排列或在胶原纤维间呈单行排列，分布于真皮上部和真皮网状层中部，也可分布于皮脂腺、汗腺、竖毛肌等皮肤附属器及血管、神经周围。

三、先天性黑色素细胞痣中增生性结节

先天性黑色素细胞痣中增生性结节是指位于较大先天性黑色素细胞痣中的非典型黑色素细胞增生，主要见于新生儿期。生物学为良性。

1. 临床特点

表现为巨大先天性黑色素细胞痣中出现深棕色至黑色的斑块或结节。

2. 病理变化

增生性结节位于真皮中上层，由上皮样细胞或梭形细胞构成，细胞体积大，部分细胞核有异型性，可见核分裂象。

四、普通型蓝痣和细胞型蓝痣

（一）普通型蓝痣

普通型蓝痣体积小，细胞稀少，多位于头颈部和上肢。少见部位为巩膜、阴道、宫颈、前列腺、硬腭以及淋巴结被膜。

病理变化：镜下见真皮深部边界不清的细长或树突状黑色素细胞增生，有时延伸至皮下组织。痣细胞含有丰富的黑色素。表皮与真皮间可见未受累的真皮带。一般没有交界活性。

（二）细胞型蓝痣

细胞型蓝痣体积大，细胞丰富，呈膨胀性生长。生长缓慢，不形成溃疡。少数起自头皮的肿瘤可侵犯深部骨甚至脑。

1. 大体改变

切面为深棕色到黑色、边界清楚的肿块，位于真皮及皮下组织。

2. 病理变化

低倍镜下可见肿瘤呈哑铃形多结节状，占据真皮网状层，常累及皮下组织。富色素区与寡色素区相间。越靠近肿瘤中央细胞越丰富。交界性成分不常见。多数病例可见灶性普通型蓝痣区域。高倍镜下见瘤细胞梭形、卵圆形，胞质淡染或富含色素，并可见树突状黑色素细胞、类似神经鞘细胞的瘦长黑色素细胞及上皮样黑色素细胞。如出现核分裂象（1/10HPF）、局灶性坏死、核出现多形性则称为非典型性细胞型蓝痣。

3. 预后

细胞型蓝痣为良性，部分非典型性细胞型蓝痣可出现复发及广泛转移，因此，应视为具有恶性潜能，临床上应彻底切除并长期随访。

五、复合痣

复合痣是指含有 2 种或 2 种以上不同类型黑色素痣成分的黑色素痣，好发于躯干、头颈及上肢。伴有显著蓝痣成分的复合痣常位于面部、背部及肩部，伴有 Spitz 痣成分的复合痣常发生于头颈部及四肢。

1. 临床特点

临床大体形态特点与细胞类型及主要细胞成分有关。病灶一般不超过 5 ~ 6 mm。呈对称、边界清楚的丘疹或半球形。有时因颜色黑而被诊断为黑色素瘤。

2. 病理变化

包括色素痣的所有类型，可以由任何痣以任意比例组合而成。99% 的复合痣只有 2 种成分，其中 82% 为 2 种成分的混合，其余则为不同类型的痣相互邻接。复合痣可以有非典型性，表现为黑色素细胞排列紊乱，表皮内和真皮内成分有细胞的非典型性。

3. 鉴别诊断

普通痣细胞中出现非典型细胞灶，首先应注意与黑色素瘤进行鉴别，见表 6-1。

表 6-1　复合痣与黑色素瘤的比较

项目	复合痣	黑色素瘤
对称性	常有	不常有
大小	常 <6 mm	常 >1 cm
侧缘	界限清楚	界限不清
发生变化的细胞灶	有，与周围普通痣相移行	不定
细胞异型性	常无或轻度	常为重度
核分裂象	缺如或很少	常见
单核细胞浸润	不常见	常见

六、Spitz 痣

Spitz 痣由梭形和（或）上皮样细胞组成。多发生于青春期前，也可见于成年人。临床上表现为皮肤上隆起的粉红色结节，单发或多发。

1. 病理变化

大多数 Spitz 痣为混合性色素痣。表皮内成分显著，梭形痣细胞核呈雪茄状，核大、核仁明显。上皮样细胞型的痣细胞细胞质丰富，细胞呈多角形，边界清楚。可见多核巨细胞样黑色素细胞。有时，梭形痣细胞主要位于真皮，伴有间质广泛纤维化，并包绕单个痣细胞，形似浸润（硬化型）。有时 Spitz 痣出现假恶性表现：明显的表皮内生长、淋巴管浸润和旺炽型假上皮瘤样增生。以下特点倾向于诊断 Spitz 痣而非恶性黑色素瘤：形状对称，边界清楚，越往深部越成熟，梭形痣细胞排列方向与皮面垂直，出现多核巨细胞，不向上方表皮内扩散，有血管扩张、水肿和纤维化，沿表皮真皮交界处出现嗜酸性玻璃样小体（Kamino 小体），不形成溃疡。

2. 预后

切除不彻底可以复发，但生物学行为几乎都是良性的。文献有报道罕见情况下出现转移。

七、非典型性痣

非典型性痣（displastic naeves，DN）是指色泽、边界和大小不定的单发或多发性痣。可以进展为黑色素瘤。可发生于身体任何部位，最常见于躯干。有研究表明，无家族性黑色素瘤背景的 DN 患者平均每人有 10 个痣。其临床表现为：大小不一，一般不大于 $0.5 \sim 1 \text{ cm}$，病变大小相差显著；色泽不均，褐色、伴有褐色晕的红色丘疹、斑点；外形不规则；边界不清，常为"绒毛状"。

1. 病理变化

病变直径 $\geqslant 4 \text{ mm}$，巢状或单个黑色素细胞位于延长的表皮脚尖或两侧，细胞有异型性，可见间质反应。交界性成分超出皮内痣范围，呈"肩部现象"。

2. 预后

典型痣不应视为黑色素瘤的高危前驱病变，而应作为识别黑色素瘤高危人群的标志。

（沙日娜）

第五节　皮肤附属器肿瘤和瘤样病变

皮肤附属器包括大汗腺、小汗腺、毛囊、皮脂腺。大多数附属器肿瘤的起源不明，因此用分化一词更为恰当。大汗腺分化的表现为细胞呈柱状，胞质鲜红色颗粒状，有顶浆分泌。毛囊分化的表现为见到毛乳头和毛胚芽。附属器肿瘤种类繁多，对附属器肿瘤的研究大多数是在西方国家的高加索人中进行的。大多数良性附属器肿瘤表现为表面光滑的丘疹或结节，而恶性者则表现为不规则的斑块或形成溃疡。附属器良性肿瘤与附属器癌的病理学鉴别，见表 6-2。

表6-2　附属器良性肿瘤与附属器癌的病理学鉴别

鉴别要点	附属器良性肿瘤	附属器癌
对称性（低倍镜下）	病变对称	病变不对称
生长方式	垂直于表皮生长	沿水平方向扩展
病灶边界	边界规则、光滑	边界不规则
细胞成分	细胞团一致	显著不规则的细胞团
坏死	无团块状坏死（汗孔瘤例外）	团块状坏死
核分裂象	多少不定，无病理性	核分裂象多，有病理性
细胞核	形态单一，少数例外	多形性，少数例外
肿瘤与周围真皮的界面	圆滑、钝性	浸润至真皮或皮下
间质	致密性纤维性间质	少，有时为黏液样

一、伴大汗腺和小汗腺分化的恶性肿瘤

（一）管状癌

管状癌细胞呈大汗腺分化并伴显著小管结构，常发生于腋窝等富含大汗腺的部位。临床上表现为质硬的红斑样结节。

1. 病理变化

肿瘤呈浸润性生长，边界不清，病变累及真皮全层，可侵及皮下组织。低倍镜下见有明显的小管结构形成，其形态大小不一，表浅部位的较大管腔内可见乳头形成，越往深部，管腔越小。高倍镜下见小管衬覆上皮细胞有异型性。胞质丰富、嗜酸性，核分裂象易见，细胞常有顶浆分泌。除小管癌成分外，尚可见灶性实性区，呈筛状或腺样囊性癌样。

2. 诊断与鉴别诊断

首先排除内脏腺癌转移至皮肤。与腺样囊性癌不同的是管状癌的腺样囊性癌样区，癌细胞巢团周围没有基底膜样物质，一般无神经侵犯。

3. 预后

生物学行为属高度恶性。

（二）微囊性附属器癌

微囊性附属器癌是一种向导管分化的低度恶性腺癌，又称硬化性汗腺导管癌、小汗腺上皮瘤或汗管瘤样癌。常发生于成年人面部，女性多见。

1. 病理变化

低倍镜下病变由浅部至深部分层排列，表浅部为小管和小囊肿，中层为小管构成，深部为上皮条索及间质硬化。常侵犯神经。少数病例伴有皮脂腺分化区或类似于毛鞘的分化区。高倍镜下，细胞分化较好，异型性不明显，核分裂象罕见。

2. 预后

以局部浸润和破坏为主，转移率很低。

（三）汗孔癌

汗孔癌是一种具有表皮及真皮内导管分化的癌，与汗腺导管有关。主要发生于小腿、臀部、足部、躯干及头部。临床上表现为疣状、结节状或溃疡状斑块。

1. 病理变化

病变位于表皮及真皮内，胞质淡染的上皮细胞形成巢索状结构。细胞具有异型性，核仁明显，核分裂象易见。病变周围边界不清，癌细胞可在表皮内呈派杰样浸润。有时可见癌组织与表皮内小汗腺导管相连。

2. 预后

约20%出现术后复发，20%出现区域淋巴结转移，12%有远处转移。

（四）汗腺癌

汗腺癌是汗腺瘤所对应的恶性型。平均发病年龄50岁，可发生于全身任何部位的皮肤，临床上常为缓慢生长的孤立性皮肤结节。

1. 病理变化

可呈现大汗腺及小汗腺分化的特征，有些病例瘤细胞异型性明显，可见坏死及核分裂象，而有些病例细胞异型性不明显，易于漏诊。瘤细胞排列成1个或多个形态、大小不一的结节，结节内可见小管形成。

2. 预后

可以发生广泛性转移。

（五）指（趾）乳头状癌

指（趾）乳头状癌是一种发生于指（趾）的低度恶性腺癌。好发年龄为50~60岁，男性多见。临床上表现为指（趾）部生长缓慢的结节。

1. 病理变化

病变位于真皮，由多结节状伴有囊腔的上皮团构成。乳头可有纤维脉管轴心，也可为细胞性乳头。细胞异型性不明显。

2. 预后

局部复发率高达50%，转移率约14%。肺是常见的转移部位。

（六）腺样囊性癌

腺样囊性癌是一种惰性的皮肤癌，以形成筛状结构、常有神经侵犯为特点。主要发生于中老年人，好发于女性。

1. 病理变化

类似涎腺的腺样囊性癌，由基底细胞样细胞排列成岛状、条索状、腺样、囊状、筛状结构。病变位于真皮中下层，边界不清，可浸润至皮下脂肪，可见神经侵犯。

2. 预后

呈惰性、进行性临床过程，诊断前平均带瘤时间为9.8年。局部切除后复发率高达57%~70%。文献中罕有转移的报道。

（七）大汗腺癌

大汗腺癌是一种呈大汗腺分化的皮肤癌。所有患者均 >25岁，大多数位于腋窝，其次为会阴部。

1. 病理变化

病变位于真皮深部，可侵及皮下脂肪组织，也可累及表皮，呈现派杰样病变。癌细胞细胞核大、空泡状、圆形、卵圆形，常有一个显著的嗜酸性核仁。胞质丰富、嗜酸性，胞质内含有 PAS 阳性耐酶颗粒。癌细胞排列成管状、乳头状、囊状、筛状及实体状，可见腔面胞质突起，呈现顶浆分泌的特征。间质为纤维结缔组织，可伴有不同程度的淋巴细胞、浆细胞浸润。

2. 免疫表型

癌细胞 CK（CAM.5.2）、EMA、CEA、GCDFP-15 阳性，有时 S-100 阳性。

3. 预后

生长缓慢，病程长。容易局部复发和区域淋巴结转移，但总体死亡率低。目前尚无可靠的预后指标。

（八）乳腺外佩吉特病

乳腺外佩吉特病为表皮内腺癌，表现为表皮内单个或小巢状体积较大的异型性胞质浅染细胞散在分布。主要见于男性和女性外生殖器等大汗腺分布的区域。临床上常表现为瘙痒及烧灼感。病变处皮肤表现为边界清楚的红斑样脱屑性斑片或斑块，可出现糜烂。大多数病例为大汗腺原位癌，称原发性乳腺外佩吉特病。部分病例是深部腺癌的皮肤侵犯表现，称继发性乳腺外佩吉特病。

1. 病理变化

癌细胞核大、异型性明显，核仁显著，胞质丰富，淡染或嗜酸性。癌细胞单个散在或成簇排列，分布于表皮全层，近基底层处细胞更密集。表皮角化亢进或活跃增生呈棘皮瘤样改变。

2. 免疫表型

癌细胞 CK（CAM.5.2）、EMA、CEA 阳性。原发性佩吉特病几乎总是 CK7 和 GCDFP-15 阳性，而 CK20 为阴性。但继发性佩吉特病尽管大多数也表达 CK7，但 CK20 表达更常见，不表达 GCDFP-15。因此，对于 CK20 阳性、GCDFP-15 阴性的病例应进一步检查病变皮肤相应深部有无恶性肿瘤。

3. 预后

原发性乳腺外佩吉特病不发生转移，术后复发率约为 30%，约 10% 进展为浸润癌并进而发生转移。

（九）黏液癌

原发性皮肤黏液癌罕见，常发生于 50～70 岁，大多数发生在头部，尤其是颅骨及面部的眼睑。临床上表现为孤立、生长缓慢的无痛性结节。

1. 病理变化

大体上边界清楚，无包膜，位于真皮及皮下组织内。切面呈胶冻状。显微镜下见大量的嗜碱性黏液形成黏液池，其内漂浮着小的上皮条索、团块，有时见筛状结构。细胞异型性不明显，核小，核分裂象罕见。

2. 免疫表型

癌细胞 CK、EMA、CEA、GCDFP-15 阳性，有时 S-100 阳性。ER 强阳性，PR 表达不定。皮肤原发性黏液癌 CK20 阴性，而胃肠道转移性黏液癌 CK20 阳性。

3. 预后

原发性皮肤黏液癌为低度恶性肿瘤，倾向于局部复发，转移率低。由其导致的死亡罕见。

二、伴毛囊分化的恶性肿瘤

（一）毛母质癌

毛母质癌极为罕见，多见于成年人，大多位于头颈部、上肢和臀部。表现为孤立结节，直径 1 ~ 10 cm 不等。

1. 病理变化

病变位于真皮及皮下。低倍镜下呈大而不规则的团块状结构。高倍镜下，瘤细胞为形态、大小显著不一的基底细胞样细胞，细胞团内见影细胞。基底细胞样细胞异型性明显，可见核仁，细胞界限不清，核分裂象易见。可见灶性地图状坏死、钙化及骨化。

2. 预后

切除不净易复发，可出现区域淋巴结转移，很少发生远处转移。

（二）增生性外毛根鞘肿瘤

增生性外毛根鞘肿瘤是一种显示有相似于外毛根鞘分化的囊实性肿瘤。90% 以上位于头部，老年人多见。临床上，表现为孤立性、分叶状、突起的肿块。直径 2 ~ 10 cm 不等。

1. 大体改变

分叶状外观，囊内含有致密角化物及钙化。

2. 病理变化

增生性外毛根鞘肿瘤有一个连续的形态学变化谱，其一端表现为类似外毛根鞘囊肿；另一端表现类似鳞状细胞癌。类似外毛根鞘囊肿者呈显著的上皮增生并内折入囊腔，囊壁周围为基底细胞样细胞，呈栅栏状排列，内侧为类似棘细胞的鳞状细胞，中央为角化物，瘤细胞无异型性；类似鳞状细胞癌者呈显著的上皮增生并内折入囊腔，细胞有明显的异型性，核分裂象易见，囊腔周围见浸润病灶。

3. 预后

伴有不典型增生者一般呈良性经过。肿瘤有浸润病灶或细胞有异型性者可以复发或转移。

三、皮脂腺癌

皮脂腺癌是指细胞学和组织学上具有皮脂腺分化的恶性肿瘤。患者平均患病年龄 62 岁，大多数眼外的皮脂腺癌位于头颈部皮肤。临床上表现为缓慢增大的无痛性结节。

1. 病理变化

肿瘤位于真皮，由不同程度异型性的多角形细胞呈分叶状器官样结构。皮脂腺分化的特征是多泡性和空泡状透明细胞质。间质为纤维结缔组织。肿瘤中央可发生坏死，形成粉刺样结构。基底细胞样亚型：由基底细胞样细胞构成，周边细胞呈栅栏状排列，明显的皮脂腺癌成分少，不易辨认。鳞状细胞样亚型：伴有突出的鳞状细胞分化，角化珠形成，部分区域呈肉瘤样。

2. 预后

文献报道，发生于眼及眼外的皮脂腺癌局部复发率为 20%～25%，肿瘤相关病死率为 10%～20%。

四、Merkel 细胞癌

Merkel 细胞癌是发生于皮肤的神经内分泌癌，常见于 60～70 岁的老年人，好发于头颈部和四肢。

病理改变见病变位于真皮，通常不与表皮相连。瘤细胞呈结节状、梁索状排列，有时呈弥漫排列，类似淋巴瘤。瘤细胞呈圆形，大小较一致，细胞质很少。核染色质细、无明显核仁，可见广泛的单个细胞坏死，核分裂象多见。免疫组化：CK20、NSE、CD44 阳性。

（邱　枫）

第六节　皮肤淋巴瘤

皮肤淋巴瘤具有一些独特的临床病理特点，有些类型仅出现在皮肤，从不原发于淋巴结外其他部位，如蕈样真菌病。有些皮肤淋巴瘤在形态学上类似淋巴结的相应类型，但其免疫表型、基因型及临床行为有明显差别，如皮肤滤泡性淋巴瘤。有些皮肤淋巴瘤在形态学、免疫表型及基因型与淋巴结的相应类型均相同，但却具有不同的生物学行为。

一、成熟 B 细胞性淋巴瘤

（一）组织学分类

成熟 B 细胞性淋巴瘤包括皮肤 MALT 淋巴瘤、皮肤滤泡性淋巴瘤、皮肤弥漫性大 B 细胞淋巴瘤、血管内大 B 细胞淋巴瘤、淋巴瘤样肉芽肿病、慢性淋巴细胞白血病、套细胞淋巴瘤和 Burkitt 淋巴瘤等。

皮肤 MALT 淋巴瘤是一种由小 B 细胞（中心细胞样细胞、单核细胞样细胞、浆样淋巴细胞和浆细胞）组成的惰性淋巴瘤，皮肤原发浆细胞瘤、伴有单形性浆细胞的滤泡状淋巴组织增生是其变型。

病理改变见病变浸润真皮全层达皮下组织。肿瘤细胞呈袖套状围绕残留的生发中心。滤泡间瘤细胞由小至中等大小的中心细胞样细胞及单核细胞样细胞组成。细胞核轻度不规则，无明显核仁，胞质淡染。病变周边可见浆样淋巴细胞及浆细胞，常见核内 PAS 阳性的假包涵体（Dutcher 小体）。如果病变完全由单核细胞样细胞构成，出现侵犯汗腺的淋巴上皮病变，应考虑是一种继发性皮肤受累。

（二）皮肤滤泡中心淋巴瘤

皮肤滤泡中心淋巴瘤（cutaneous follicular center lymphoma，FCL）好发于躯干及头颈部。表现为大小不一的质硬红斑、结节或瘤块。

1. 病理变化

病变主要位于真皮，表皮一般不受累，较大结节可以延伸至皮下组织。组织形态学和淋巴结内者类似。免疫组化 CD10 在滤泡型常为阳性，而弥漫性常为阴性。与淋巴结内者不同的是：通常不表达 Bcl-2，多数病例不具有 Bcl-2 基因重排和 t（14；18）（q32；q21）染色体易位。

2. 预后

原发性皮肤 FCL 生物学行为惰性，预后良好，5 年存活率＞95％。局部复发主要在原发部位附近。最常用的治疗方式为放疗或手术切除，局部治疗通常有效。

（三）皮肤原发性弥漫性大 B 细胞淋巴瘤

皮肤原发性弥漫性大 B 细胞淋巴瘤（cutaneous diffuse larger B cell lymphoma，DLBCL）最常见的变型为腿型，通常发生于腿部，少数也可发生于其他部位。5％～10％的皮肤 B 细胞淋巴瘤是腿型 DLBCL，平均发病年龄 70 岁，常见于女性。临床表现为快速生长的多发肿块，肿块质硬、表面光滑无结痂，周围皮肤呈红斑样改变。

1. 病理变化

瘤细胞弥漫性浸润真皮，皮肤附属器常破坏消失，病变可侵及皮下组织，但表皮常不受累，并在表皮与真皮间形成无细胞浸润带（Grenz 带）。瘤细胞形态单一、类似免疫母细胞。几乎没有间质反应。免疫组织化学：瘤细胞 CD20 阳性，CD10、CD138 阴性，Bcl-2 和 MUM-1 强阳性。

2. 预后

Bcl-2、多发皮肤病变、年龄是独立的预后因素。Bcl-2 阳性和阴性患者的 5 年生存率分别为 41％和 89％。

（四）淋巴瘤样肉芽肿病

淋巴瘤样肉芽肿病（lymphomatoid granulomatosis）是一种由 EBV 阳性的 B 细胞组成的淋巴组织增生性疾病，瘤细胞常绕血管浸润并破坏血管壁。病灶内混杂有许多甚至是占优势的 T 细胞。皮肤是最常见的肺外受累部位。肢端和躯干是好发部位。临床上，患者除表现有呼吸道症状外，皮肤可见多发性皮肤结节，可出现坏死及溃疡。

1. 病理变化

EBV 阳性的异型大 B 细胞少见，优势细胞为 CD3、CD4 阳性的 T 淋巴细胞。上述细胞绕血管浸润并破坏血管壁，形成淋巴细胞性血管炎，可见血管壁纤维素样坏死。通常不形成典型的肉芽肿。

2. 预后

皮肤病灶不经治疗可以自发消退，但多数患者呈侵袭性，平均生存期＜2 年，最常见的死亡原因是进行性肺功能衰竭。

二、皮肤 T 细胞性淋巴瘤（CTL）

（一）蕈样真菌病

蕈样真菌病是指最初出现在皮肤的外周性亲表皮性低度恶性非霍奇金 T 细胞淋巴瘤。好发年龄为 40～60 岁，身体任何部位的皮肤均可发病。除经典型外，临床上尚有几种亚型，包括亲毛囊型、亲汗腺型等。

1. 临床特点

病变逐步从斑片进展为斑块，再进展为瘤块。晚期病变可扩散至周围血管，累及淋巴结、骨髓和内脏。

2. 病理变化

Pautrier 微脓肿、淋巴细胞向表皮聚集、不均衡的亲表皮现象是早期的特征性改变。中等大小的脑回状细胞出现在表皮、真皮是早期典型但不特异的征象。沿表皮真皮交界处基底层排列的脑回状细胞具有明显的胞质空晕被证实是区别蕈样真菌病与非蕈样真菌病最关键的鉴别点。

（1）斑片期及薄斑块期：上皮脚尖端出现亲表皮的单个细胞。

（2）斑块期：致密的、表皮下带状浸润，形成表皮内淋巴细胞团及 Pautrier 微脓肿。

（3）瘤块期：真皮弥漫浸润，亲表皮现象可消失，细胞增大，易见有突出核仁的母细胞。当母细胞数量超过 25%，则称为 CD30 阳性或阴性的大 T 细胞淋巴瘤。

3. 免疫表型

CD2、CD3、CD4、CD5、CD45R0 阳性，CD8、CD30 阴性。疾病进展时可以丢失 CD2、CD5。转化期，母细胞 CD30 可以阳性，$CD4^+$ 的亲表皮细胞 TIA-1、粒酶 B 阳性。

4. 预后

预后取决于分期。多数患者临床进程缓慢。晚期患者、年龄超过 60 岁、累及皮肤外及转化为高级别淋巴瘤者预后差。

（二）Sezary 综合征

Sezary 综合征是皮肤的 T 细胞淋巴瘤，以红皮病、血液受累、预后差为特征。占所有皮肤 T 细胞淋巴瘤的不到 5%，常发生于 60 岁以上的老年人，男性多见。

1. 临床特点

瘙痒、红皮病和淋巴结肿大是 Sezary 综合征的临床三联征。顽固的瘙痒足以影响患者的睡眠及正常生活。

2. 病理变化

瘤细胞为典型的成熟 T 辅助细胞，具有脑回状细胞核。组织学改变类似蕈样真菌病。Sezary 瘤细胞在皮肤及血液中大小可以不同。

3. 免疫表型

CD2、CD3、CD4、CD5、CD45R0 阳性，CD8、CD26 阴性。

4. 预后

预后差，平均生存期为 2 ~ 4 年。大细胞转化及红皮病基础上发生皮肤肿瘤者预后更差。

（三）CD30 阳性 T 淋巴组织增生性疾病

皮肤 CD30 阳性 T 淋巴组织增生性疾病代表一组独特的皮肤 T 细胞淋巴瘤，包括淋巴瘤样丘疹病、皮肤原发性间变性淋巴瘤及介于两者之间的中间型。

1. 淋巴瘤样丘疹病

淋巴瘤样丘疹病（lymphomatoid papulosis，LyP）是一种慢性、反复发作的淋巴组织增生性疾病。好发年龄为 20 ~ 50 岁。较常发生在躯干和手足部。临床上具有可自行消退的丘疹—结节性皮肤病变。临床病理变异型有局部滤泡型及脓疱型。

（1）病理变化：典型病变为低倍镜下真皮弥漫性病灶呈楔形，高倍镜下见病灶内含有中等或大的多形性淋巴细胞，某些大细胞类似 R-S 细胞。有 3 种组织学亚型：①A 型，大量炎症细胞（中性粒细胞、嗜酸性粒细胞、组织细胞）背景下混杂有少量肿瘤细胞；②C型，黏合成片的非典型大细胞夹杂少许炎症细胞；③B型，组织学类似蕈样真菌病。

（2）免疫表型：典型大细胞 CD30、CD3、CD4 阳性，CD8、CD15 阴性。LyP 中的非典型小淋巴细胞 CD30 阴性。

（3）预后：LyP 预后良好，5 年生存率为 100%。5%～20% 的患者可进展为 LyP 相关性淋巴瘤，如蕈样真菌病、霍奇金淋巴瘤、皮肤 CD30 阳性的大 T 细胞淋巴瘤。

2. 皮肤原发间变性大细胞淋巴瘤

皮肤原发间变性大细胞淋巴瘤（primary cutaneous anaplastic large cell lymphoma, C-ALCL）是与淋巴结原发 ALCL 不同的临床病理独立的病变类型。好发于 50 岁以上的中老年人，常发生在肢端、头部和臀部。通常表现为单个质硬皮肤结节，生长迅速，常有溃疡，少数可以有多发病灶。

（1）病理变化：病变位于真皮，并延伸至皮下组织，可见亲表皮现象。肿瘤由粘连成片的大细胞构成。大细胞胞质丰富，透明或嗜酸性，核形态不规则，具有 1 个或多个核仁。核分裂象易见。肿瘤组织内富含淋巴细胞、浆细胞、嗜酸性粒细胞。当表现为大量中性白细胞背景下出现小团或散在 CD30 阳性大细胞时，则称为化脓性 CD30 阳性的 ALCL。

（2）免疫表型：瘤细胞 CD30、CD2、CD3、CD4 阳性，EMA、ALK 阴性。

（3）预后：C-ALCL 预后良好，5 年生存率为 90%。高达 40% 的患者可自行消退。少数多发病变引起患者死亡。

（四）皮下脂膜炎样 T 细胞淋巴瘤

皮下脂膜炎样 T 细胞淋巴瘤是一种少见类型的 T 细胞淋巴瘤，病变选择性地侵犯皮下脂肪组织。常发生于肢端和躯干。患者常表现为多发性皮下结节。

1. 病理变化

瘤细胞弥漫浸润皮下脂肪组织，小叶间隔也受累，但其上真皮及表皮不受累。瘤细胞形态多样，从圆形核、核仁不明显的小细胞至核深染的转化的大细胞。可见肿瘤细胞沿单个脂肪细胞排列。

2. 免疫表型

肿瘤细胞 CD8、TIA、穿孔素阳性，粒酶 B 阴性。

（五）皮肤原发性外周 T 细胞淋巴瘤，非特定型（PTL）

皮肤原发性外周 T 细胞淋巴瘤，非特定型（PTL）是一组不能归入现有 T 细胞淋巴瘤/白血病亚型的 T 细胞淋巴瘤，因此，该病的诊断需首先排除其他类型的淋巴瘤。临床上常表现为迅速生长的瘤块或结节。显微镜下，皮肤弥漫性瘤细胞浸润。瘤细胞中等或偏大，多形性明显。多数病例表皮不侵犯。免疫表型：瘤细胞表达 T 细胞相关抗原（CD2、CD3、CD5），CD7 阴性、多数 CD4 阳性，少数 CD8 阳性。可呈现 CD4、CD8 双阳性或双阴性。细胞毒性抗原常阴性。该型淋巴瘤预后差，5 年生存率 <20%。

有 3 种暂定的类型：①皮肤 γδT 细胞淋巴瘤，是由成熟活化的细胞毒性 γδT 细胞克隆性增生形成的淋巴瘤；②皮肤原发侵袭性亲表皮 CD8 阳性细胞毒性 T 细胞淋巴瘤，以 αβ 型 CD8 阳性细胞毒性 T 细胞侵袭表皮为特征的皮肤 T 细胞淋巴瘤；③皮肤原发小至中等 CD4 阳性 T 细胞淋巴瘤，主要由小至中等大小的 CD4 阳性多形性 T 细胞组成的皮肤 T 细胞淋巴瘤。3 种类型的特征见表6-3。

表6-3　3 种暂定皮肤 T 细胞淋巴瘤的特征

类型	皮肤病变	浸润类型	细胞学	表型	行为
γδT-TCL	斑片、斑块、瘤块、播散性	表皮、真皮、皮下	中等至大细胞，多形性	CD3、细胞毒性抗原阳性，CD4、CD8 阴性	侵袭性
PTL，CD8 阳性	疹状结节、角化过度、斑片、斑块、播散性	表皮	中等至大细胞，多形性	CD3、细胞毒性抗原阳性，CD4 阴性，CD8 阳性	侵袭性
PTL，CD4 阳性	孤立性结节，瘤块	真皮、皮下	小至中等细胞，多形性	CD3 阳性，细胞毒性抗原阴性，CD4 阳性，CD8 阴性	

（六）成年人皮肤 T 细胞白血病/淋巴瘤

是由 I 型人类 T 细胞白血病病毒（HTLV-1）引起的成熟性 CD4 阳性的 T 细胞淋巴瘤。临床上表现为多种皮肤病变，最常见的为结节、瘤块，其次为丘疹、斑块、斑疹。根据受累器官及严重程度，临床上可分为急性、慢性、淋巴瘤性和淤积性 4 型。

1. 病理变化

从表皮至皮下组织均见瘤细胞浸润。大多数病例出现亲表皮现象，可见 Pautrier 微脓肿，类似蕈样真菌病。瘤细胞有中等至偏大的多形性细胞核。

2. 免疫表型

瘤细胞 CD3、CD4、CD25、CD45R0 阳性，CD7、CD8、CD19、CD20 阴性。大的转化瘤可以表达 CD30。

（七）结外 NK/T 细胞淋巴瘤，鼻型

结外 NK/T 细胞淋巴瘤，鼻型是一种 EBV 阳性的结外淋巴瘤，皮肤是继鼻腔/鼻咽之后第 2 常见部位，皮肤病变可以是原发或继发表现。多累及多处皮肤，以躯干及肢端多见。镜下，瘤细胞可以是小细胞、中等大小或大细胞。以皮肤附属器和血管为中心浸润致低倍镜下病灶呈圆柱状，常伴广泛坏死。免疫组化：瘤细胞 CD2、CD56 阳性，表面 CD3 阴性、胞质 CD3e 阳性、细胞毒性颗粒阳性（TIA-1、粒酶 B、穿孔素）。

三、皮肤假淋巴瘤

皮肤假淋巴瘤是一种反应性多克隆淋巴组织增生性病变，由 T 细胞或 B 细胞组成，可以局限也可以播散。致病因素去除后可以自愈。可以由微生物、物理性因素或化学试剂引起。包柔螺旋体引起的 B 细胞假淋巴瘤主要发生于儿童和青年，药物引起的 T 细胞假淋巴瘤主要发生在成年人。多数病例病变好发于易受外源性刺激的部位。

1. 临床特点

假淋巴瘤存在几种亚型，表现为不同的临床症状：以 T 细胞浸润为主的假淋巴瘤、可触及的游走性弓形红斑、淋巴瘤样接触性皮炎、日光性网状变性、持续性结节性节肢动物咬伤反应、炎症性传染性软疣等。病变呈扁平、圆饼状，略有隆起，粉红色至红褐色。病变数目为 1 个或多个。

2. 病理变化

真皮中上层淋巴细胞围绕血管呈袖套状浸润，此外尚可见巨噬细胞、嗜酸性粒细胞。基因型显示多数病例 T 细胞占优势。

以 B 细胞为主的假淋巴瘤有皮肤良性淋巴腺病、儿童肢端假淋巴瘤性血管角皮瘤、炎性假瘤，它们与皮肤 B 细胞淋巴瘤的鉴别见表6-4。

表6-4　皮肤 B 细胞假淋巴瘤与皮肤 B 细胞淋巴瘤的病理学鉴别

鉴别要点	皮肤 B 细胞假淋巴瘤	皮肤 B 细胞淋巴瘤
浸润形式	结节状（＞90％）	弥漫性或结节状
病灶结构	顶部严重	底部严重
病灶边界	内凹，边界不清	外凸，边界清楚
细胞成分	混杂，嗜酸性粒细胞、浆细胞	单一瘤细胞
转化	从不发生	可以发生
免疫球蛋白轻链	多型性	单型性（κ 或 λ）
CD21 阳性树突状细胞显示生发中心	生发中心存在，规则	生发中心不存在，不规则
Ig 重链基因重排	常无	常有

3. 预后

皮肤假淋巴瘤预后良好。有些皮肤假淋巴瘤可以进展为皮肤 B 细胞淋巴瘤或皮肤 T 细胞淋巴瘤。

（刘艳丽）

第七章

女性生殖系统疾病

第一节 子宫内膜组织生理学

一、正常子宫内膜的基本结构

子宫内膜是卵巢激素控制的最敏感的靶器官，其结构成分随卵巢功能的变化发生相应改变。子宫内膜形态学上分为2层，下面为基底层，上面为功能层。在分泌晚期，功能层又可分为致密层和海绵层，海绵层与基底层相连。月经期剥脱的子宫内膜由基底层再生。内膜的厚度在1~10 mm，在分泌晚期达高峰，厚度可因含水量略有差异。内膜的血供来自基底层的基底小动脉，进一步分支形成螺旋小动脉。螺旋小动脉对激素反应敏感，受孕酮刺激后会变长、变大、变弯曲，螺旋度增加。在分泌期的后半期改变尤为明显。

二、子宫内膜周期性变化和各期的形态特征

生育期最突出的表现是规律性的月经，受卵巢卵泡生长发育、成熟排卵，雌激素和孕激素的周期性影响，子宫内膜出现周期性的增生、分泌、衰竭、剥脱、再生的改变。表现为规律性的"月经"。子宫内膜形态改变除与卵巢功能变化密切相关外，还与炎症、损伤、激素受体情况、宫内节育器、有无肌瘤等基础状态有关。

增生期子宫内膜自早期到晚期是一个逐渐增生的过程，其主要特点是腺体从小而直变得多而弯曲，腺体数量逐渐增多。腺上皮细胞从单层变成假复层，细胞核增大，核分裂象增多，透亮细胞数目增多。早期分泌期的主要形态特征是出现腺体上皮内的核下空泡，散在的核下空泡不足以判断排卵，核下空泡的腺体数量应在50%以上才能确定排卵。中期分泌期的主要形态特点腺腔扩大呈锯齿状，腔内有分泌物。细胞单层，胞质变空，出现顶浆分泌，间质水肿。晚期分泌期腺体进一步扩张弯曲，细胞单层、低柱状，间质水肿。主要形态特征是间质出现蜕膜样反应。

三、围绝经期和绝经后子宫内膜

围绝经期，以往称为更年期，指从开始出现卵巢功能衰退直至绝经后1年。原意为妇女从有生殖能力到无生殖能力的过渡阶段。1994年WHO正式建议放弃使用更年期这一名词。绝经过渡期通常在40岁后开始，历时短至1~2年，长则10余年。此期起点模糊，难以确

定，终点明确。妇女在逼近绝经的数年时间内，卵巢功能逐渐减退，卵泡发育不全，无规律性排卵或不排卵，内分泌功能失调，导致妇女月经紊乱，常为无排卵性月经。患者常因为不规则阴道出血进行诊断性刮宫。内膜组织学图像变化较大，可出现正常和异常并存、不同周期叠加、反应不同步、用药治疗反应等，给诊断造成困难。

绝经后卵巢功能衰退，激素水平低下，内膜萎缩。萎缩状态分为单纯性萎缩和囊性萎缩。单纯性萎缩表现为内膜菲薄，腺体稀少分散，腺腔小、直而狭窄，腺体内衬立方上皮，间质致密，细胞呈梭形，细胞内的 RNA 及各种酶均减少。囊性萎缩表现为内膜菲薄，腺腔大小不等，有的扩张呈囊状，间质致密，它与单纯性萎缩的形态学差别是腺腔的直径不同。囊性萎缩常见，有统计占76%，而单纯性萎缩约占7.8%。

四、妊娠期子宫内膜

妊娠期的子宫内膜改变是在晚期分泌期内膜的基础上进一步发展。妊娠1~3周，腺体高度分泌，呈锯齿状弯曲与扩张，出现 A-S 反应，间质水肿，蜕膜样变。妊娠4周以上，出现明显的蜕膜组织，腺体逐渐减少，不同程度的 A-S 反应，胞质透亮，胞核呈空泡状。子宫内膜各层的变化略有不同。仅依据子宫内膜形态学的改变诊断极为早期的妊娠是困难的。部分晚期分泌期子宫内膜也可以出现"高度分泌"状态。

五、子宫内膜特点及影响因素

（1）子宫内膜对性激素有特殊的敏感性，子宫内膜的形态学可以反映卵巢的功能状况，提示疾病信息。

（2）子宫内膜存在一定的个体差异，不同部位、不同深浅层次对性激素的反应略有不同。子宫下段和基底层的内膜不适合作为功能性诊断的依据。

（3）子宫内膜有很强的再生能力，内膜组织脱落，可以很快再生修复。

（4）子宫内膜易受外界因素的影响，包括内分泌疾病、肿瘤、药物、滋补品、食物、宫内节育器、炎症、手术等。

（5）正常子宫内膜周期可有一定范围的变异。如子宫内膜厚度根据水分的含量厚薄不等；内膜的表面可以光滑、结节状或有皱褶；个别腺体可以由于阻塞，使腺腔扩大；由于切面的关系，在增生期和分泌期都可以出现局灶性腺体的拥挤和套叠现象，有别于增生过长，应注意鉴别。

六、刮宫手术指征及注意事项

1. 手术指征

了解子宫不正常出血的原因，诊断或除外内膜器质性病变；推测卵巢功能状况；阴道排出物的鉴定；了解不孕的原因；对异位妊娠、异常妊娠的诊断和评估；子宫内膜对激素治疗反应的评价，随访激素治疗疗效；绝经后出血、月经过多，既可以刮宫止血治疗，又可以进行病理检查明确诊断；内膜起源的异常细胞学；闭经的诊断和评估等。

2. 注意事项

最合适的刮宫时间，应根据临床症状、体征和医生的初步诊断来决定。随着出血时间的延长，宫腔内膜的组织数量可能会减少。对于不规则出血或绝经后出血，最好立即刮宫；不孕症患者或月经稀发应选在经前或月经来潮 12～24 小时行诊断性刮宫，以判断有无排卵；功能失调性子宫出血，如疑为子宫内膜增生症时，选择月经 24 小时内行诊断性刮宫；疑为子宫内膜剥脱不全时，选择月经第 5～7 天刮宫。

（王淑坤）

第二节　子宫内膜良性病变

一、功能失调性子宫内膜

（一）雌激素缺乏

1. 病因

由于卵巢或垂体性原因或某些疾病，造成卵泡发育不良、成熟障碍或卵巢功能衰竭导致雌激素分泌不足或缺乏。

2. 临床变化

增生期表现为闭经或月经稀少，不孕症等。在哺乳期和绝经前期妇女的内膜也可见到类似的改变。B 超检查提示内膜增生不良，内膜菲薄。

3. 病理改变

刮宫标本内膜稀少、破碎。镜下子宫内膜增生不活跃，静止或早增生期改变。腺体稀少，腺腔小，腺上皮低柱状，单层排列，无核分裂象，间质致密。明显滞后于相对应的月经周期日期。

（二）子宫内膜不规则增生

1. 病因

各种原因造成的不排卵或排卵延迟，卵泡持续存在、分泌雌激素，雌激素增多，缺少孕激素转换。

2. 临床特点

表现为月经不规则，周期延长，经期延长或月经量增多。

3. 病理变化

内膜腺体和间质增生现象超过正常晚增生期范围。腺体分布不均，有的区域腺体排列紧密，腺腔扩大。有的区域腺体散在分布，腺结构接近正常。腺上皮高柱状，假复层或复层。间质致密或不规则水肿。间质增生与腺体增生不成比例。螺旋动脉发育不良。在少数情况下，持续存在的卵泡中的颗粒细胞黄素化，产生少量的孕激素，使腺上皮有轻微的分泌现象。

（三）孕激素分泌不足

孕激素分泌不足又称黄体发育不全或黄体期缺陷。

1. 病因及发病机制

主要病因为卵泡发育不良，LH 排卵高峰分泌不足或峰后分泌缺陷，黄体成熟前退化。黄体发育不良或早期退化所致血中孕激素水平较低或持续时间缩短。孕激素可能是由于产生的量少或分泌受到抑制；也可能是由于高水平的雌激素影响，使孕激素作用相对较弱，雌孕激素比例失调，孕激素相对不足；也可能是雌激素不足，内膜受雌激素影响的量或作用时间不足，致使腺体与间质未发育成熟，即使孕激素分泌正常，也会出现内膜分泌反应不良。此外，雌激素、孕激素受体不足也可影响内膜分泌。

2. 临床特点

多见于生育期妇女，临床表现为月经周期缩短，月经量少和不孕症。

3. 病理变化

月经期（24小时诊刮）内膜腺体有分泌，但分泌欠佳，腺体直，腔小不弯曲或呈星形、小梅花形；腺上皮细胞高柱状，与基底膜垂直，细胞核排列紧密，甚至出现假复层；胞质不空红染；间质细胞小，类似于早期增殖期，蜕膜样反应差。

（四）持续性黄体或黄体萎缩不全

持续性黄体或黄体萎缩不全又称不规则脱卸。

1. 病因及发病机制

由于下丘脑垂体—卵巢轴调节功能紊乱，垂体促性腺激素持续刺激或溶黄体机制异常。正常发育的黄体不按期退化，持续又功能不足，作用于子宫内膜。内膜持续受孕激素影响，不能如期完整脱落，使经期延长。有时促排卵药物或某些原因导致卵巢形成大的黄体或囊性黄体也会造成黄体萎缩不全。

2. 临床变化

好发于生育期，也可发生在产后或围绝经期。表现为月经周期正常，经期延长，可长达9～10天，出血量增多或淋漓不净。

3. 病理改变

月经第5～6天仍能见不同退化阶段的内膜碎片和新生的内膜混杂在一起，组织图像复杂。正常月经第3～4天时，分泌期子宫内膜应已基本脱落，代之以再生的增殖期内膜。

二、子宫内膜炎

1. 病因

子宫内膜因为周期性脱落和向阴道引流通畅而炎症少见。急性子宫内膜炎多因分娩及流产后的感染或因宫颈粘连、宫腔异物、赘生物、手术创伤等感染所致。慢性子宫内膜炎多因上述原因处理不当、延误或对治疗不敏感，内膜不脱落等所致。其他还有由结核杆菌引起子宫内膜结核。少见还有内膜放线菌病（好发于放置节育环），疱疹病毒、衣原体等感染。老年性子宫内膜炎发生于绝经后，因为子宫内膜变薄，对感染的抵抗力降低，炎症过程得以持续和扩散，常为上行性感染或伴有宫腔异物，可与老年性阴道炎同时存在。

2. 临床特点

生育期妇女发生的子宫内膜炎，常见以下3种诱发原因：①流产或产后；②放置宫腔内节育环或取活检；③伴有一些器质性疾病，如息肉、平滑肌瘤、内膜增生或癌等。临床表现主要有月经间期少量阴道出血，月经增多，分泌物增多，乏力，下腹不适。急性子宫内膜炎可伴有发热和腹痛，慢性子宫内膜炎可伴有不孕。老年性子宫内膜炎临床上常表现为绝经后流黄水或流血水，宫腔积液甚至积脓。

3. 病理变化

急性感染时子宫内膜充血水肿，有脓性渗出物，大量中性白细胞浸润，内膜坏死脱落可形成溃疡。

慢性子宫内膜炎绝大多数是非特异性的炎症，表现为弥漫性或灶状的内膜炎症特点。镜下主要表现有：①浆细胞浸润；②大量淋巴细胞浸润或淋巴滤泡形成；③在表面上皮和腺体间有不同数量的中性粒细胞簇集；④反应性的间质改变；⑤腺体发育异常，增殖期的腺体弯曲度差，腺腔内分泌缺乏，腺上皮细胞质嗜酸性变；⑥在重度慢性炎症病例中，内膜腺体与间质崩解，局灶出血，局部呈息肉样生长，间质纤维化。

病毒感染时内膜腺上皮细胞和间质细胞核内可见嗜酸性或嗜碱性的病毒包涵体，疱疹病毒还可见磨玻璃样细胞核，间质内有弥漫性的淋巴细胞、浆细胞浸润。

老年萎缩性子宫内膜，间质中有淋巴细胞及浆细胞浸润，血管壁厚、硬化，有时伴有钙化或形成溃疡。宫腔积脓时内膜弥漫分布着大量的中性白细胞和脓细胞。有的内膜表面上皮有鳞状上皮化生，少数情况见鳞状上皮覆盖整个宫腔内壁，称为子宫鱼鳞癣。

三、子宫内膜息肉

子宫内膜息肉由子宫内膜腺体和间质组成，是子宫内膜表面的良性结节状突起，有蒂或广基。其主要形态表现为：息肉样形状；三面围绕上皮（注意假性息肉）；间质纤维化；厚壁、弯曲、扩张的血管；腺体与间质改变不同步；腺体增生与周围正常子宫内膜周期改变不同步等。子宫内膜息肉分为功能性息肉、非功能性息肉、腺肌瘤样息肉和非典型息肉样腺肌瘤。子宫内膜息肉可出现化生、非典型增生和恶性肿瘤。

1. 功能性息肉

多数息肉体积较小，息肉内腺体和间质受雌、孕激素影响发生相应改变。可与周围子宫内膜的功能相似，有周期性改变；也可有周期的叠加与周围内膜反应不同步。息肉可随月经脱落。刮宫标本，内膜组织被刮碎，息肉内和息肉外的内膜组织难以区别，有时难以确定内膜息肉的诊断。

2. 非功能性息肉

多见。此类息肉大多对孕激素无反应，而持续对雌激素有反应，多呈不同程度的增生状态，息肉内的腺体和间质无周期性改变。常表现为腺体呈囊性扩张，间质水肿，常伴有纤维化，透明变性，可见成簇的厚壁血管。

3. 腺肌瘤样息肉

少见，由良性腺体和平滑肌混合构成，多数有蒂与肌壁相连，呈息肉状。

4. 非典型息肉状腺肌瘤

偶有恶变，转化为恶性肿瘤。

四、子宫内膜化生和相关变化

（一）病因

子宫内膜的上皮及间质具有高度的分化潜能，由于激素（内源性或外源性）的作用、炎症或其他局部刺激，内膜腺上皮下的储备细胞可向其他部位的副中肾管上皮分化。化生是一种良性病变，常与子宫内膜增生相伴随，可能与两者都处在雌激素高水平状态或雌孕激素比例不协调有关。70% 以上患者为绝经前后期妇女，接受过激素治疗，年轻妇女常见于无排卵月经和原发不孕，如多囊卵巢患者。其他情况包括息肉、内膜炎、创伤和维生素 A 缺乏等。

（二）化生的种类和组织形态特点

子宫内膜化生常见的有鳞状上皮化生、嗜酸性化生、纤毛细胞化生（输卵管化生）、鞋钉样细胞化生、透明细胞化生、黏液性化生。化生细胞由于体积增大，形状多样，容易误诊为癌细胞。化生的范围可以是表面或是数个小病灶，也可累及大部分子宫内膜。

1. 鳞状上皮化生

鳞状上皮化生又称鳞化，较常见于内膜不典型增生和子宫内膜样癌，很少见于正常月经周期或单纯增生。鳞化分为成熟型和不成熟型2种形态，多数是不成熟型，表现为一种界限清楚的细胞巢，形似桑葚状结构。细胞为圆形或多角形，胞质红染。有的呈梭形非角化鳞化，胞质红染，可能会误诊为是平滑肌。鳞化细胞巢突入腺腔，并与邻近腺体融合，形成实性片块，容易误诊为实性癌细胞团。其中间隔的一些腺体呈筛状结构，中心角化少见，有些区域有灶状坏死，易误诊为腺癌或腺癌伴鳞状上皮分化。成熟型鳞状上皮化生少见，以伴有角化、细胞间桥、清楚的细胞轮廓和嗜酸性的胞质为特征。免疫组化标记高分子量角蛋白阳性。

2. 嗜酸性化生

也称胞质嗜酸性变，含有乳头状结构，又称嗜酸性乳头状化生。病变多见于内膜表面或腺体开口处及浅表的腺体。病变特征为嗜酸性胞质的腺上皮向上皮表面或腺腔内呈芽孢状突起，形成无间质轴心的合体细胞性乳头。胞核固缩深染，有的胞核大向腔内突出，相似 A-S 反应改变。胞质丰富，见嗜酸性颗粒，有的胞质内有聚成簇的中性白细胞。此病变常呈灶状分布，有的腺上皮形成腺腔内上皮簇，易误诊为腺癌。嗜酸性化生与内膜不典型增生和癌的鉴别主要依据是细胞没有不典型表现，特别是细胞核无不典型性改变。

3. 纤毛细胞化生

也称浆液性化生或输卵管上皮化生。内膜腺上皮纤毛细胞明显增多，单层或假复层，细胞高柱状或呈锥形，相似于输卵管上皮。有时这种上皮形成分支的乳头状结构需要与复杂性不典型增生伴有纤毛细胞化生和子宫内膜癌中的纤毛细胞型鉴别。

4. 鞋钉样细胞化生

常见于功能性子宫出血的患者，是一种上皮退行性变的表现。形态特征为腺上皮呈单层的细胞核，胞质不明显，胞核固缩深染，突出于腔内。化生病变常灶状分布，腺结构无异常改变，核异型性不明显。需要与透明细胞癌的鞋钉样细胞鉴别。

5. 透明细胞化生

因细胞质内含有大量的糖原及少量的黏液使细胞质透亮，核圆、形态规则、无异型性，有时可呈鞋钉样。

6. 黏液性化生

子宫内膜腺上皮被类似于宫颈内膜的高柱状含有大量黏液的细胞所取代，核小，位于基底部，胞质富含黏液。少数见杯状细胞，称为"肠上皮化生"。化生可以局限，与子宫内膜腺上皮交错，也可以成片存在。有时黏液性腺体出现较复杂的微腺体或乳头状结构。

（三）鉴别诊断

化生可以见于正常子宫内膜，也可以见于子宫内膜增生性疾病或子宫内膜癌，其本身也可能伴有不典型增生。化生性改变结构简单、清晰，偶尔可以成簇或形成简单乳头，细胞学无非典型性改变。如伴有复杂乳头状结构或呈筛状排列，范围扩展，伴有细胞异型性，应警惕有肿瘤性病变。

五、医源性子宫内膜病变

（一）宫内节育器

宫内节育器（IUD）分成惰性节育器和活性节育器，后者含有活性物质如金属、激素、药物等。IUD可引起宫腔内环境改变，异物反应，炎症细胞及吞噬细胞增多，间质致密、水肿、充血和纤维化。表面上皮可有变性、坏死、脱落，纤维蛋白沉积，嗜酸性化生和乳头状化生及鳞化。含孕激素的IUD释放孕酮，可使子宫内膜腺体萎缩，腺体、间质不同步和间质蜕膜变化。IUD易导致上行性感染，病原体除一般细菌外，厌氧菌、衣原体尤其是放线菌感染占重要地位。可伴有相应形态改变。

（二）激素类药物

1. 雌激素

非对抗性雌激素的刺激引起内膜增生，增生的程度取决于应用的剂量和时间。长期小剂量用药，常使内膜多中心性或息肉状增生，犹如无排卵周期的内膜组织。持续雌激素的刺激可能导致不规则增殖和内膜增生以及腺上皮细胞的化生改变，常见有鳞状化生、嗜酸性化生和纤毛细胞化生。

2. 孕激素

孕激素对子宫内膜的作用依赖于雌激素的"起动"，短时间应用孕激素可以诱导子宫内膜腺体向分泌方向分化和间质蜕膜变，长时间应用孕激素出现间质蜕膜化和广泛的腺体萎缩，又称为"药物性子宫内膜"或称为"抑制性分泌"。

大剂量孕激素多用于治疗子宫内膜癌前期病变或年轻、早期、要求保留生育功能的子宫内膜癌患者。随着个性化治疗的需要，这类病例有所增多。大剂量、持续性孕激素治疗，可直接抑制癌细胞的生长，有一定的治疗效果。病理改变存在着个体差异，表现为腺体和间质比降低，复杂的结构变得简单，腺体稀疏、萎缩，间质蜕膜化，可有泡沫细胞出现。腺上皮出现核上、核下空泡等弱分泌反应。可残留集簇性腺体复杂性改变，有或无不典型增生，常伴有鳞状化生及嗜酸性化生。

3. 口服避孕药

分为短效、长效和紧急避孕药，多数为低剂量的雌—孕激素复合物，使子宫内膜形态和功能改变，抑制内膜增殖变化，提早发生类似分泌期变化，内膜分泌不良。组织学改变早期腺体呈直管状，腺腔狭窄，可有核下空泡。间质蜕膜样变。晚期腺体分泌衰竭，腺体似血管样。间质蜕膜变明显，螺旋动脉明显。

4. 米非司酮

是一种孕酮的拮抗药，与孕激素竞争受体，拮抗孕激素作用。用于避孕和早期药物流产，又有弱的孕酮增强药的作用，可引起子宫内膜发育不同步，内膜分泌性反应滞后。

5. 促排卵药——氯米芬

化学上类似己烯雌酚，对雌激素受体有亲和性，可与雌激素竞争受体，诱导排卵。对子宫内膜的作用相对轻微，相当于合成的孕激素，往往引起腺体轻度分泌性转化。

6. 他莫昔芬等

他莫昔芬又称三苯氧胺，同类药还有托瑞米芬等。是一种类甾体结构的抗雌激素药物，并有微弱的雌激素样作用。在雌激素水平高时，为雌激素拮抗药，在雌激素水平低时，为微弱的雌激素增效药。用药后子宫内膜萎缩，伴有间质的蜕膜样变和出现腔内有分泌的扩张腺体等形态。该药可使内膜息肉和各种类型的增殖症及腺癌的发生比例增加。

7. 皮质类固醇

可能对子宫内膜有孕激素作用，常引起不同步的内膜反应，间质蜕膜样而腺体呈增生改变。持续小剂量用药最终可导致腺体萎缩，上皮处于既不增生也不分泌的状态。

8. 雄激素

长期用药，内膜萎缩，无孕激素功效。

9. 激素替代疗法

临床上常使用的激素替代疗法有周期性雌激素与孕激素以及复合性雌激素与孕激素。复合性雌激素与孕激素是目前普遍使用的方法，具有保护子宫内膜免受损害的作用。对内膜的作用取决于内膜的状态，孕激素的剂量、效力及治疗时间。一般的形态学表现如下。

（1）对内膜明显作用：内膜组织多，常呈息肉状，腺体分泌活跃，间质细胞肥大似蜕膜样改变，小血管扩张。

（2）对内膜中度作用：中等量内膜组织，分泌腺体有弯曲，间质细胞肥大、卵圆形（前蜕膜细胞），小血管扩张。

（3）对内膜腺体萎缩的作用：少量内膜组织，腺体小、萎缩，间质细胞多少不等，卵圆形、梭形或蜕膜样。

（三）宫腔内灌注检查及治疗

常见于子宫输卵管造影或药物通液以及宫腔手术后，根据药物或治疗类型、次数以及治疗时间长短，个体反应，内膜可发生各种组织学改变。主要表现为炎症性反应或肉芽肿性改变，组织细胞及纤维组织增生，多核巨细胞反应，局部内膜正常组织结构紊乱或消失，偶尔可伴有异物痕迹。这种病例往往难于了解临床病史，只有排除了结核、结节病后，才能作出推测性诊断。

（四）宫腔粘连

宫腔粘连多发生在刮宫、宫腔手术、内膜炎症及物理化学手段对内膜的刺激后。临床表现为闭经、月经减少或周期性腹痛。病理变化：在分离粘连时所得的内膜可以有多种组织，最多见的是功能内膜（65%），其他依次是纤维组织、颈管内膜、基底层内膜、平滑肌组织。粘连有 3 种类型：由内膜组织形成；由结缔组织形成；由平滑肌组织形成。由结缔组织形成的粘连可是少量纤细的胶原纤维或是致密的纤维束或与平滑肌不同比例的混合。粘连组织微血管很多，壁薄，有时扩张成窦，可伴透明变性。

六、妊娠相关病理诊断

（一）宫内妊娠的诊断

1. 诊断依据

刮宫物中见到下列妊娠产物可以确定宫内妊娠：胎盘绒毛组织、胚胎或胚囊成分、底蜕膜组织（胎盘床反应）。只有滋养细胞时要结合病史，排除污染和其他滋养细胞疾病。

2. 肉眼所见

早期绒毛呈绒球状，漂在水中见密集的分支状细小绒毛。早期绒毛容易和蜕膜组织混淆，前者柔软、球状、绒毛样，后者片块状，内膜面毛糙，缺少绒毛样结构。随着妊娠时间的延长，妊娠物逐渐明显，出现胚囊、胎盘等结构。妊娠产物如果是胎儿存活，则绒毛成分新鲜，淡红色，形态结构正常；如果是流产或其他疾病，则可能有绒毛变性、颗粒增粗、出血或水泡样改变。

3. 镜下所见

早期绒毛大，两层滋养细胞排列整齐、清晰，间质为不成熟的间充质细胞，孕 7 周前血管看不到，以后出现并逐渐增多。滋养细胞增生排列有极向。妊娠中期，绒毛逐渐变小，滋养细胞排列不整齐，细胞滋养细胞减少，间质纤维成分增多，血管变得丰富。晚期大量终末绒毛出现，滋养细胞很少，毛细血管从中心靠近表面。胎盘床反应是指出现胎盘种植部位（底蜕膜）特点，蜕膜组织中可见中间型滋养细胞浸润血管壁，血管壁肌纤维层破坏，伴有纤维蛋白样物质沉积等。

4. 鉴别诊断

（1）绒毛的鉴别：有时早期绒毛退行性变，表面仅被覆单层滋养细胞；有时机化的血栓及纤维蛋白析出会形成类似坏变绒毛的阴影；有时游离的分泌腺体凹陷切面造成"绒毛"假象。注意抓住绒毛固有的形态特点，参考周围组织形态进行分析。有时可采取"见可疑坏变绒毛"等描述性用语，建议结合临床诊断。

（2）刮出物中仅见蜕膜组织与 A-S 反应的腺体：多说明与妊娠有关的内膜变化，提示可能为妊娠，如宫内妊娠未取到绒毛或异位妊娠，HCG 升高或排除用药史应考虑为妊娠，需进一步检查确定宫内孕或宫外孕。

（3）蜕膜组织和蜕膜样反应：常难以界定，两者只有程度的差别而没有本质的改变。表现为内膜间质细胞变大，多边形。蜕膜细胞质富于糖原，体积更大，形成更好，砌砖样排列。妊娠早期常见有高度分泌的腺体，腺腔大而弯曲，可见大而深染的核向腔内突出。蜕膜样反应中的腺体多为直管状，腔小，无弯曲，有的呈裂隙状，特别是在临床应用孕激素类药物时更明显。

（二）与流产相关的病理诊断

流产的组织学标本可以完全正常，也可能表现为发育不良、停滞、退行性变或水泡样变等。绒毛发育不良、停滞是指绒毛发育明显落后于孕周，退行性变表现为绒毛退化，绒毛血管硬化和闭锁，滋养细胞减少、变薄单层，灶性纤维蛋白样坏死物增多及钙化，合体细胞结节增多等。绒毛退行性变分 4 种类型：①1 型，绒毛间质内有纤细的纤维物质，Hofbauer 细胞增多，血管及滋养细胞正常；②2 型，间质水肿变性，可形成小腔，血管消失；③3 型，间质纤维化，细胞呈梭形；④4 型，间质和滋养细胞完全退化，形成绒毛"鬼影"。早期流产胚胎发育缺陷因素多；晚期流产其他因素尤其是感染因素增多，后者可表现为绒毛膜羊膜炎等。

（三）胎盘残留及异常附着

1. 胎盘残留

发生在人工流产后或产后阴道出血不止，镜下见明确的绒毛组织即可诊断。早、中期绒毛要排除污染，要观察与之相适应的子宫内膜变化。成熟绒毛要防止误判，因为成熟绒毛小，滋养细胞不清晰，常伴有变性、钙化。绒毛的大小、轮廓，中心的血管和分布方式有助于诊断。

2. 胎盘粘连、植入

多因刮宫或炎症造成蜕膜形成不良或前置胎盘、胎盘发育不良所致胎盘与宫壁异常附着。表现为产时娩出胎盘困难，产后检查胎盘有缺损或胎盘母面粗糙、破碎。

胎盘粘连是因底蜕膜部分或全部缺失。镜下见绒毛组织与平滑肌直接接触，缺少蜕膜组织分隔。因为刮宫标本组织破碎，不容易准确判断，有时需结合临床诊断。

胎盘植入为绒毛组织侵入肌壁的平滑肌。镜下见绒毛呈小团状或片状不规则的穿插于平滑肌肌束间，绒毛周围的平滑肌细胞变薄、透明变性或退行性变，肌层中纤维组织和血管增多，可见炎症细胞浸润。推进性植入刮宫标本很难判断，只有在子宫切除术后才能诊断。当绒毛穿透子宫肌壁直达浆膜层时，称为穿透性胎盘。

（四）异位妊娠的子宫内膜

宫外孕患者的子宫内膜组织形态受诸多因素影响，如胚胎是否存活、HCG 水平、流血时间长短、内膜脱落程度、刮取内膜的部位等，宫外孕的子宫内膜组织因此可有不同的形态学改变。子宫内膜大多表现为出现高度分泌反应、A-S 反应及蜕膜样反应，找不到绒毛、胎盘床反应等妊娠迹象，炎症和坏死少见。因为宫外孕患者血清 HCG、雌二醇和孕酮水平较宫内孕要低，内膜反应往往比较差，腺上皮反应程度与分布不均匀，腺上皮与间质反应不同步。当出血时间长、胚胎死亡及 HCG 水平下降，子宫内膜会出现增生反应或增生、分泌共存现象。

注意刮宫标本中未见绒毛，不能作为宫外孕诊断的唯一标准，因为绒毛不存在的原因可能是取材不充分或宫内妊娠产物已被排出。临床医生要结合临床特点和影像学资料诊断。

（商家炜）

第三节　子宫内膜增生及内膜癌前病变

一、子宫内膜增生症

（一）定义及分类

子宫内膜增生症是由异常激素条件诱导下的从良性到恶性前增生性病变的一系列形态学改变。根据其腺体结构的复杂程度分为单纯性增生或复杂性（腺瘤性）增生。再根据细胞核的异型特征分为单纯性不典型增生和复杂性不典型增生。

（二）病因和病理生理

当机体受到内部和外部各种因素的影响，引起下丘脑—垂体—卵巢轴功能异常，卵巢不排卵，仅受雌激素作用，导致内膜不同程度的增生改变。子宫内膜出血与内膜的自限性机制缺陷有关。

（1）子宫内膜组织脆性增加。

因内膜腺体持续增生，间质因缺乏孕激素作用反应不足，导致内膜组织脆弱，易自发溃破出血。

（2）子宫内膜剥脱不全。

正常月经子宫内膜各部同步剥脱，子宫内膜增生症患者由于雌激素的波动，脱落不规则和不完整，缺乏足够的功能层组织丢失而难以有效刺激内膜的再生和修复。

（3）血管结构与功能异常。

不规则的组织破损和多处血管断裂，以及小动脉螺旋化缺乏、收缩乏力，造成出血时间延长、血量增多。

（4）凝血与纤溶异常及血管舒缩因子异常。

（三）临床特点

主要表现为不规则阴道出血，出血间隔时间长短不一，出血量多少不一。有时表现为闭经，出血量多时可导致贫血甚至休克。影像学表现内膜增厚、不规则或息肉样变。

（四）肉眼改变

子宫内膜增厚，甚至可达 2 cm。表面光滑或呈结节状或息肉状，单纯性增生内膜水肿或透亮，有时可见扩大的腺体呈小囊状。刮宫内膜破碎，量多，质地软韧。复杂性不典型增生的内膜灰白，略偏实，有时与癌易混淆。

（五）镜下改变

1. 单纯性增生

子宫内膜弥漫性增生，腺体呈管状或囊性扩张，大小不一，形似瑞士干酪样。可伴少量单一分支或乳头状结构，背靠背现象少见或局限（腺管纡曲切面所致）。腺上皮细胞假复层或复层，形态规则，核高柱状，垂直于基底膜，有极性。核仁不明显，核分裂象常见，染色质细，无异型性。

2. 复杂性增生

腺体过度增生，轮廓不规则，相互拥挤，间质稀少，向腺腔内及间质出芽表现出复杂性结构变化。腺体呈分支状、锯齿状或乳头状，可见背靠背及腺体内搭桥现象。腺上皮细胞形态规则呈假复层或复层，形态正常，无异型性改变，有极性。可见鳞状上皮化生。

3. 不典型增生

表现为腺上皮细胞核变圆，形态不规则，极性改变。细胞核大小不一，核膜增厚，核增大，核仁明显，染色质增粗，胞核/胞质比增大。在复杂性增生多见，单纯性增生少见。

（六）鉴别诊断

1. 鉴别子宫内膜增生与不同周期或增生紊乱内膜

主要根据腺体的增多和聚集，腺体与间质之比，腺体及腺体间的结构特点。

2. 鉴别子宫内膜增生与非典型增生

主要根据细胞的形态特征，细胞是否出现异型性，有无染色质分布不均匀、核仁明显，极性消失等。

3. 鉴别复杂性不典型增生与子宫内膜癌

主要依据结构特征，细胞学可无明显差异。前者结构相对规整，后者出现间质浸润，复杂和融合的腺体结构、筛状结构以及腺体的不规则、复杂性乳头分支等。

（七）注意事项

（1）由于 1994 年 WHO 分类提出的子宫内膜增生症的诊断重复性差，因此 2003 年 WHO 组织学分类提出减少对增生症中非典型增生的诊断分级。然而在妇产科临床治疗原则中明确要求按内膜非典型增生的程度结合年龄、生育要求进行治疗选择（轻度非典型增生建议药物治疗，中度以上建议筋膜外子宫切除），存在病理与妇产科临床要求不一致。

（2）因为异常激素条件是共同的诱因，因而可出现从良性单纯性增生到复杂性不典型增生甚至子宫内膜样癌的一系列形态学改变，可有或无相互移行变化的关系。

（3）子宫内膜受激素影响形态变化多，可以出现各种增生/不典型增生基础上的分泌及化生。

（4）子宫内膜增生症可以经治疗逆转，也可能复发进展。不典型增生发展为癌，多认为有一个相对漫长的发展过程。

（5）子宫内膜复杂性不典型增生和高分化子宫内膜样癌形态学上有交叉/灰区，在诊断性刮宫组织少、假象多的情况下诊断应审慎。

二、子宫内膜上皮内瘤变

（一）定义及特点

子宫内膜上皮内瘤变（EIN）是子宫内膜癌前病变的组织学表现，由分子遗传学、组织形态学及临床预后资料综合诊断。研究显示，EIN 预示癌的结果优于 WHO 分类。EIN 更侧重腺体结构的改变以及与背景腺体不同的细胞学改变。EIN 与 WHO 分类没有固定的对应关系，大多数复杂性不典型增生和 EIN 相互有重叠，但并非全部。计算机形态学分析可以测量特殊的形态结构与临床发生癌的危险性增加之间的关系，还可以客观地定义单克隆 EIN 病变的形态学改变。EIN 是一个全新的概念，认识这些病变需要不断实践。

（二）诊断标准

EIN 必须全部符合表 7-1 所列标准才可以做出诊断。

表 7-1 子宫内膜上皮内瘤诊断标准

EIN 标准	表现
结构	通常局部间质内腺体过度增生
细胞学改变	局部密集腺体和背景腺体的细胞特征明显不同
体积 >1 mm	最大线性直径超过 1 mm
排除良性病变	类似良性病变：增生紊乱、分泌期、息肉、基底层、修复等
排除癌	迷路样腺体、实性区域、显著的筛状结构、复杂性乳头诊断为癌

（杨立曼）

第四节 子宫内膜癌

子宫内膜癌是原发于子宫内膜的一组上皮性恶性肿瘤，是发达国家女性生殖系统最常见的肿瘤之一。近年来由于经济因素和社会因素的影响，我国子宫内膜癌的发生率有所增加。

一、流行病学

子宫内膜癌患者常与肥胖、糖尿病、高血压、未孕产、绝经晚有关。另外吸烟、多囊卵巢综合征、产生雌激素的性索间质肿瘤、乳腺癌使用他莫昔芬治疗等也与子宫内膜癌有关。反之，多产、高龄初产、生育期长、绝经前短期内经历自然分娩可以减少绝经后子宫内膜癌的危险。流行病学研究强调无抵抗的雌激素作用在子宫内膜癌发病中的影响作用和孕激素在其中的保护作用。

二、发病机制及遗传学

子宫内膜癌由两类生物学和组织学完全不同的肿瘤组成，具有不同的发病机制。一类称为激素依赖型（Ⅰ型），发生在比较年轻的妇女，无抵抗的雌激素刺激是发生这一类型肿瘤的原因。肿瘤分化较好，为低度恶性的肿瘤。常伴发子宫内膜增生症，特别是不典型增生。往往浸润子宫肌层不深，扩散转移潜力小，对孕激素治疗敏感性高。进展缓慢，预后良好。另一类子宫内膜癌为非激素依赖型（Ⅱ型），多见于老年人，受雌激素的影响不明显，发生机制尚不清楚。肿瘤恶性程度较高，易浸润深肌层，发生扩散转移的危险性高，对孕激素治疗的敏感性低，预后差。Ⅰ型癌主要指子宫内膜样癌及黏液性腺癌，可以伴有卵巢癌、乳腺癌和结肠癌；Ⅱ型主要为浆液性腺癌和透明细胞癌。

克隆性分析提示子宫内膜癌和非典型性增生是单克隆性病变。增生紊乱、单纯性增生和复杂性增生是多克隆性病变。非典型增生和癌来源于异常克隆性细胞的增生，发生这种非典型性克隆的启动因素尚不清楚，推测持续性的雌激素在这个过程中可能发挥一定的作用。通过内在的基因改变，可能导致不可逆转的细胞遗传学改变。有无遗传学改变的子宫内膜细胞对于雌激素刺激的反应可能不同，有遗传学改变的进展为非典型增生和内膜癌，而无遗传学改变的仅形成单纯性增生和复杂性增生，雌激素可以刺激子宫内膜增生和非典型增生。

目前认为遗传性肿瘤易感性是肿瘤发生的一个重要的危险因素。人们已经发现许多遗传性肿瘤综合征具有胚系突变。研究表明，有 1 个或多个亲属患子宫内膜癌的个体其优势比值为 1.5~2.85，其差异可能与研究样本的年龄差别有关。绝大多数子宫内膜癌是散发的，但少数可以作为多发癌家族综合征出现。遗传性非息肉病性结肠癌（HNPCC）家族的易感者容易发生子宫内膜癌，在 70 岁时发生子宫内膜癌的终身危险性是 30%~60%。与 HNPCC 相关的子宫内膜癌较普通人群的诊断提前 10 年，平均年龄 50 岁。HNPCC 是由 DNA 错配修复基因突变引起。

研究发现，微卫星不稳定性见于非典型增生，而不见于无非不典型增生的病例。在非典型增生和内膜癌的进展性病变显示微卫星变化的演变。微卫星不稳定性见于子宫内膜癌附近的非典型增生，内膜癌也显示类似的但不是相同结构的微卫星不稳定性。内膜癌保留了增生阶段获得的某些微卫星改变。研究支持有非典型增生和无非典型增生之间具有遗传学的区别，强化了从非典型增生直接到癌的概念。

三、肿瘤基因

PTEN 是子宫内膜癌发生变化最多的基因，它的突变可以发生在雌激素影响的正常内膜、癌前病变与子宫内膜样癌。PTEN 缺失预示内膜细胞向恶性转化，PTEN 阳性是预后好的指标。K-ras 突变可见于单纯性增生、复杂性增生和非典型增生及 10%~30% 的内膜癌，表明 K-ras 突变在肿瘤起源时已经发生作用。子宫内膜样癌尤其是高分化癌常对 ER、PR 强阳性表达，对激素治疗敏感有效。bcl-2 原癌基因产物抑制细胞凋亡（程序化细胞死亡），可能在早期异型增生过程中而不是在晚期过程中发挥作用，可能有助于鉴别有无非典型增生的复杂性增生。p53 是肿瘤抑制基因，能控制细胞增殖，它的突变和过表达与 II 型子宫内膜癌及疾病进展有关。p53 高表达常同时伴有 ER、PR 的表达降低和消失。c-erbB-2 存在于非典型增生，可能在某些癌的早期发生中起作用，另外 c-erbB-2 还提示与恶性程度增高、淋巴结转移和预后差有关。

四、肉眼改变

子宫内膜癌大多呈外生性生长，表面粗糙，不均匀增厚或息肉样突向宫腔，表面高低不平，可伴有出血、坏死或形成溃疡。切面灰白，质地糟脆、细腻，有时偏硬，向肌层浸润性生长，甚至肉眼不易识别。刮宫标本往往量多，质地细腻，灰白或灰黄色，也可因出血坏死而呈杂色，豆渣状。早期的局限在内膜的癌灶，尤其是息肉样生长的可被刮宫去除。

五、组织学分类

WHO 肿瘤病理学及遗传学分类（2003 年）将子宫内膜癌分为子宫内膜样腺癌、黏液腺癌、浆液性腺癌、透明细胞腺癌、混合细胞性腺癌、鳞状细胞癌、移行细胞癌、小细胞癌、未分化癌及其他。子宫内膜样腺癌包括伴鳞状分化亚型、绒毛腺型亚型、分泌型亚型、纤毛细胞型亚型。

1. 子宫内膜样腺癌

是一种形态与子宫内膜腺体相似的腺癌，是子宫内膜癌最常见的组织学类型，占所有子宫内膜癌的 60%。

发病机制：子宫内膜样腺癌属于雌激素依赖性的 I 型癌，多由于雌激素长期刺激，在子宫内膜增殖症的基础上逐渐演变形成。

临床特点：子宫内膜样腺癌主要见于 50~70 岁的女性，75% 发生在绝经后，5% 的病例发生在 40 岁以下。主要表现为异常阴道出血，以绝经后阴道出血为主，月经紊乱，经量增多。可有阴道异常排液，下腹疼痛，宫腔积脓、积液，贫血等。B 超、CT、MRI 检查有助于了解子宫大小、宫腔内有无赘生物、子宫内膜厚度、宫颈受累及肌层浸润等。

镜下特征：表现为复杂和不规则的腺体浸润性生长，伴有促纤维形成的间质反应；腺体扭曲、扩大、相互融合；腺体内搭桥形成筛状结构；腺体与腺体相互连接成迷宫样结构；复杂性乳头状分支或绒毛状腺样乳头状分支；腺体形成不好，出现实性细胞团块。腺体由单层、假复层及复层上皮衬覆，异型性随着分化程度的降低逐渐变得明显。高分化子宫内膜样癌的核可以只有轻度增大，长轴垂直排列于基底膜具有一定的极向，极易被诊断人员忽视。诊断子宫内膜样腺癌必须看到子宫内膜样腺体或绒毛腺型结构。

（1）伴鳞状分化亚型：占子宫内膜样腺癌的 20%~50%。是否伴鳞状分化对于临床无重要意义，病理分级根据腺性成分确定。鉴别腺癌中实性区域是否伴鳞状分化必须严格标准，诊断应具备下述特点。①使用标准的染色技术显示出有角化。②细胞间具有间桥。③或具有下述 4 个特点中的 3 个或全部：a. 成片生长而无腺体形成或核呈栅栏状排列：b. 细胞边界清晰；c. 嗜酸性、致密或透明的胞质；d. 与肿瘤中其他区域比较时，瘤细胞的胞核/胞质比降低。广泛的鳞状分化不能作为提示浸润的独立指标。

（2）绒毛腺型亚型：是较常见的一种变异型，通常组成低级别子宫内膜样腺癌的一部分而不是全部。以柔软、细长的具有纤细轴心的绒毛状结构为主，绒毛表面衬覆的细胞垂直于基底膜，细胞异型性轻。恶性度低，预后好。

（3）分泌型亚型：是一种含有与早期分泌期子宫内膜腺体相似的腺癌。肿瘤细胞核小，核排列拥挤、错乱，单层或复层，含核上核下空泡，胞质空亮，细胞异型性轻。突出表现为腺体结构紊乱，密集复杂，呈筛状、腺样乳头状，腺体与间质反应迥异，有浸润性生长特点。以上特征可以和分泌期子宫内膜和透明细胞癌鉴别。

（4）纤毛细胞型亚型：是一种大多数细胞（75%以上）有纤毛的子宫内膜样腺癌。该亚型少见，预后良好。纤毛细胞是一种高分化特征，绝大多数含有纤毛细胞的乳头状增生是良性的表现，只有出现肌层或淋巴管浸润时诊断才能可靠。

鉴别诊断：子宫内膜复杂性不典型增生与高分化子宫内膜样腺癌有许多相似之处。诊断内膜样癌应参考以下方面：复杂的腺体分支或广泛的乳头形成，腺体融合呈实性或形成筛状结构，且直径 > 2 mm；细胞明显多形性，细胞极向消失，腺体排列紊乱；间质走向杂乱，伴有促纤维生成性间质。

2. 黏液腺癌

是一种原发于子宫内膜、大多数瘤细胞质内含明显黏液的腺癌。约占 I 期子宫内膜癌的 9%，可与其他子宫内膜样腺癌混合存在。

镜下特征：形态与宫颈黏液性腺癌相似。细胞呈高柱状，胞质丰富，空泡状，显示黏液样基质。核位于基底部，有时被压成新月形。Alcian 蓝及黏液卡红染色阳性。有时可出现肠型特点，含有多量杯状细胞。有时还可具有微腺型结构。单纯的黏液腺癌较少见，多数情况是黏液腺癌与内膜样癌的混合性癌。

鉴别诊断：

（1）与子宫内膜样癌分泌型和透明细胞腺癌鉴别，黏液腺癌含有细胞内黏液，核有特征性改变，还可用 PAS 染色酶消化检查，消化后仍为阳性多为黏液腺癌，分泌型癌为阴性。

（2）与原发于宫颈内膜的黏液腺癌鉴别，免疫组化标记：子宫内膜黏液腺癌 vimtin 和雌激素受体阳性，CEA 阴性；宫颈黏液腺癌则相反。

（3）内膜黏液性非典型增生与黏液腺癌的鉴别，金标准是肌层或间质浸润，在刮宫标本中诊断浸润极为困难，有时有假象干扰，病理诊断要十分慎重。

3. 浆液性腺癌

是一种以伴有明显异型细胞簇及具有复杂乳头结构的原发于子宫内膜的癌。

病理特点：浆液性腺癌属于 II 型子宫内膜癌，与雌激素水平的关系不密切，缺乏与子宫内膜增生症之间的关系。肿瘤进展快，预后差。镜下表现以形成复杂的含有粗大纤维血管轴心的 2、3 级乳头为特征，表面成簇的细胞性出芽和散在成团的游离细胞。细胞异型性大，核圆，可见嗜酸性巨型核仁，细胞极性消失，核分裂象常见。30% 的病例可见砂粒体。浆液性腺癌也可呈腺型生长，腺体结构复杂呈迷宫样，含有多核和奇异形细胞核。

鉴别诊断：需与 I 型的绒毛管状腺癌和 II 型的浆液性乳头状腺癌鉴别。两者都以乳头状结构为主，前者常见腺样、筛状或鳞化结构；后者可伴有低分化实性片块区域，常见坏死。

前者的乳头较细长、单一，上皮细胞异型性不明显，核分裂象不多；后者乳头分支杂乱、粗短，上皮细胞异型性大，核仁明显，核分裂象多。前者相对年轻，深肌层浸润和脉管侵犯不常见，后者年龄大，肿瘤恶性度高，深肌层浸润和脉管侵犯较为常见。前者多 p53 阴性，ER、PR 阳性；后者相反，多 p53 阳性，ER、PR 阴性。

4. 透明细胞腺癌

是一种主要由透明细胞或鞋钉细胞组成的腺癌，排列呈实性、管囊性或乳头状形式或这些形式的组合。

病理特点：透明细胞腺癌属于Ⅱ型子宫内膜癌。肿瘤细胞有的胞质丰富透亮，富于糖原而呈透明样。有的胞质少，核大畸形，突向腺腔呈鞋钉样。少数病例胞质嗜酸性。透亮细胞多排列呈实性片状，鞋钉样细胞易形成腺管状或乳头状，常相互结合形成组合形态。透明细胞腺癌核异型性明显，核大深染，核不规则，PAS 染色阳性。有时可见内膜样腺癌与透明细胞腺癌相互移行或透明细胞腺癌与浆液性腺癌混杂的现象。

鉴别诊断：主要与富于糖原的分泌型子宫内膜样腺癌鉴别，透明细胞腺癌结构更为复杂，核的异型性突出，有时可见"靶样"嗜酸性物质。分泌型子宫内膜样腺癌子宫内膜样结构突出，核异型性轻。

5. 混合细胞性腺癌

包括一种Ⅰ型癌（内膜样腺癌及其亚型或黏液腺癌）和一种Ⅱ型癌（浆液性或透明细胞腺癌）的成分，其中最少的组织成分也应占全部肿瘤的10%，肿瘤成分所占的百分率应该写在病理报告中。一般认为Ⅱ型癌成分≥25%提示肿瘤预后差。

6. 鳞状细胞癌

由不同分化程度的具有鳞状细胞特点的细胞组成的原发于子宫内膜的癌。该类型癌少见，多发于绝经后妇女，常伴有宫颈狭窄和宫腔积脓。必须与宫颈的鳞状细胞癌扩散到子宫内膜鉴别，因为后者更为常见。

7. 移行细胞癌

一种≥90%的细胞类似于泌尿道移行上皮细胞构成的癌，不到90%的应命名为伴移行细胞分化的混合性癌。肿瘤常为息肉状或乳头状，平均大小 3.5 cm。镜下以乳头状生长为主，移行细胞成分多为2级或3级。与 HPV 感染相关的挖空细胞样变罕见。移行细胞成分多与其他类型癌混合存在，最常见的是子宫内膜样癌，其次是透明细胞癌或浆液性癌。免疫组化标记 CK20 阴性，CK7 阳性，支持该类型癌是苗勒管源性，不是泌尿上皮来源。以此也可以和尿路上皮来源转移性癌鉴别。

8. 小细胞癌

是一种类似于肺的小细胞癌的子宫内膜癌。CK 及绝大多数神经内分泌标记阳性，50%的 vimtin 阳性。

9. 未分化癌

不能归入任何分化类型的缺乏分化特征的癌。

10. 其他

包括中肾管癌、腺样囊性癌、磨玻璃样细胞癌等，嗜酸性细胞癌归类于透明细胞癌亚型。

六、组织学分级

子宫内膜样腺癌 WHO（2003 年）组织学分级标准如下。Ⅰ级，（高分化）：非鳞状或桑葚状的肿瘤实性生长成分≤5%。Ⅱ级，（中分化）：非鳞状或桑葚状的肿瘤实性生长成分 6%～50%。Ⅲ级，（低分化）：非鳞状或桑葚状的肿瘤实性生长成分>50%。其他类型的内膜癌如浆液性腺癌、透明细胞腺癌、小细胞癌、未分化癌等不予分级。

子宫内膜样腺癌细胞核的分级标准如下。1 级：细胞核长圆形，染色质及核仁变化轻微，偶见核分裂象。2 级：细胞核的异型性程度介于 1～2 级。3 级：细胞核圆形，不规则，增大，核仁明显，嗜酸性，核分裂象多见。若核级别高于结构分级时，应根据核级别将Ⅰ级或Ⅱ级的肿瘤相应提高一级。

分级注意事项：①分级根据腺癌的分级标准来定，只考虑腺体结构，鳞状上皮分化或桑葚状分化的实性细胞巢不增加肿瘤的级别；②要注意观察核的不典型性，出现奇异的异型细胞核，肿瘤级别应该提高一级。

FIGO 病理分期：子宫内膜癌病理分期（FIGO，2009 年），见表 7-2。

表 7-2　子宫内膜癌的病理分期

Ⅰ期	癌局限于子宫体	ⅢC	盆腔和（或）腹主动脉旁淋巴结转移
ⅠA	无或<1/2 肌层浸润	ⅢC1	盆腔淋巴结
ⅠB	≥1/2 肌层浸润	ⅢC2	腹主动脉旁淋巴结转移
Ⅱ期	肿瘤累及宫颈间质，未超出子宫	Ⅳ期	膀胱和（或）直肠转移，和（或）远处转移
Ⅲ期	肿瘤局部播散	ⅣA	膀胱和（或）直肠转移
ⅢA	肿瘤累及子宫浆膜和（或）附件	ⅣB	远处转移，包括腹腔内转移和（或）腹股沟淋巴结转移
ⅢB	阴道和（或）宫旁受累		

（陶玉聪）

第五节　子宫平滑肌肿瘤

子宫平滑肌肿瘤是由具有明确平滑肌分化的细胞组成的良性及恶性肿瘤。起源于子宫肌层平滑肌或纤维组织，也可起源于血管壁的平滑肌或纤维组织。

一、组织学分类

WHO 组织学分类（2003 年）将子宫平滑肌肿瘤分为 3 种。①平滑肌肉瘤，特殊类型包括上皮样亚型、黏液样亚型。②恶性潜能未定的平滑肌肿瘤。③平滑肌瘤，又分为非特异性和特殊类型，特殊类型包括细胞学变型和生长方式变型。组织学变型分为核分裂活跃性、富于细胞性、出血性富于细胞性、上皮样、黏液性、非典型性、脂肪平滑肌瘤；生长方式变型分为弥漫性平滑肌瘤病、分割性平滑肌瘤、静脉内平滑肌瘤病、转移性平滑肌瘤。

二、大体检查

典型的子宫平滑肌瘤为实质性、球形、质韧的肿物，其大小与数目极为不一致，常为多发性或散在存在，可以相互融合。肌瘤的软硬度取决于其所含平滑肌与纤维组织的比例以及肿瘤细胞的丰富程度。瘤体切面呈漩涡状、梁状或编织样结构，局部可因各种变性而发生相应的改变，如水肿囊性变时出现大小不等的腔隙，出血红色变性时切面为黯红色似半熟的牛肉，旋涡状结构消失。子宫由于肌瘤的不规则分布变得形态各异，宫腔也可因此变形，甚至不易寻找。肌瘤周围的平滑肌受压，形成一层疏松区域即假包膜。子宫肉瘤大多表现为边界不清的肉质感肿块，不易剥离。切面多呈黄白色或多彩性，鱼肉样，质软细腻，可出现特征性的出血及坏死带，肿瘤边界清晰或不清晰。可在周围出现卫星性小结节。

三、良恶性平滑肌肿瘤的病理诊断

平滑肌肿瘤的诊断是多指标多因素综合诊断，诊断标准不完全统一。诊断平滑肌肿瘤良恶性的主要依据有：核异型性、核分裂数、肿瘤的凝固性坏死、细胞密度、浸润性边缘，有无子宫外浸润、转移等。恶性潜能未定的平滑肌肿瘤，WHO 定义为根据普遍应用的标准不能肯定地诊断为良性或恶性的一种平滑肌肿瘤，强调应用该诊断要慎重，只用于表现模棱两可的平滑肌肿瘤。平滑肌肉瘤和恶性潜能未定的平滑肌肿瘤诊断参考标准，见表7-3。

表7-3 恶性、交界性平滑肌肿瘤的诊断分类

诊断	地图状肿瘤坏死	核分裂象（个/10HPF）	细胞非典型性
平滑肌肉瘤	有	不计数	有或无
	无	≥10	弥漫性或多灶性，中度到重度
不能确定恶性潜能的平滑肌肿瘤	可疑	不计数	有或无
	无 >15	无	
	无	接近但是 <10	弥漫性或多灶性，中度到重度

2004 年版《Rosai & Ackerman 外科病理学》中认为，伴有凝固性坏死，但既无非典型性又无核分裂活性增加的子宫平滑肌肿瘤，应该归入"交界性"的范畴。

在诊断时要注意以下4点：①首先确定肿瘤是典型的平滑肌肿瘤还是某种亚型；②核分裂数在不同组织类型的平滑肌肿瘤中意义不同，如黏液样或上皮样；③仅依靠核的非典型性不能确定恶性；④凝固性肿瘤细胞坏死对于评估恶性度非常重要，凝固性坏死表现为地图状坏死，肿瘤组织中存活细胞与坏死细胞之间的过渡是截然的，坏死不伴有任何炎症或修复性反应，坏死细胞仍然保留原有肿瘤细胞的轮廓。

四、组织学变型及生长方式变型

1. 核分裂活跃性平滑肌瘤

指单纯性核分裂象增多，核分裂象≥5 个/10HPF，具有典型的平滑肌瘤的大体及组织学表现。少数平滑肌肿瘤核分裂象 >15 个/10HPF。临床过程是良性的。注意询问患者有无

妊娠或口服避孕药等其他影响。

2. 富于细胞性平滑肌瘤（细胞性平滑肌瘤）

肿瘤细胞密度较周围正常肌层明显增高，细胞核丰富，无异型性，核分裂象 < 5 个/10HPF。密度特别增高的又称高度富于细胞性平滑肌瘤。注意该型容易与子宫内膜间质肿瘤相混淆。

3. 出血性富于细胞性平滑肌瘤

又称卒中性平滑肌瘤，多见于年轻女性，往往有妊娠或口服避孕药史。表现肌瘤内有出血或血肿形成，并可穿破浆膜面，使血流入腹腔。镜下肿瘤内可见新鲜的多灶性星形出血带，在出血带周围有致密的平滑肌细胞增生，不出现凝固性坏死，可见正常的核分裂象，甚至可多至 8 个/10HPF，通常仅限于与出血区域相关的肉芽组织的狭窄带中，而且无细胞异型性。

4. 上皮样平滑肌瘤

肿瘤细胞类似上皮细胞，排列成群或索条状。大体所见类似于其他类型平滑肌瘤，略有不同的是：切面呈灰黄色，质地较软。镜下根据不同的细胞特征分为 3 种亚型：平滑肌母细胞型、透明细胞型和丛状微岛型。

上皮样平滑肌瘤如果具有下述 2 个或多个特征时生物学行为难以确定：①体积 > 6 cm；②中等程度的核分裂活性（核分裂象 2～4 个/10HPF）；③中度到重度的细胞学非典型性；④坏死。若核分裂象 ≥5 个/10HPF，伴细胞中度至重度异型或有细胞凝固性坏死伴不同程度细胞异型和多少不一的核分裂象为上皮样平滑肌肉瘤。

5. 非典型性平滑肌瘤（奇异性、多形性、合体性平滑肌瘤）

主要表现为瘤细胞异型性明显，含有奇异的肿瘤细胞，形状各异，核浓染，巨核、多核，染色质明显积聚（常模糊），核内常常出现大的细胞质内假性核内包涵体。核膜不规则，无浸润及凝固性坏死。核分裂象 < 5/10HPF。非典型细胞可以分布于整个平滑肌瘤内（弥漫性）或仅为局灶性分布（可能是多灶性）。

在不伴有肿瘤细胞凝固性坏死，核分裂象 < 10/10HPF 时，即使细胞的非典型性达到严重的程度，也不是确定恶性平滑肌瘤的可靠指标。当肿瘤经过充分取材，发现至多有多灶性非典型性时，这样的肿瘤称为"非典型性平滑肌瘤，伴有轻度复发可能性"，除了个别病例之外，一般具有良性行为。

6. 黏液样平滑肌瘤

肿瘤大体边界清楚，切面良性为质软半透明状，恶性为胶冻样。瘤细胞多呈梭形，有卵圆形、锥形或典型的雪茄烟形核。瘤细胞呈细束状排列，之间有丰富的无形的黏液样基质，AB/PAS 染色阳性。当肿瘤细胞出现多形性、核异型、和（或）肌层、血管浸润（包括镜下），应诊断为黏液样平滑肌肉瘤。

7. 脂肪平滑肌瘤

含成熟的脂肪细胞及平滑肌细胞。典型的平滑肌瘤中散在脂肪细胞相当常见，当含有明显数量的脂肪细胞时称为脂肪平滑肌瘤。

8. 弥漫性平滑肌瘤病

以子宫肌壁有数量众多的小的、界限不清的平滑肌结节，累及整个肌层或肌壁的大部分为特征。增生的平滑肌结节直径可达 3 cm，但多数直径 < 1 cm。它们由一致、分化良好、

梭形的平滑肌细胞组成。分子生物学研究提示每一个肿瘤来源于独立的转化事件，可能是多发性平滑肌瘤弥漫累及全子宫。临床过程可能由于出血而变得复杂，但一般为良性经过。

9. 分割性平滑肌瘤

又被称为绒毛叶状分割性平滑肌瘤及小叶样分割性平滑肌瘤。大体所见奇特，表现为大的外生性、蕈样、多结节或息肉样肿物，从子宫壁延伸到阔韧带或盆腔、腹腔。肿瘤边界不规则，界限不清楚。充血明显时肿瘤外观呈胎盘样。镜下示为良性平滑肌束构成的大小不等的结节，结节之间是明显水肿并富于血管的纤维结缔组织，分割周围肌层呈不规则生长。肿瘤可以表现为各种平滑肌瘤的细胞形态，如富于细胞性、上皮样等。若肿瘤细胞出现上皮样分化则可归类为不能确定恶性潜能的平滑肌肿瘤。

10. 静脉内平滑肌瘤病

组织学上良性的平滑肌瘤在子宫和阔韧带的静脉血管内生长。形成一个复杂的、盘卷或结节状的子宫肌层生长方式，经常旋绕状、蠕虫样扩展到阔韧带中的子宫静脉或进入其他盆腔静脉，偶尔，肿瘤生长扩展到腔静脉，甚至可延伸到右心房。静脉内平滑肌瘤病的一些富于细胞成分与平滑肌瘤相似，但更多的成分含有明显纤维化或玻璃样变的区域，平滑肌细胞可能不明显并难以确定。任何平滑肌肿瘤的亚型，如富于细胞性、非典型性、上皮样或脂肪平滑肌瘤等，都可在平滑肌瘤病中见到。

11. 转移性平滑肌瘤

良性形态的子宫平滑肌瘤，发生子宫外转移，多见于肺、淋巴结或腹部。常发生在子宫切除后多年。要确定是真性转移还是其他原发性肿瘤，有时有一定困难，还必须除外分化良好的平滑肌肉瘤的转移。最近的细胞遗传学研究发现，子宫和子宫外的肿瘤为单克隆起源，表明是转移性的。而且，在转移病变中发现雌激素和孕激素受体，以及妊娠期、绝经后及卵巢切除术后肿瘤退化，提示这种肿瘤是激素依赖性的。

12. 伴有淋巴组织浸润的平滑肌瘤

有的平滑肌瘤伴有灶状或弥漫性的，以小淋巴细胞为主的浸润，可见免疫母细胞和浆细胞，有时可见生发中心。多发生于流产后，可能与激素水平急剧改变引发的免疫细胞反应有关。认识此病变的重要性在于有可能与淋巴瘤混淆。

13. 其他（WHO 新分类中未明确，实际应用或文献报道的平滑肌肿瘤类型）

有寄生性平滑肌瘤、浸润性平滑肌瘤、神经鞘瘤样平滑肌瘤、水样变性平滑肌瘤、颗粒细胞平滑肌瘤、含小管的平滑肌瘤及播散性腹膜平滑肌瘤病等。这些肿瘤均较罕见，其临床生物学行为不同于普通型平滑肌瘤，但其共同点是病理组织学属于良性肿瘤，有些种类是良性还是归属于恶性潜能未定的平滑肌肿瘤，迄今意见还不一致。

五、免疫表型

肿瘤细胞 SMA、MSA、DES、h-caldesmon 肌源性标志全部阳性、Vimentin 阳性、有时也会发现 CK 的异常表达，反应的程度及强度依据使用的抗体及标本的固定情况而定，EMA 阴性、ER、PR 表达阳性，可能出现 CD10 的局灶性阳性反应。免疫组化对于子宫平滑肌肿瘤与其他肿瘤的鉴别诊断有较大的意义，对于评估良恶性肿瘤作用不大。

六、细胞遗传学和分子遗传学

典型的子宫平滑肌肿瘤约 40% 至少有 1 个克隆的细胞遗传学畸变。在不同的平滑肌肿瘤中至少可以发现 6 种细胞遗传学亚型：7q 缺失、12q15 和 14q24 易位、12 号染色体三体、以及 6p、10q22 和 13q 的重排。大量不同的细胞遗传学亚型提示子宫平滑肌发生肿瘤有多条通路。在有镶嵌现象的病例中，细胞遗传学异常是转化和克隆扩增后获得的继发性改变，染色体异常促进了子宫平滑肌肿瘤的生长。

子宫平滑肌肉瘤的细胞遗传学变化较普通型平滑肌瘤复杂得多。这些核型异常包括数量和结构的异常。另外，这种特殊的细胞遗传学异常从细胞分裂中期到下一个细胞分裂中期可能有所不同，提示在平滑肌肉瘤中有一个高度不稳定性的基因组存在。高频率的染色体异常与细胞核的非典型性有关，而且是二倍体变异的原因。通过细胞遗传学分析没有发现介于典型良性和恶性平滑肌肿瘤之间的平滑肌肿瘤。

（赵高阳）

第六节　子宫内膜间质肿瘤

子宫内膜间质肿瘤是由形态学上类似正常增生期内膜间质细胞的肿瘤细胞组成的肿瘤。倾向来源于原始多潜能性间质细胞。WHO 分类（2003 年）分为子宫内膜间质结节、子宫内膜间质肉瘤和未分化子宫内膜肉瘤。根据边界有无浸润分为良性和恶性。根据细胞异型性和坏死程度分为低度恶性肿瘤和未分化肉瘤。

一、子宫内膜间质结节

子宫内膜间质结节由分化好的子宫内膜间质细胞组成，边缘清楚，推挤性边界，无肌层与血管浸润。大体特征表现为息肉状或实性结节，大小在 0.8 ~ 15 cm，质软，微黄色，有时切面呈蠕虫样外翻。镜下见结节边界清晰，似子宫内膜增殖期间质细胞，无异型性，可见较多的厚壁小血管。

二、子宫内膜间质肉瘤

（一）病理特征

由类似于子宫内膜间质细胞组成的具有浸润性边界的低度恶性肿瘤。大体表现为肌层内单个或多个黄色或黄褐色的质软肿物，可呈息肉样突向宫腔或似蠕虫样穿行肌壁，伴有肌层浸润或静脉受累，并可以扩展到子宫外。镜下形态同子宫内膜间质结节，细胞轻度异型性，核分裂象 0 ~ 10 个/10HPF 或更多，有较多厚壁小血管。透明变性、泡沫细胞较多见，可见多样分化。与间质结节的鉴别要点是浸润性边界和脉管浸润。

（二）多样分化

子宫内膜间质肉瘤可以有多种类型的分化，包括腺样分化（11% ~ 40%）、性索样分化、平滑肌分化、黏液样分化、纤维样分化、骨骼肌样分化、骨样分化等，多种分化可并存。也可以出现脂肪化生和奇异形核。

— 167 —

（三）鉴别诊断

1. 与富于细胞性平滑肌瘤鉴别

子宫内膜间质肉瘤含有丰富的薄壁小动脉和泡沫样组织细胞，富于细胞性平滑肌瘤有典型的梭形形态，胞质偏红，因为两者组织来源相同，形态学上存有灰区。子宫内膜间质肉瘤 CD10 阳性，肌源性标志多阴性，富于细胞性平滑肌瘤 CD10 多阴性，肌源性标志阳性，尤其是 caldesmon 诊断特异性较高。

2. 子宫内膜间质肉瘤伴有多样分化时与性索样肿瘤的鉴别

后者镜下呈小巢状、梁索状或丛状排列，形态更像卵巢性索间质肿瘤，Inhibin 阳性。

3. 与上皮样肿瘤、PEcoma、腺瘤等的鉴别。

根据肿瘤细胞的主要形态特征、分布特点、免疫组化标记不难鉴别。

（四）预后

子宫内膜间质肉瘤的预后与临床分期，肿瘤体积、部位、恶性度、边缘浸润范围有关，根据现有文献组织学标准很难评估预后。低度恶性者90%以上存活8～10年，41%复发。

三、未分化子宫内膜肉瘤

未分化子宫内膜肉瘤为高度恶性的子宫内膜间质肉瘤，缺乏间质细胞的特异性分化和组织学特点。大体肿物呈鱼肉样，常见出血和坏死。镜下检查示具有破坏性肌层浸润、明显的细胞多形性、活跃的核分裂象。与低分化癌、平滑肌肉瘤和癌肉瘤相似，因此，只有在除外癌灶和任何特定的分化肿瘤之后才能诊断。

（刘英杰）

第七节　其他肿瘤

一、上皮及间叶混合性肿瘤

上皮及间叶混合性肿瘤是由上皮及间叶成分组成的肿瘤，良性包括腺纤维瘤、腺肌瘤及非典型息肉状腺肌瘤，恶性包括腺肉瘤、癌肉瘤（恶性苗勒混合瘤、化生性癌）及癌纤维瘤（恶性腺纤维瘤）。

（一）腺纤维瘤

腺纤维瘤是由良性上皮和良性间叶成分组成的双向性子宫肿瘤，肿瘤多发生在子宫底部或宫颈，大小为 2～10 cm，平均 7 cm，典型者为广基、无蒂或息肉样肿块。一般呈灰白色、黄褐色或棕色，出血常见。质地软或似橡皮样韧性，也有的坚硬或似海绵状，取决于组成肿瘤的纤维成分所占的比例。镜下肿瘤由良性间质和良性上皮成分组成，上皮成分常由内膜或内膜—输卵管型的柱状或立方上皮组成或混有宫颈黏液上皮，可伴有鳞状化生。间质成分多数是纤维母细胞性间质，也可以是内膜间质细胞，偶有平滑肌成分。间质细胞在上皮下较致密，形成叶状乳头，突入—裂隙状或大的管状间隙。无非典型性，核分裂象少见（＜2/10HPF）。需要与腺肉瘤鉴别。

（二）腺肌瘤

腺肌瘤少见，由良性腺体和平滑肌混合构成，多数有蒂与肌壁相连，呈息肉状。需要与黏膜下肌瘤、腺纤维瘤、非典型息肉状腺肌瘤及腺肌病相鉴别。腺肌瘤（息肉）较小，腺体增生或囊性扩张，结构简单，周围为平滑肌或肌纤维样间质。腺肌瘤需要与黏膜下肌瘤、腺纤维瘤、非典型息肉状腺肌瘤和腺肌器鉴别；黏膜下肌瘤是大量平滑肌纤维组成的实性肿瘤，相对较大，质硬，表面被以薄层内膜组织；腺纤维瘤间叶成分为纤维性；非典型息肉状腺肌瘤腺体拥挤，出现非典型性；腺肌病表现为肌壁间结节，界限不清。

（三）非典型息肉状腺肌瘤

非典型息肉状腺肌瘤是一种由非典型子宫内膜腺体和平滑肌或肌纤维瘤样间质构成的肿瘤。为良性疾病，因腺体具有异型性，极易与恶性肿瘤相混淆，误诊率极高。多见于生育期妇女，平均发病年龄 39 岁。主要临床表现为不规则阴道出血。肿块多呈息肉状或被诊断为黏膜下肌瘤。主要位于子宫下段，少数来自宫腔或颈管。向宫腔内突出，直径 0.1 ~ 6 cm，边界清，分叶状，切面质韧，灰白色，有蒂或无蒂。镜下示肿瘤由平滑肌和子宫内膜腺体组成，腺体伴有结构和细胞的非典型性，90% 伴有鳞化。平滑肌细胞围绕在腺体周围，结构紊乱，很像癌组织对肌层的浸润。核分裂象偶见。

非典型息肉样腺肌瘤含有非常复杂的腺体，很像高分化子宫内膜样腺癌浸润肌层。在刮宫标本中与高分化腺癌很难鉴别。前者的平滑肌呈短纤维交织或束状，与腺体和谐相处；正常肌壁的平滑肌呈长束状排列，内膜癌浸润为不规则穿插。非典型息肉状腺肌瘤常见鳞状化生，内膜不典型增生和腺癌中也常见鳞状化生，不同的是在前者中鳞状化生腺体被平滑肌包绕，而在腺癌中平滑肌不包绕恶性腺体。

（四）腺肉瘤

腺肉瘤是由良性腺体成分和恶性（肉瘤性）间叶成分构成的肿瘤。发病年龄为 14 ~ 89 岁，平均 58 岁。最常见的临床表现包括异常阴道出血、子宫增大、宫腔赘生物或肿块从宫颈口突出。

典型的腺肉瘤为外生性的质软息肉样肿物或为多发性乳头状肿物，有蒂或无蒂，表面大多光滑。切面多为实性肿块，散在有多个小囊腔，灰白色或棕褐色，出血及坏死不常见。镜下特点是良性腺体成分和恶性间叶成分混合。类似乳腺的叶状肿瘤，特征性的改变是间质细胞在腺体周围聚集，呈袖套样改变，该区域间质细胞核非典型性（多数为轻到中度）和核分裂象最明显。腺肉瘤与腺纤维瘤的鉴别有时十分困难，Clement&Scully 提出恶性诊断标准：①核分裂象≥2/10HPF；②间质细胞密度明显增加；③间质细胞异型性明显。同时认为，核分裂象的准确计数十分困难，因为区域间细胞构成的差异较大。多数腺肉瘤的间叶成分是同源性的，约25%的肿瘤含有异源性成分，包括骨骼肌肉瘤、软骨肉瘤、骨肉瘤或脂肪肉瘤等。腺肉瘤被认为是低度恶性的肿瘤，25%~40%的病例出现复发，5%的病例出现远处转移。

（五）癌肉瘤

癌肉瘤又称恶性苗勒混合瘤、化生性癌，是由癌和肉瘤成分构成的肿瘤。占子宫体恶性肿瘤的2%~5%，常见于绝经后妇女。癌性成分可以向任何类型的苗勒上皮分化（子宫内膜样、浆液性、黏液性或透明细胞型），最常见的上皮成分是子宫内膜样癌。恶性间叶成分可以是同源性的（内膜间质肉瘤、平滑肌肉瘤或纤维肉瘤），也可以是异源性的（骨骼肌肉瘤、软骨肉瘤、骨肉瘤或脂肪肉瘤）。

（六）癌纤维瘤

癌纤维瘤罕见，仅有个别报道。肿瘤由恶性上皮成分和良性间叶成分混合构成。

二、血管周上皮样细胞瘤

子宫血管周上皮样细胞瘤（PEcoma）是一种独特的细胞类型，肿瘤主要或全部由HMB45 阳性的血管周上皮样细胞组成。与肾血管平滑肌脂肪瘤、肺的透明细胞"糖"瘤和淋巴管平滑肌瘤病属于同一类型的肿瘤。其特点是瘤细胞呈上皮样，胞质丰富，透明到嗜酸性颗粒状，细胞倾向于分布在血管周围，HMB45 阳性。

1. 大体特征

多数病例表现为子宫的孤立性结节，个别为多发。肿瘤最大径多为 1.5~5 cm，少数可达 30 cm。切面呈灰白色、黄色或棕褐色，边界清楚或不甚清楚，无包膜。

2. 镜下特征

肿瘤细胞呈多边形、圆形、梭形，各种类型细胞所占比例不一，细胞质丰富，透亮至淡嗜酸性，细颗粒状。生长特点主要分为两种：一种类似于低级别子宫内膜间质肉瘤，呈舌状生长方式，由具有丰富的嗜酸性、透明或颗粒状胞质的肿瘤细胞组成。HMB45 弥漫阳性，肌源性标志局部阳性。另一种类型类似上皮样平滑肌瘤，透明细胞特征不明显，仅有少数细胞 HMB45 阳性，肌源性标志弥漫性阳性。个别报道细胞质内可见色素。核分裂象多少不等（0~11/10HPF）。细胞形态较规则，少数有异型性和坏死。PEcoma 在临床和影像学上没有特征性改变，其诊断主要依靠病理形态和免疫组化。

3. 免疫表型

HMB45、Vimentin、SMA 和 Melan A 常有表达，Desmin、CD10 和 S-100 部分表达，CK、CD34 和 CD117 为阴性。

4. 生物学特性

目前认为 PEcoma 属于恶性潜能未定的肿瘤。治疗大多采取子宫切除或加双侧附件切除。有复发和转移者行放疗和化疗。

三、混合性子宫内膜间质及平滑肌肿瘤

混合性子宫内膜间质及平滑肌肿瘤以前又称为间质肌瘤，由明确的间质和平滑肌成分混合组成，可以是间质肿瘤内有不规则分布的平滑肌束或平滑肌肿瘤内有内膜间质结节或肉瘤，两者成分均需超过30％，缺乏两者移行形式。良恶性评判标准同子宫内膜间质肿瘤。

四、腺瘤样瘤

腺瘤样瘤是一种来源于间皮的子宫浆膜及肌层的良性肿瘤。镜下肿瘤由大量小的、裂隙状、互相连接的腔隙或小管构成，内衬单层立方或扁平细胞，界限不清。有时腔隙呈囊性，有时也可呈实性生长。间质为纤维结缔组织、弹力纤维及增生的平滑肌。细胞无非典型性，核分裂象少见。易被误诊为淋巴管瘤或脉管平滑肌瘤。

五、性索样肿瘤

性索样肿瘤非常类似卵巢真性性索肿瘤的子宫肿瘤。严格定义为具有明显性索样分化，没有明显的子宫内膜间质或平滑肌肿瘤成分的肿瘤。发病年龄和临床表现与子宫内膜间质肿瘤相似。大体表现为界限清楚的肌层或浆膜下肿物，质软，灰白色、黄色或棕褐色，与子宫内膜间质肿瘤有相同之处。镜下示性索成分表现为梁状、缎带状及结节状排列，细胞类似颗粒细胞或支持细胞，有明显的上皮样成分，可形成管状、网状或肾小球样，可伴有黄素化或呈泡沫样。免疫组化具有与卵巢真性性索肿瘤的免疫表型，Inhibin 阳性、Calretinin 和 CD99 阳性。CK、Vimentin、SMA、Melan-A 也常阳性表达，偶尔 EMA 也可阳性。需要和子宫内膜间质肿瘤伴性索样分化鉴别，后者应具有明显的子宫内膜间质细胞成分。子宫性索样肿瘤生物学行为良性，从不转移。

（秦紫芳）

第八节 输卵管炎症

一、感染性输卵管炎

（一）病因

感染性输卵管炎主要由化脓菌引起，多伴随厌氧菌感染。感染途径如下。

（1）宫颈管、宫腔的逆行蔓延，以黏膜炎症为主。多见于流产、分娩或其他宫腔内手术操作后，下生殖道感染（尤其是淋病等性传播疾病）、性卫生不良等也是重要的高危因素。

（2）邻近器官炎症的直接蔓延，以输卵管间质炎为主，如阑尾炎、腹膜炎的蔓延等。病原菌也可经宫颈的淋巴途径播散至宫旁结缔组织、浆膜，发生输卵管周围炎，进而累及输卵管肌层。

（二）临床特点

主要发生于性生活活跃的年轻育龄妇女。以下腹痛、发热、阴道分泌物增多为常见症状。多结合临床表现及实验室检查诊断，腹腔镜检查诊断准确性高。

（三）病理改变

病变多为双侧。急性期肉眼观：输卵管增粗、水肿，浆膜面充血，可附着纤维素性脓性渗出物。切面可见管腔扩张、积脓。重症者输卵管明显增粗、弯曲似腊肠样。慢性期肉眼观：输卵管多轻度至中度肿大，伞端和（或）峡部可部分或完全闭锁，伞端可与周围组织粘连。切面或见管壁增厚，管腔狭窄、闭锁或见管腔扩张，内充脓液（积脓）或清液（积水）。如果炎症波及卵巢，输卵管与卵巢相互粘连形成肿块。如输卵管伞端与卵巢粘连并贯通，液体积聚则形成输卵管卵巢脓肿或输卵管卵巢囊肿。急性期镜下观：输卵管黏膜皱襞肿大，伴密集的中性粒细胞浸润。上皮细胞纤毛脱落，严重时上皮剥脱形成溃疡。腔内含有脓液。慢性期镜下观：输卵管黏膜皱襞粘连融合，管壁增厚，伴淋巴细胞、浆细胞浸润，早期腔内仍可有脓液。皱襞粘连融合是慢性输卵管炎的明确标志，严重时皱襞广泛粘连，相互搭

— 171 —

桥形成滤泡腔样空隙，称滤泡性输卵管炎（非淋巴滤泡）。炎症静止时，可无炎症细胞浸润依据，仅表现为皱襞的纤维性粘连。

（四）并发症

急/慢性输卵管炎、输卵管积脓/积水、输卵管卵巢脓肿/囊肿等为输卵管炎症的不同阶段与转归，是异位妊娠与不孕症的主要原因之一。

二、肉芽肿性输卵管炎

（一）输卵管结核

1. 病因

由结核分枝杆菌引起，是全身结核的局部表现之一，常继发于身体其他部位结核。输卵管结核常见传染途径如下。

（1）血行传播：是最主要的传播途径。

（2）直接蔓延：腹膜结核、肠结核等。

（3）其他途径：淋巴或性交传播均少见。

2. 临床特点

肉芽肿性输卵管炎几乎总是由结核引起，以 20～40 岁育龄女性多见，多以原发不孕就诊，近年发病率有升高趋势。几乎所有的女性生殖器结核均有输卵管结核。

3. 肉眼改变

结核性输卵管炎几乎均为双侧病变。输卵管管壁增厚、充血，浆膜面可见多个粟粒结节，也可与周围器官粘连。伞端通常扩张，外翻如烟斗嘴状，少数伞端闭锁。切面管壁或管腔内可见干酪样坏死物。

4. 镜下改变

上皮样细胞肉芽肿为输卵管结核的典型特征，常位于输卵管皱襞的固有膜，肌层少见。干酪样坏死可有或无。使用免疫抑制药或免疫功能低下患者，肉芽肿性改变可不典型，甚至仅表现为急、慢性炎症细胞浸润。

5. 并发症

病变可蔓延至子宫内膜、宫颈。输卵管结核是原发不孕症的主要原因。

6. 鉴别诊断

需与其他肉芽肿性炎鉴别，确诊依赖于结核杆菌病原学检查（抗酸染色或 PCR 扩增）。

（二）假黄色瘤性/黄色肉芽肿性输卵管炎

1. 病因

假黄色瘤性输卵管炎与子宫内膜异位关系密切，黄色肉芽肿性输卵管炎则可能与输卵管炎继发出血关系更为密切。

2. 病理变化

大体见输卵管杆状增粗、水肿，黏膜可呈棕黑色息肉样外观。镜下以输卵管黏膜固有层内出现成片的脂褐素及含铁血黄素沉积的巨噬细胞为特征，黏膜皱襞可增大、变形。黄色肉芽肿性输卵管炎黏膜面肉眼观常呈黄色及脓性，镜下多为泡沫状巨噬细胞（假黄色瘤性输卵管炎的巨噬细胞呈深棕色），同时混有多核巨细胞及其他炎症细胞。

（三）其他肉芽肿性输卵管炎

极少见，包括放线菌性、寄生虫性、结节病性、异物性及克罗恩病肉芽肿性输卵管炎等。

三、结节性峡部输卵管炎

1. 病因及临床特点

结节性峡部输卵管炎不是很常见，白种人发病率为1%，黑种人发病率为10%。平均发病年龄30岁，多为双侧发病，在不孕症及宫外妊娠妇女相对常见。临床表现为输卵管峡部结节状肿胀，可能与输卵管腔内憩室形成以及平滑肌增生有关，是一种假性炎症性疾病。

2. 肉眼改变

输卵管峡部肿块，圆形、坚硬，直径可大于2 cm，边缘常位于宫角。病变多为双侧，偶为单侧多发。多数病例病灶肉眼不可见。

3. 镜下改变

输卵管壁明显增厚，肌层肥大，整个管壁肌束间均可见分散的管腔，内衬正常输卵管型上皮。中心部原管腔清晰可见。

4. 鉴别诊断

（1）子宫内膜异位症：上皮周围存在子宫内膜样间质，上皮以无纤毛柱状细胞为主，仅局部上皮可见纤毛。结节性峡部输卵管炎不见子宫内膜样间质，上皮直接与肌层相连。

（2）慢性输卵管炎：管腔形成因输卵管皱襞粘连、融合而成，其间仅为纤维组织。结节性峡部输卵管炎管腔之间为平滑肌。

（张　琳）

第九节　输卵管子宫内膜异位症

一、病理变化

输卵管子宫内膜异位症由子宫内膜腺体及其周围的子宫内膜间质组成，大致有3种表现形式。

1. 浆膜或浆膜下子宫内膜异位症

最常见，常伴盆腔其他部位子宫内膜异位，输卵管肌层通常不被累及。

2. 子宫内膜取代输卵管黏膜（子宫内膜化）

子宫内膜从宫角直接取代输卵管间质部及峡部内膜，相对少见。异位内膜有时可形成肿块或呈息肉状（息肉样子宫内膜异位症），偶可堵塞输卵管管腔（腔内子宫内膜异位症或子宫内膜克隆化）。此种病变是否应该称作子宫内膜异位症尚存争议，但它是输卵管源性不孕症与输卵管妊娠的重要因素。

3. 输卵管切除后子宫内膜异位症

见于近侧输卵管残端顶部，典型者于输卵管结扎术后1~4年发病。形态学改变似子宫腺肌症，子宫内膜腺体及内膜间质自输卵管黏膜扩展至肌层，浆膜表面也常被累及。

二、鉴别诊断

1. 结节性峡部输卵管炎

鉴别要点见本章第八节相关内容。

2. 浆液性病变

当子宫内膜异位症间质数量少而浆液性病变纤维母细胞增生明显时，两者鉴别非常困难。含有含铁血黄素的吞噬细胞有助于子宫内膜异位症的诊断，而砂粒体则是浆液性病变的典型结构特征。这两种病变可以共存。

（鹿芃恬）

第十节 输卵管妊娠

1. 病因及临床特点

任何损害输卵管转送受精卵能力的因素均可导致输卵管种植（妊娠），包括输卵管炎症、结节性峡部输卵管炎、手术史、发育不良或功能异常等。输卵管妊娠约占异位妊娠的95%，其中壶腹部妊娠最多见，约占78%。

2. 肉眼改变

输卵管形态可因种植部位、胎儿存活状态、妊娠时间、有无破裂等有所不同，常为输卵管局部或全部扩张，周围腹膜可有充血。破口处或管腔内可见血凝块、胎盘组织及胚胎。

3. 镜下改变

确诊输卵管妊娠应有直接的妊娠证据，包括胎盘绒毛组织、胚胎以及胎盘种植部位反应（绒毛外中间型滋养细胞浸润于输卵管或血管间隙）等。输卵管局部蜕膜化，但蜕膜发育不完全。当输卵管妊娠时，子宫内膜也发生蜕膜样改变，约45%的病例蜕膜化程度与宫内妊娠相同，60%~70%的病例可出现局灶 A-S 反应。

4. 并发症

输卵管妊娠流产、妊娠破裂、陈旧性宫外孕、继发性腹腔妊娠等比较常见，输卵管妊娠滋养细胞疾病或肿瘤（胎盘部位斑块、水疱状胎块、绒毛膜癌等）均罕见。

（李嘉瑶）

第十一节 输卵管肿瘤和瘤样病变

输卵管肿瘤相对少见，WHO 分类（2003 版）见表7-4。

表7-4 输卵管肿瘤的 WHO 分类

（一）上皮性肿瘤

良性肿瘤

　乳头状瘤

　囊腺瘤/囊腺纤维瘤（注明组织学类型）

　化生性乳头状肿瘤

其他

交界性肿瘤（不典型增生性，低度恶性潜能）

  浆液性

  黏液性

  子宫内膜样

  其他组织学类型

恶性肿瘤

  非浸润性癌

  输卵管上皮内癌（如可能，注明组织学类型）

  浸润性癌

  浆液性癌

  黏液腺癌

  子宫内膜样腺癌

  透明细胞癌

  移行细胞癌

  鳞状细胞癌

  未分化癌

  其他组织学类型

（二）混合性上皮、间质肿瘤

腺纤维瘤（注明组织学类型）

腺肉瘤

恶性苗勒管混合瘤（MMMT；癌肉瘤）

（三）软组织肿瘤

平滑肌瘤

平滑肌肉瘤

其他

（四）间皮肿瘤

腺瘤样瘤

（五）生殖细胞肿瘤

畸胎瘤

  成熟性

  未成熟性

  其他

（六）妊娠滋养细胞疾病（GTD）

胎盘部位结节

不典型胎盘部位结节

水疱状胎块

部分性水疱状胎块

绒毛膜癌

胎盘部位滋养细胞肿瘤

上皮样滋养细胞肿瘤

（七）转移性肿瘤

女性生殖道及非女性生殖道来源

淋巴造血系统肿瘤

  淋巴瘤

  白血病

恶性间皮瘤

其他

一、良性肿瘤

（一）腺瘤样瘤

1. 临床特点

腺瘤样瘤是输卵管最常见的良性肿瘤，被认为是"良性间皮瘤"。中老年人好发。也可见于子宫及卵巢。

2. 肉眼改变

输卵管浆膜下圆形或卵圆形结节，无包膜，直径 1～2 cm，切面灰白色或灰黄色，可有黏滑感。肿瘤有时可位于输卵管内或扩散到整个管腔。

3. 镜下改变

输卵管肌壁内多发小裂隙或圆形、卵圆形腔隙，间质呈纤维性或透明变性，局灶可伴慢性炎症。腔隙衬覆单层上皮样细胞，矮立方状或扁平状，胞质丰富、嗜酸性，内含大小不一之空泡。胞核圆形或卵圆形，无异型性。核分裂象少见。管腔内有时可含淡染液体。免疫组织化学染色间皮标志（WT1、钙网蛋白、CK576、D2-40）阳性，上皮标志（Ber-EP4、MOC31、B72.3、ER、PR 等）阴性。电镜下见微绒毛。

4. 鉴别诊断

需与转移性印戒细胞癌鉴别。转移性印戒细胞癌多有胃癌病史，术中见双侧病灶，广泛盆腔、腹腔种植转移灶，大量腹水等。镜下形态多样，可出现乳头状、片块状、腺样等结构，细胞异型性大，核分裂象多见。腺瘤样瘤不具备上述特征。阿尔辛蓝两者均可阳性，转移性印戒细胞癌不为透明质酸酶消化，而腺瘤样瘤则不耐透明质酸酶。

（二）良性上皮性肿瘤

1. 乳头状瘤

少见，为输卵管腔内复杂乳头状增生的"腺瘤性"肿块。低倍镜下酷似输卵管黏膜的超常增生，含纤维血管轴心的乳头显著增多。高倍镜下似输卵管上皮，含纤毛细胞和分泌细胞。乳头状瘤需与交界性浆液性肿瘤、低级别浆液性癌、绒毛腺型子宫内膜样腺癌鉴别。

2. 化生性乳头状肿瘤

极为少见，偶见于产后切除的输卵管。病灶微小，肉眼难以发现。镜下见宽大乳头，衬覆复层上皮，可见细胞簇。瘤细胞质丰富、嗜酸性，核无异型性。本病变是妊娠相关的微小真性肿瘤（交界性浆液性肿瘤）还是乳头状化生性改变，目前并不清楚。

3. 其他

输卵管浆液性、子宫内膜样或透明细胞性囊腺瘤、交界性肿瘤均罕见，黏液性交界瘤的诊断必须排除卵巢外（尤其是阑尾）来源的肿瘤转移。

（三）平滑肌瘤

平滑肌瘤是输卵管最常见的间叶来源肿瘤，但远较子宫平滑肌瘤少见，体积通常很小。病理学改变同其他女性生殖道平滑肌瘤。

（四）腺肌瘤

输卵管腺肌瘤少见，镜下见腺体和平滑肌密切混杂，无子宫内膜样间质。此病变性质是否为伴平滑肌化生的子宫内膜异位或所谓的"子宫样肿块"，尚存争议。如肿块中央出现明显的腔隙，周围绕以平滑肌组织，低倍镜下总体改变类似于子宫结构，可诊断为子宫样肿块。

（五）其他良性间叶性肿瘤和上皮—间质混合性肿瘤

输卵管腺纤维瘤临床上很少见，但高达30%的手术切除输卵管标本可见微小腺纤维瘤（直径<0.3 cm）。镜下形态特征同卵巢，为细胞较丰富的纤维性间质和腺管构成的双向结构。

输卵管囊腺纤维瘤、血管瘤、脂肪瘤、软骨瘤、血管肌纤维母细胞瘤、血管平滑肌脂肪瘤、神经纤维瘤、神经节瘤等均可发生，但均极少见。

（六）畸胎瘤

输卵管畸胎瘤少见，常伴卵巢畸胎瘤。肿瘤多位于输卵管腔内，有蒂与内壁相连。也可位于肌层或浆膜面。镜下改变同卵巢畸胎瘤，多数表现为皮样囊肿。

二、恶性肿瘤

（一）癌

1. 临床特点

输卵管原发癌少见，占女性生殖道恶性肿瘤的0.7%～1.50%。由于输卵管癌易误诊为卵巢原发癌，因此，实际发生率可能更高。发病年龄多在56～63岁，40岁之前少见，仅占输卵管癌的6%。病因不明，70%患者有输卵管炎病史，50%为不孕症妇女。部分病例与乳腺癌—卵巢癌综合征（BRCA综合征）相关。输卵管癌早期多无症状，部分病例可出现典型的阴道排液、腹痛、盆腔包块三联征。

输卵管癌临床分期目前普遍采用国际妇产科联盟（FIGO）分期。输卵管癌FIGO分期（2009）见表7-5。输卵管上皮内癌（TIC）伴腹水脱落细胞学检查阳性病例的FIGO分期存在0期和ⅠC期的分歧。ⅠA期输卵管癌发生部位及浸润深度对预后有影响，在现行FIGO分期中未能得以反映。因此，有学者建议继续将ⅠA输卵管癌进一步分为ⅠA-0（肿块位于输卵管腔内，无黏膜固有层浸润）、ⅠA-1（肿瘤浸润黏膜固有层，但不累及肌层）、ⅠA-2（肌层浸润）及Ⅰ（F）（肿瘤位于伞端，但无浸润）。

2. 肉眼改变

输卵管癌多为单侧，仅 3%~13% 病例为双侧。约 50% 以上病例见输卵管扩张，管壁增厚，易误诊为输卵管积水、积脓或积血。肿瘤多位于输卵管远端 2/3，少数位于伞端。大小为 0.2~10 cm，平均 5 cm，切面灰白色或淡黄色，呈单/多结节状，质脆，可见出血、坏死。

表 7-5 输卵管癌的 FIGO 分期

Ⅰ期：肿瘤限于输卵管

　　ⅠA 期：肿瘤局限于一侧输卵管，扩散至黏膜下层（指黏膜固有层）和（或）肌层，但是未达浆膜表面；无腹水

　　ⅠB 期：肿瘤累及双侧输卵管，余同ⅠA 期

　　ⅠC 期：肿瘤或为ⅠA 期或为ⅠB 期，扩散至浆膜表面或穿透浆膜或腹水/腹腔灌洗液脱落细胞学阳性

Ⅱ期：肿瘤累及一侧或双侧输卵管，伴盆腔扩散

　　ⅡA 期：肿瘤扩散和（或）转移到子宫和（或）卵巢

　　ⅡB 期：肿瘤扩散到其他盆腔组织

　　ⅡC 期：肿瘤或为ⅡA 期或为ⅡB 期，同时有腹水/腹腔灌洗液脱落细胞学阳性

Ⅲ期：肿瘤累及一侧或双侧输卵管，伴盆腔外腹腔种植和（或）后腹膜或腹股沟淋巴结阳性；表浅肝转移等同于Ⅲ期；肿瘤肉眼观限于真骨盆，但在网膜或小肠有经组织学证实的肿瘤播散

　　ⅢA 期：肿瘤大体限于真骨盆，且盆腔淋巴结阴性，但腹腔表面有经组织学证实的微小累犯

　　ⅢB 期：肿瘤累及一侧或双侧输卵管，同时有腹腔表面经组织学证实的种植灶，直径不超过 2 cm，淋巴结阴性

　　ⅢC 期：腹腔种植灶直径超过 2 cm，和（或）腹膜后或腹股沟淋巴结阳性

Ⅳ期：肿瘤累及一侧或双侧输卵管，同时有远处转移；出现胸腔积液，且胸腔积液脱落细胞阳性；肝实质转移

---

3. 镜下改变

（1）上皮内癌（TIC）：过去称为"原位癌"。此类肿瘤虽不浸润输卵管上皮下间质，但可在输卵管外播散，但不累及盆腔、腹腔间皮下间质。输卵管"原位癌"的名称难以准确反映病变性质，现不再采纳。输卵管上皮内癌的细胞学特征与高级别浆液性癌相似，两者关系密切。其他类型的上皮内癌（如子宫内膜样等）在输卵管极为罕见。因此，目前认为输卵管浆液性上皮内癌是上皮内癌的近义词。镜下，病变处上皮增厚呈扁平或轻微乳头状增生，细胞较为密集，细胞排列极性紊乱，与邻近正常黏膜转化突然。细胞无纤毛，核大深染，核浆比增高，核仁明显，核分裂象增多等。免疫组织化学染色以 p53 弥漫强阳性为特征，Ki-67 指数高（45%~95%），部分病例可有 p16 强阳性表达。

（2）浸润性癌：组织学类型、形态学特征及组织学分级同卵巢癌。浆液性癌最常见，约占输卵管癌的 80%，其他组织学类型包括非特异性腺癌（NOS，10%）、子宫内膜样腺癌（7%）、黏液腺癌（2%）、混合性腺癌（1%~2%）、透明细胞癌（1%）等。鳞状细胞癌、腺鳞癌、肝样腺癌、玻璃样细胞癌、巨细胞癌等也偶有个案报道。绝大多数输卵管为低分化腺癌，高分化癌少见。

浆液性癌绝大多数为高级别癌（G_3），镜下特征：肿瘤细胞呈现被覆复层上皮之宽大乳头、含微乳头簇之不规则裂隙样腺腔及实性团块状或片状等结构特点。细胞核级别高，表现为核大、深染，染色质不均，核仁显著，核膜不规则，核分裂象多见。可出现多核巨细胞。常伴上皮内癌。低级别浆液性癌（G_1）以具有纤维血管轴心的复杂分支乳头状结构为特点，

被覆上皮为复层立方上皮，核级别低。输卵管低级别浆液性癌极为罕见，有学者甚至认为事实上是不存在的。免疫组织化学染色 WT1、p53 呈弥漫强阳性表达。

子宫内膜样腺癌很少发生于双侧，多为高级别（G_2、G_3），部分可为低级别（G_1），形态学与子宫或卵巢的子宫内膜样腺癌一致，可出现绒毛腺样结构、鳞状分化等典型改变。嗜酸性变、性索样、梭形细胞等形态相对常见，约 50% 病例与可能来源于 Wolffian 管的附件肿瘤相似。23% 病例可合并内膜异位，个别病例可同时伴发子宫内膜癌。部分病例表达 ER、PR、WT1、p53 等。

（3）预防性双侧附件切除标本中的隐匿性癌：预防性双侧附件切除标本中的隐匿性癌是近年输卵管、卵巢癌关注的热点。BRCA1、BRCA2 基因生殖细胞系突变携带者患卵巢癌的概率分别为 39%～62%、11%～27%。因此，双侧附件切除是一种有效的预防性治疗策略。在此类切除标本中，卵巢、输卵管、腹膜等部位隐匿性癌的检出率平均为 4%，其中，70% 以上的隐匿性癌均位于输卵管伞端。镜下大多数为浆液性上皮内癌，少数可为微小浸润性高级别浆液性癌。子宫内膜样癌和透明细胞癌少见。

4. 鉴别诊断

（1）输卵管假癌性增生：组织学上可出现筛样结构、肌层假浸润、淋巴管内上皮样乳头及浆膜下间皮增生，与输卵管癌非常相似。鉴别要点：假癌性增生患者通常为绝经前妇女；大体见输卵管增大但未见肿块，病变多为镜下发现；核分裂指数低，无实性结构，核异型性不大，特别是无显著核仁；p53 多为阴性；常伴急慢性输卵管炎改变。输卵管癌具有绝经后妇女多见、大体可见肿块、病变比较广泛、细胞异型性明显、p53 阳性等特点。

（2）卵巢癌/腹腔原发癌：传统的观念认为，如癌同时累及输卵管、卵巢，因卵巢癌多见，故一般把卵巢视作原发部位。同样，如癌同时累及腹膜，则把输卵管视作原发部位。在癌同时累及输卵管、卵巢时，对于输卵管癌的诊断有比较严格的规定，包括：肿瘤发生于输卵管黏膜；组织学与输卵管黏膜相似；存在从良性上皮向恶性转化的移行过程；输卵管肿瘤较卵巢肿瘤大。但是，这些确定原发部位的所谓标准特异性低，并不可靠。目前认为，高达 48% 的卵巢癌、腹膜原发癌均起源于输卵管伞端，相关证据包括：卵巢表面为间皮，本身无上皮；输卵管伞端是上皮内癌的好发部位，而且在解剖位置上与卵巢邻近；输卵管上皮内癌和卵巢癌 p53 突变谱系一致；在行预防性双附件切除的 BRCA1、BRCA2 综合征病例中，输卵管伞端上皮内癌是隐匿性癌的最常见组织学类型。实际上，鉴于此类肿瘤大多为高级别浆液性癌，且分期较高，原发部位对临床治疗和预后并无影响。因此，仅就外科病理学诊断而言，两者的鉴别仅具有理论意义，并无实际价值。

（3）子宫内膜癌：子宫内膜、输卵管可同时发生上皮内癌和（或）浆液性癌，两者之间的关系尚不清楚，子宫内膜原发、输卵管原发或两者同时原发的可能性均存在，目前并无公认的鉴别诊断标准。

（4）恶性苗勒管混合瘤（MMMT）：需与含梭形细胞成分的子宫内膜样腺癌鉴别。要点在于：MMMT 的梭形细胞和上皮成分之间是突然转化的，而且细胞异型性较大，核分裂象较多，可能还含有其他异源分化成分；子宫内膜样癌的梭形细胞区域较为局限，且与上皮成分之间相互移行，细胞异型性较小，核分裂象较少，还存在典型的子宫内膜样腺癌区域。

（5）可能源于 Wolffian 管的附件肿瘤（FATWO）：较少见，需与子宫内膜样腺癌鉴别。FATWO 通常位于输卵管旁，可侵及输卵管浆膜面，少数累及肌层，累及黏膜罕见，细胞融合程度和异型性相对较轻，免疫组织化学染色钙网蛋白、CD10 阳性，CK7、EMA、ER、PR 等多阴性。子宫内膜样腺癌主要位于输卵管肌层，多向腔内生长，镜下有典型的子宫内膜样癌区域以及绒毛腺样结构、鳞状分化、梭形细胞等特征，可伴有子宫内膜异位，前述免疫组织化学染色模式与 FATWO 相反。

（二）恶性上皮—间叶性肿瘤

输卵管恶性上皮—间叶性肿瘤包括恶性苗勒管混合瘤（MMMT）和腺肉瘤。MMMT 也称癌肉瘤，在输卵管比较少见，好发于绝经后妇女，平均发病年龄为 59 岁。肉眼观输卵管管腔扩张，黏膜面不整。可见息肉状肿块向腔内生长，体积多较小，也有直径达 10 cm 者。切面见出血、坏死。输卵管多与卵巢及盆壁组织粘连。镜下可见恶性上皮成分和间叶成分。上皮成分可为子宫内膜样腺癌伴鳞状分化、浆液性癌或上皮内癌等多种形态，常难以划入输卵管癌常见组织学类型。间叶成分可为同源成分（纤维、平滑肌、内膜间质等），也可为骨、软骨等异源成分。

（三）肉瘤

输卵管肉瘤极少见，最常见组织学类型为平滑肌肉瘤。胃肠外胃肠间质瘤、子宫内膜间质肉瘤、软骨肉瘤、胚胎性骨骼肌肉瘤、恶性纤维组织细胞肉瘤等也有文献报道。

（四）淋巴瘤

输卵管淋巴瘤多为卵巢淋巴瘤累及。组织学类型多为弥漫大 B 细胞性淋巴瘤或 Burkitt 淋巴瘤，滤泡性淋巴瘤、外周 T 细胞淋巴瘤、淋巴母细胞性淋巴瘤/白血病等少见。

输卵管原发性淋巴瘤极为少见，文献报道的组织学类型包括输卵管炎相关的结外边缘区 B 细胞淋巴瘤、滤泡性淋巴瘤和外周 T 细胞淋巴瘤等。

输卵管淋巴瘤诊断需要与未分化癌及其他小圆细胞恶性肿瘤相鉴别。

（五）转移性肿瘤

输卵管转移性癌远较原发性癌多见，大多为女性生殖道来源，以卵巢、子宫、宫颈管（子宫下端）等多见。输卵管浆膜面为典型种植部位。交界性浆液性肿瘤以及播散性腹膜黏液病（腹膜假黏液瘤）也可种植于输卵管浆膜面。宫颈鳞状细胞癌、子宫内膜上皮内癌可播散至输卵管黏膜，组织学改变似输卵管原位癌。淋巴、血行转移可累及输卵管黏膜及肌层。淋巴转移以子宫内膜间质肉瘤最常见，呈典型的淋巴管内舌状浸润。血行转移则以乳腺癌最常见。

三、输卵管妊娠滋养细胞肿瘤

输卵管妊娠滋养细胞肿瘤极为少见，包括胎盘部位斑块、不典型胎盘部位斑块、水疱状胎块、绒毛膜癌、胎盘部位滋养细胞肿瘤、上皮样滋养细胞肿瘤等。病理学改变与子宫一致。

（金　笛）

第十二节　输卵管旁组织及阔韧带肿瘤

一、肾上腺残件

如仔细寻找，约20％的妇女在阔韧带及输卵管系膜处可见肾上腺残件。大体为淡黄色结节，直径 1～3 mm，包膜完整。镜下见肾上腺皮质细胞聚集保留肾上腺的 3 层结构。肾上腺髓质成分缺如等少数情况下，肾上腺组织可增生、肥大，甚至形成异位腺瘤或腺癌。

二、囊肿

（一）镜下改变

在阔韧带及输卵管卵巢间囊肿比较常见，根据其起源，可分为 3 类：副中肾囊肿、间皮囊肿和中肾囊肿。副中肾囊肿也称"阔韧带囊肿"。副中肾囊肿紧贴于输卵管浆膜下，以附于输卵管伞端的泡状附件（Morgagni 水疱）最常见。大体为直径 2～10 mm 的透明薄壁囊肿，内含透亮清夜。镜下内衬输卵管黏膜样上皮，外覆薄层平滑肌。间皮囊肿，又称包涵囊肿，镜下为纤维性薄层囊壁组织，衬覆立方或扁平细胞。中肾囊肿位置比副中肾囊肿更趋向中间，典型者镜下见囊肿被覆单层矮柱状或立方上皮，可有纤毛，囊壁有明显的平滑肌组织，常混有致密结缔组织及弹力纤维。

（二）鉴别诊断

1. 各型囊肿的鉴别诊断

间皮囊肿衬覆间皮，囊壁无平滑肌组织，与副中肾囊肿和中肾囊肿鉴别比较容易。但是，副中肾囊肿与中肾囊肿的鉴别困难，前者位置更趋向侧方，囊壁平滑肌组织相对要少些。

2. 浆液性囊腺瘤

与副中肾囊肿鉴别困难。浆液性囊腺瘤囊壁为纤维性，不含平滑肌组织，不出现输卵管样皱襞。

3. 输卵管积水

当重度积水致输卵管扭曲时，镜下不可能与泡状附件区分，因为两者镜下形态均为薄层平滑肌囊壁衬覆输卵管样上皮及皱襞。

三、可能源于 Wolffian 管的附件肿瘤（FATWO）

（一）病因

Wolffian 管是卵巢冠和卵巢旁体在卵巢与输卵管之间持续残留的管状结构，普遍存在于卵巢与输卵管之间，下行至子宫内口处，于宫颈水平进入子宫体。如肿瘤 Wolffian 管来源的证据充分，则称为可能源于 Wolffian 管的附件肿瘤（FATWO）。

（二）临床特点

肿瘤位于子宫阔韧带、输卵管系膜及卵巢门，极少发生于输卵管肌层。患者发病年龄为 15～81 岁，多为偶然发现，少数可形成巨大肿块。临床经过几乎均为良性，仅有少数复发或死亡病例。

（三）肉眼改变

肿瘤多为单侧发生，较局限，常无播散。直径 0.8～20 cm（平均 6 cm）。实性结节状，可见包膜。切面灰黄色或灰褐色，质地软硬不一，可囊性变或钙化。

（四）镜下改变

形态多样，主要组织学图像包括：管状结构，可为实性或中空小管，有时呈囊状；腺管弯曲、分支相互吻合形成筛状或网状；腺瘤样瘤型；弥漫实性细胞团。管状或筛样结构腔内可含嗜伊红胶样物质。肿瘤细胞为立方形、扁平或梭形，胞质少，核圆形或卵圆形，常无异型性，核分裂象少见。少数病例可有多形性核，核分裂象增多。间质常为纤维性或伴透明变性。免疫组织化学染色广谱 CK、CD10 恒为阳性，钙网蛋白、低分子 CK、雄激素受体常阳性，CK20 恒为阴性，ER、PR 及 EMA 通常阴性。

（五）鉴别诊断

1. 子宫内膜癌，FATWO 样变异型

见前述输卵管癌的鉴别诊断。

2. Sertoli 细胞瘤或 Sertoli-Leydig 细胞瘤

与 FATWO 在形态学上和免疫表型上有重叠，鉴别要点在于：FATWO 患者无任何激素症状；镜下 FATWO 无 Leydig 细胞，图像更杂，特别是出现伴有筛状图像的囊性结构。而且，卵巢外 Sertoli 细胞瘤或 Sertoli-Leydig 细胞瘤极为罕见。

四、Van Hippel-Linclau（VHL）病相关乳头状囊腺瘤

（一）临床特点及病理学改变

VHL 病相关乳头状囊腺瘤少见，特征性地发生于阔韧带，几乎均为中肾管起源。发病年龄为 30～50 岁，单侧或双侧发病，部分有明确的 VHL 病家族史。镜下以含复杂乳头状增生的囊肿为特征。乳头短而钝，衬覆单层低立方上皮。上皮细胞质嗜酸性或透亮，常无纤毛。细胞核无异型性，核分裂象不活跃。细胞不出现复层化，间质无砂粒体。免疫组织化学染色 CK7 阳性，CD10 阴性。

（二）鉴别诊断

1. 浆液性乳头状囊腺纤维瘤

乳头结构比较简单，常含明显的裂隙样结构等特征性结构。

2. 交界性浆液性肿瘤

呈逐级分支的乳头，上皮复层化，纤毛细胞较多，间质可有砂粒体形成。

五、其他病变

子宫内膜异位、交界性肿瘤（浆液性肿瘤多见）、子宫内膜样腺癌或透明细胞癌、平滑肌肿瘤等相对常见，血管平滑肌瘤、子宫样肿块、异位门细胞巢、性索间质肿瘤、上皮样血管周细胞瘤（PEcoma）、原始神经外胚层瘤（PNET）等均罕见。

附：输卵管肿瘤的 WHO 分类（改编自 WHO 乳腺与女性生殖道肿瘤，2003 年版），见表 7-4。

输卵管癌的 FIGO 分期（2009）见表 7-5。

（杨　瑞）

第八章

男性生殖系统疾病

第一节　前列腺疾病

一、前列腺解剖、组织学结构

正常人前列腺呈栗子形，大小约 4 cm×3 cm×2 cm，位于膀胱出口，包绕尿道起始部，射精管贯穿其中，其背面与直肠仅有一层筋膜相隔，故临床检查时，医生可借手指经肛门在直肠前壁触及前列腺背面，判断前列腺的大小、质地和病变性质。

前列腺由腺泡、纤维组织及平滑肌等组织构成。前列腺含有 30～50 条管状腺，根据其排泄管道分为左侧叶、右侧叶、前叶、中叶和后叶，其中左侧叶、右侧叶最大，前叶最小。这些腺叶最后汇成 15～30 条排出管，分别开口于尿道精阜的两侧。以尿道为中心，把前列腺分为内、中、外 3 个环形区（或称为中央区、移形区和周边区）。内区位于尿道黏膜周围，称黏膜腺；中区稍在外，称黏膜下腺；外区居外围，是前列腺的主要部分，称主腺。主腺的腺体最大，分泌量最多并受雄激素调控影响。

二、前列腺炎

前列腺炎是男性的常见疾病。据统计中青年男性中发病率尤其高，占 30%～40%，其中又以慢性前列腺炎及前列腺痛最常见。

（一）病因

过去认为细菌感染是本病的主要原因，现在认为只有部分患者的病因可能是细菌感染（如在前列腺增生患者，因尿路阻塞导致细菌感染），而另外部分患者的病因可能与长期久坐不动、较长时间骑自行车、酗酒等生活习惯有一定关系。

（二）分类

前列腺炎可分为非特异性细菌性前列腺炎、特发性细菌性前列腺炎（又称前列腺病）、特异性前列腺炎（由淋球菌、结核菌、真菌、寄生虫等引起）、非特异性肉芽肿性前列腺炎、其他病原体（如病毒、支原体、衣原体等）引起的前列腺炎。

1. 非特异性细菌性前列腺炎

（1）急性细菌性前列腺炎：由细菌感染引起，诱因诸如尿路感染、疲劳、感冒等。患者可有全身不适、发热、寒战等症状；局部可有阴部疼痛、尿频、尿急、尿道灼痛、排尿不适等表现。患者就诊时，前列腺液检查中可见较多白细胞，卵磷脂小体可相应减少。

（2）慢性前列腺炎：是一种发病率非常高（4%～25%）的疾病，接近50%的男性在其一生中的某个时刻将会遇到前列腺炎的影响。其病因、病理变化、临床症状复杂多样，并对男性的性功能和生育功能有一定影响。

大体检查：前列腺轻度肿大、变硬，切面见灰白色条索状或结节状病灶。镜下观察见淋巴细胞、单核细胞、浆细胞灶性或弥漫性浸润，伴纤维组织增生、平滑肌萎缩。导管和腺泡有畏缩或增生。

2. 肉芽肿性前列腺炎

（1）非特异性肉芽肿性前列腺炎：又称慢性纤维性巨细胞前列腺炎、组织细胞吞噬性瘤样增生、嗜伊红肉芽肿性前列腺炎。发病年龄多为50～69岁。非特异性肉芽肿性前列腺炎有2种形式，即非嗜酸性和嗜酸性。可能与前列腺液外溢至间质内有关。尽管这种类型的前列腺炎在临床上不常见，但这种类型的前列腺炎直肠指诊时易与前列腺癌相混淆。

大体检查：在前列腺切面上可见黄色、小而硬的结节。镜下改变为非干酪肉芽肿，其中央液化坏死，近腺体管腔中有主要的组织细胞增多，周围绕以淋巴细胞、浆细胞和嗜伊红细胞。可见多核巨细胞。

（2）嗜酸性肉芽肿性前列腺炎：发生在过敏反应的患者，尤其是哮喘病患者，被认为是一种前列腺过敏性肉芽肿。镜检见血管周围多量嗜酸性粒细胞浸润为主，伴纤维素样坏死。本病病情严重，常有高热、尿频、尿痛、排精痛，前列腺显著增大、硬化，完全性尿潴留经常发生。外周血嗜酸性粒细胞增多。本病的确诊需要前列腺穿刺活组织检查，对皮质类固醇及抗组胺药治疗效果较显著。

（3）特异性肉芽肿性前列腺炎：由结核菌、真菌、寄生虫等引起相应的肉芽肿病变。

三、前列腺增生

前列腺增生又称前列腺结节状增生或良性前列腺增生。前列腺腺体和间质都增生，其发生可能与性激素平衡失调有关。前列腺增生症和前列腺癌都是老年男性常见疾病，前者为良性疾病，后者是恶性病变。研究显示两者可以同时存在，但互相之间没有因果关系。男性50岁以后随年龄增长前列腺增生发病率递增，60～69岁为高峰年龄。由于前列腺增生多发生于前列腺移行区及尿道周围组织，临床表现为尿道梗阻或排尿困难。

（一）病因

前列腺增生的发病是多因素造成的，年龄老化与体内性激素平衡失调是重要的诱发因素。睾酮是男性的主要雄激素，在5α-还原酶的作用下，变为双氢睾丸酮。5α-双氢睾酮是雄激素刺激前列腺增生的活性激素。它在前列腺细胞内与受体结合成复合物，并被转送到细胞核中，与染色质相互作用而产生对细胞的分化和生长作用。近年来大量研究结果表明，雌激素对前列腺增生也有一定影响。在前列腺组织内，雄激素可转变为雌激素。雌激素一方面通过抑制垂体黄体生成激素的释放而降低雄激素的产生量，另一方面雌二醇可增加组织对双氢睾酮的吸收与转化。雌激素还能增加雄激素与受体结合。

（二）肉眼改变

前列腺增大，重量为正常的2～4倍，如核桃或鸡蛋大，表面光滑，呈结节状，质韧，有弹性感。增生主要在移行区，以中叶为主，其次为两侧叶（较大的一侧叶增生，可不产生明显梗阻症状；而较小的中叶肥大，可产生严重的排尿障碍）。如以腺体增生为主，切面见大小不等的结节，有的结节呈蜂窝状，有较多大小不等的囊腔，囊内有乳白色液溢出。若以纤维肌成分增生为主，则呈灰白色，表面光滑，均质状。

（三）镜下改变

前列腺的腺体、纤维组织及平滑肌均可增生。但增生不是均匀发生的，故肉眼观呈结节状。增生的早期结节可由疏松的纤维组织和平滑肌成分组成，以后可出现纤维、腺体、平滑肌增生性结节。其中腺体常呈囊性扩张，腺腔内有淀粉样小体或钙化小体。增生的腺体细胞呈柱状，常为双层结构，上皮可增生呈乳头状。由于增生结节压迫血管可以造成局部贫血性梗死，梗死周围的腺体常发生鳞状上皮化生（应注意与鳞状细胞癌鉴别）。

根据前列腺增生的腺体、纤维组织及平滑肌等各种组织之多少，可分为纤维腺瘤样型、纤维肌腺瘤样型、平滑肌瘤样型、腺瘤样型、纤维血管型等。

四、前列腺癌

2002 年全球有 679 000 例前列腺癌新发病例，占所有肿瘤新发病例的 11.7%，位列常见肿瘤的第 5 位和男性肿瘤的第 2 位。在发达国家前列腺癌占肿瘤新发病例的 19%，而在发展中国家仅占 5.3%。前列腺癌发病率最低的是亚洲和北非，我国是前列腺癌发病率较低的国家，2002 年的标化发病率为 1.6/10 万，远低于美国的 124.8/10 万。然而近 20 年来我国上海市、台湾省和新加坡的肿瘤发病率资料显示，前列腺癌的发病率分别增加了 3.3 倍、8.5 倍和 4.8 倍。

（一）病因与发病机制

前列腺癌发生的确切病因与发病机制仍不清楚，且其生物学行为极其复杂，以下因素与前列腺癌的发生密切相关。

1. 年龄

前列腺癌的发病情况与年龄密切相关，美国 70% 以上的前列腺癌患者年龄 >65 岁。据美国癌症协会统计，39 岁以下的男性发生前列腺癌的概率为 0.01%，40~59 岁的概率为 2.58%（1/39），60~79 岁的概率达 14.76%（1/7）。国内也呈现高年龄组发病率高的分布，1997—1999 年上海市 75 岁以上前列腺癌患者占总数的 51.2%。

2. 种族及遗传因素

不同种族的前列腺癌发病率差异很大。美国黑种人前列腺癌的发病率最高，达到 185.7/10 万，是美国白种人发病率（107.79/10 万）的 1.7 倍，比我国上海居民（2.97/10 万）高出几十倍。

家族史是前列腺癌的高危因素，一级亲属患有前列腺癌的男性的发病危险是普通人的 2 倍。家族聚集性的原因可能与基因易感性、暴露于共同的环境因素等有关。前列腺癌高危家族的基因组研究发现位于 HPCI 基因座的 RNASEL 基因在部分连锁家族中出现种系突变，导致其基因产物的表达异常，使前列腺细胞凋亡失控。

3. 饮食

研究发现参与脂肪酸过氧化的酶 AMACR（α-甲基酰基辅酶 A 消旋酶）在前列腺癌组

织中过度表达，但不存在于正常前列腺组织中。AMACR 的上调可能有助于解释西方人富含脂肪、肉类和奶类的饮食与前列腺癌的相关性。

4. 激素

雄激素在前列腺的发育和前列腺癌的进展过程中起关键作用。在动物实验中，雄激素和双氢睾酮能够诱发前列腺癌。

5. 炎症

近年来，慢性炎症和前列腺癌的相关性成为关注热点。有性传播疾病或前列腺炎病史的男性的前列腺癌发病危险增高，但炎症的致癌机制仍有待进一步的研究验证。

（二）临床表现

前列腺癌早期通常没有症状，但肿瘤侵犯或阻塞尿道、膀胱颈时，则会发生类似下尿路梗阻或刺激症状，严重者可能出现急性尿潴留、血尿、尿失禁。骨转移时会引起骨骼疼痛、病理性骨折，脊髓压迫导致下肢瘫痪等。

1. 前列腺癌的早期诊断

对 50 岁以上有下尿路症状的男性或可疑前列腺癌者，通常由前列腺直肠指检或血清前列腺特异性抗原（PSA）检查或经直肠前列腺超声（TRUS）检查后再确定是否需进行前列腺活检。直肠指检、PSA 检查和 TRUS 是目前公认的早期发现前列腺癌的最佳方法。

2. 穿刺活检诊断

对直肠指诊检查或超声检查中发现的病变进行直接穿刺活检是目前检查前列腺癌的常规方法，经直肠在超声引导下标准化的系统性穿刺活检已经广泛应用。研究表明，10~13 点系统穿刺活检法的前列腺癌检出率比传统的 6 点穿刺法高 35%。这与在前列腺外周区靠外侧部位和移行区取样机会增多有关，很多前列腺癌位于这些部位。由于穿刺组织诊断有时需要借助免疫组化染色帮助诊断，因此，有必要在病理切片时存留 3~5 张用于做免疫组化染色的空白切片备用。前列腺活检中少数病例是靠这些备用切片确诊的，从而使患者免于再次活检。

（三）病理学特点

1. 肉眼改变

切面肿瘤呈灰白色到橙黄色（脂质含量高），实性、质硬，周围良性的前列腺组织通常为棕褐色、多孔状。镜下，前列腺癌通常扩展到肉眼所见的边缘以外。几乎所有前列腺癌的一个共同特征是单一类型的细胞，没有基底细胞层。而良性前列腺腺体则相反，在腺上皮细胞周围有基底细胞层。肿瘤腺体排列拥挤，呈不规则的方式生长、筛状结构形成、腺体融合等，腺体彼此间方向不一及腺体被平滑肌肌束无规则分隔是浸润性生长的标志。浸润性生长的另一种特征性方式是在大的良性腺体之间出现小的不典型腺体。未分化前列腺癌的特点是肿瘤细胞呈实性片状、条索状排列或呈孤立的单个细胞。

2. 镜下改变

前列腺癌的细胞核的异型性与前列腺癌组织的分化程度相关，通常细胞核增大，核仁明显。多数前列腺癌的细胞核在形态及大小上彼此间差异较小，只有少数高级别的前列腺癌核多形性明显。在高分级的前列腺癌，分裂象较常见，在低级别者，分裂象少见。值得注意的是，前列腺癌胞质通常缺乏脂褐素，而在良性前列腺腺体胞质中可出现脂褐素。

神经周围侵犯（绕神经侵犯）、黏液样纤维组织形成（产生胶原的微结节）及形成肾小球样结构（筛状增生结构附于腺体一侧，形成类似肾小球样结构），可作为诊断前列腺癌的3个独立指征。

（四）免疫组化

癌细胞穿破基底膜是癌发生浸润的最早特征。目前应用免疫组化 p63、CK34βE12（高分子角蛋白）染色能很好地显示基底细胞存在或破坏。p63、CK34βE12 在前列腺癌组织中表达呈阴性，在上皮内瘤变中呈不连续表达，在良性增生病变中呈强阳性表达。p63 可标记 34βE12 阴性的基底细胞，在电切的 TURP 标本染色效果也很稳定。近年来发现 AMACR mR-NA 在前列腺腺癌中过表达，并编码一种消旋酶蛋白 p504s（α-甲酰-CoA-消旋酶 AMACR），被用做前列腺癌的诊断及鉴别，>80% 的前列腺腺癌 p504s 呈阳性反应。并被认为是前列腺癌较为敏感而特异的标志物，p504s 与 p63、CK34βE12 联合标记在前列腺病变鉴别诊断中具有重要意义，可提高前列腺癌的诊断准确率。

PSA（前列腺特异性抗原）是特异性较高的前列腺腺上皮细胞的标志物，大多数前列腺腺癌表达 PSA，因此 PSA 检测的病理诊断价值在于可将前列腺癌与其他侵犯前列腺的继发性肿瘤区别开来，并确定原发部位不明的转移癌是否来源于前列腺。

（五）分级

目前常用 WHO 及 Gleason 两种分级方案。WHO 方案是根据核间变（核分级：1~3 级）及腺体分化程度（1~4 级），其相加积分为 2~3 分相当于 I 级癌，4~5 分相当于 II 级癌，6~7 分相当于 III 级癌。此方案简便易行，但与预后的相关性不太密切。

Gleason 分级是目前最常用的评分系统，在许多地区，特别是欧美国家，在临床及病理上被广泛采用。本方案以腺体的分化程度和间质的浸润状态为分级标准，分化程度（生长方式）从分化好（1 级）到未分化（5 级）共分 5 级。方案也兼容了肿瘤不同区域的组织结构变异，即包括了主要和次要两种生长方式。次要生长方式指此种结构不占肿瘤的主要面积，但占 5% 以上。若肿瘤的生长方式超过 2 种，也应归纳为 2 种。若肿瘤结构均一，则可看作其主要和次要生长方式相同。两者相加即为总分，作为判断预后的标准。

肿瘤分化最高者（1：1）为 2 分，分化最差者（5：5）为 10 分，没有超过 10 分者。所有本方案是 2 个方面，5 分、10 分记的分级系统。临床医师往往把 2~5 分看作分化好的癌，将 6~8 分作为中分化癌，而 9~10 分作为分化差的癌。现举例说明，若一肿瘤，其主要生长方式为 4 级，次要生长方式为 3 级，则其分级总分为 4+3=7 分或其主要生长方式为 3 级，次要生长方式为 4 级，总分为 3+4，也为 7 分。应该指出的是不管癌的总分如何组成，只要总分相同，则预后相似。如肿瘤结构均一，均为 2 级，则其总分 2+2=4 分。Gleason 分级系统的特点是可重复性好，与预后的相关性密切，经反复实践也不难掌握。在穿刺活检中也可进行分级，但对放疗及化疗后的穿刺活检不进行分级。

前列腺癌的 Gleason 分级如下。

Gleason 1：膨胀型生长，边界清楚，几乎不侵犯基质，癌腺泡很较单一，多为圆形，中度大小，紧密排列在一起，胞质和良性上皮细胞质极为相近。

Gleason 2：通常见于移行区的前列腺癌，由圆形或卵圆形腺体构成，大小可不同，边缘整齐，腺体排列较疏松。腺体之间在大小及形态上的差异比 Gleason 1 级前列腺癌明显。可见到肿瘤性腺体在周围非肿瘤性前列腺组织中有微小浸润。

Gleason 3：多发生在前列腺外周区，最重要的特征是浸润性生长，癌腺泡大小不一，形状各异，核仁大而红，胞质染色多呈碱性。

Gleason 4：肿瘤分化差，浸润性生长，癌腺泡不规则融合在一起，形成微小乳头状或筛状，核仁大而红，胞质可为碱性或灰色反应。

Gleason 5：癌肿分化极差，边界可为规则圆形或不规则形，伴有浸润性生长，生长形式为片状单一细胞型或者是粉刺状癌型，伴有坏死，癌细胞核大，核仁大而红，胞质染色可有变化。

（六）病理分期

前列腺癌的病理分期与临床分期密切相关，临床上有 4 种不同的前列腺癌病理分期系统，分别为 ABCD 系统、TNM 系统、OSCC 系统和超声分期系统。以前 2 种应用最多，而 TNM 系统分期详细，为国际抗癌协会推荐使用的病理分期系统。病理分期是以临床分期为基础，其表达方式只在分期前加 P 即可。

（七）鉴别诊断

前列腺癌应与癌前病变和癌相似的病变相鉴别。一般认为前列腺癌的癌前病变有 2 类：前列腺上皮内瘤（PIN）及前列腺非典型性腺瘤样增生（AAH）。

PIN 过去曾有许多别名，如导管—腺泡异型增生、癌前病变、具有恶性变的增生，后经国际会议统一命名为"PIN"，分 2 级，即低级及高级，将原来的 2 ~ 3 级合并为高级别"PIN"，弃用了异型增生这个名称。PIN 是一种腺泡内的分泌上皮的病变，其细胞成分比其邻近的腺泡更紧密，细胞常增生，细胞的增生可呈现 4 种形态，即平坦状、簇状、小乳头状和筛状。增生的细胞，其核增大，形状不一，空泡化，有 1 ~ 2 个大核仁。其核的形态与 2 ~ 3 级前列腺癌的核不能区别，但此时仍存在不完整的基底细胞层，免疫组化染色 CK34βE12 及 p53 呈间断性阳性表达，而 p504s 呈阴性，可资鉴别。PIN 是前列腺癌的癌前病变，因此，若在穿刺活检标本中见到高级别的 PIN 时，病理医师应详细检查所有检材，以寻找前列腺癌，泌尿科医师也要警惕前列腺癌的发生，定期复查很有必要。

（八）预后

影响前列腺癌预后的主要因素包括术前 PSA 水平、组织学分级（Gleason 评分）、TNM 分期及手术切缘情况。①血清 PSA：PSA 是筛查和检测前列腺癌的重要指标。诊断前列腺癌时血清 PSA 水平的升高和肿瘤体积的增加及预后变差密切相关。但只有 PSA 水平高的患者其血清 PSA 水平才具有预后价值，而对很多 PSA 水平升高不明显的前列腺癌患者则无多大预后评估价值。②Gleason 评分，评分高是预后不良的指标。③TNM 分期，分期高提示预后不良。

其他因素包括肿瘤体积、组织学类型、神经周围侵犯、细胞核形态及 DNA 倍性等，对患者预后评估也有一定参考价值。

五、前列腺间叶组织肿瘤

总体来说发生在前列腺的间叶组织肿瘤少见，文献报道的恶性肿瘤多于良性肿瘤。相对常见的间叶肿瘤包括：前列腺特异性间质肿瘤、平滑肌肉瘤、骨骼肌肉瘤等。

前列腺间叶肿瘤早期无明显症状，当症状出现时肿瘤已较大。常见早期症状是膀胱颈部梗阻，肿瘤压迫膀胱颈或侵及尿道可引起排尿困难，严重时压迫直肠引起排便困难。晚期症状为疼痛，明显消瘦，贫血及恶液质，肿瘤经血行转移至肺、肝、骨。

40 岁以下患者有排尿困难，合并明显便秘，肛门指诊触及无痛的前列腺肿块，应该考虑前列腺间叶肿瘤的可能性。膀胱镜、B 超及 CT 检查都有助本病诊断，穿刺活检常可获病理确定诊断。

（一）前列腺特异性间质肿瘤

前列腺特异性间质肿瘤（tumours of specialized prostatic stroma）可以表现为恶性潜能未定的前列腺间质增生（STUMP）及前列腺间质肉瘤。Paul 总结了 22 例前列腺特定间质肿瘤与肉瘤相关性的临床病理研究结果，在随访期内 4 例发展为前列腺肉瘤，他据此提出相关增生性病变可能为前列腺肉瘤前期病变。

病理学改变如下。

1. SPUMP

可以表现为多种病理形态，多数表现为间质细胞过度生长，具有非典型性，可形成间质结节，大多数呈非侵袭性生长。增生的间质细胞圆形或梭形，偶有多核，核仁较突出。SPUMP 可伴有良性前列腺腺体，也可以完全没有腺体成分，全部由增生的间质细胞构成。

2. 间质肉瘤

病理特征与 STUMP 相似，但肿瘤细胞有更高的病理级别，核染色质增多。可呈叶状瘤样生长和明显侵袭性生长，可累积整个前列腺，间质细胞异型性显著，明显多形性，核分裂象增多，肿瘤细胞可呈弥漫性、簇状或片状生长。

免疫组化标记：SPUMP 和间质肉瘤均表达 CD34、PR，此外 SPUMP 对平滑肌 Actin 呈阳性反应，而前列腺间质肉瘤对平滑肌 Actin 呈阴性反应，提示肌源性标记物标志物是细胞具有分化功能的表现。

（二）前列腺平滑肌肉瘤

前列腺平滑肌肉瘤（prostate leiomyosarcoma）是成年人前列腺肉瘤中最常见的，大多数患者为 40～70 岁，平滑肌肉瘤平均大小在 5 cm 左右。瘤细胞异型性大小、核分裂象的多少对判断其恶性程度有重要意义，那些异型性不是特别明显、核分裂象少的局限性病变被称为前列腺非典型平滑肌瘤。平滑肌肉瘤术后易复发，可经血行转移至肺、肝及其他器官。前列腺平滑肌肉瘤平均生存期为 3～4 年。该肿瘤肌源性标志物阳性表达，值得一提的是细胞角蛋白标志也可呈阳性反应（前列腺平滑肌瘤很罕见，一般认为是界限清楚的平滑肌增生性病变，直径 ≥1 cm，形态学与子宫平滑肌瘤相似）。

（三）前列腺骨骼肌肉瘤

前列腺骨骼肌肉瘤（prostate rhabdmyosarcoma）是儿童最常见的前列腺间质肿瘤。占儿童肉瘤的 50%～60%，主要发生于 10 岁以下的婴幼儿和儿童，病理形态学上大多数表现为胚胎性骨骼肌肉瘤，表现为胚胎期 7～10 周的骨骼肌形态。组织学所见细胞稀少，呈疏松的编织状排列，间质黏液变性易见，骨骼肌母细胞散在分布；分化差的区域由小而圆或卵圆形的细胞组成，核浓染，胞质少而界限不清；分化好的区域可有骨骼肌母细胞形成，胞质红染，部分细胞质内可有横纹；部分病例可有不成熟的软骨或骨组织形成。前列腺骨骼肌肉瘤可以表现为腺泡状骨骼肌肉瘤和多形性骨骼肌肉瘤。病变小、局限于前列腺区内的骨骼肌肉瘤患者经化疗和放疗后可长期无临床症状，有转移的患者预后较差。

（刘天艺）

第二节　精囊疾病

一、精囊炎症

精囊腺为一对扁平长囊状腺体，左右各一，表面凹凸不平呈结节状，位于输精管末端外侧和膀胱的后下方，其末端细小为精囊腺的排泄管，与输精管的末端汇合成射精管，在尿道前列腺部开口于尿道。由于精囊在解剖上与前列腺、尿道、附睾等紧邻，因此精囊炎多继发于尿道炎、前列腺炎或生殖系统其他器官感染，常为化脓性炎。感染的细菌以大肠埃希菌多见，其次是葡萄球菌、链球菌、类白喉杆菌等。

精囊炎可分为急性和慢性两类。

1. 急性精囊炎

患者有发热、尿频、尿急、尿痛，终末尿浑浊并带血。直肠检查触及肿大的精囊同时有剧烈的触痛，炎症可导致腺体或导管闭塞而形成脓肿，有时精囊脓肿可穿破精囊后侵入周围组织。精液化验检查可见大量红细胞、白细胞，有时可见脓细胞。

2. 慢性精囊炎

多为急性精囊炎未彻底治疗演变所形成。一般无自觉症状，直肠镜检查出精囊发硬，有纤维化。

二、精囊瘤样病变

1. 精囊囊肿

根据其发生的来源可分为精囊本身和胚胎期中肾管发育异常形成的两类囊肿。近来文献报道精囊囊肿的发生与常染色体显性遗传的成年人多囊肾病（adult polcystic kidney disease，APKD）有关。巨大精囊囊肿可造成输尿管梗阻。精囊囊肿多为单发，大小不等，最大者容量数千毫升，有些病例射精管狭窄或闭塞，可并发感染、结石等。镜检囊肿壁为胶原结缔组织，内衬单层立方上皮或假复层上皮，可见炎性反应。

2. 精囊淀粉样变性

原发性精囊淀粉样变性在精囊上皮固有层和血管壁内出现淀粉样物沉积。全身性淀粉样变仅累及精囊血管壁，不累及精囊上皮。原发性精囊淀粉样变可引起血精、腹股沟疼痛及尿路刺激症状。直肠指检精囊增厚或有触痛。

3. 精囊钙化

常发生于慢性精囊炎，钙化病灶可引起周围纤维组织增生，上皮变性和萎缩。

三、精囊肿瘤

精囊肿瘤有良性和恶性之分。原发性肿瘤来自精囊上皮组织（乳头状瘤和癌）或间质组织（肉瘤），发病年龄50岁以上癌多见，50岁以下肉瘤多见。精囊的原发性肿瘤较少见，多为前列腺癌、膀胱癌、直肠癌或盆腔内转移性肿瘤直接扩散而来。因此，精囊腺原发性腺癌的诊断要求在除外前列腺癌、膀胱癌及直肠癌后方能确定。常见的良性肿瘤有：乳头状瘤、囊腺瘤、纤维瘤、黏液瘤、平滑肌瘤、血管周细胞瘤等。恶性肿瘤有腺癌和肉瘤。

1. 囊腺瘤

囊腺瘤是精囊腺少见的良性肿瘤，可以表现为膀胱出口梗阻。病理表现为界限清楚的囊性病变，镜下见分支腺体结构与梭形细胞间质构成的囊性结构，囊壁衬覆 1~2 层立方至柱状腺上皮细胞，异型性不明显，也无核分裂象及坏死。

2. 原发性腺癌

常发生于 50 岁以上男性，主要症状是血精，其次是血尿，间歇性血尿多见，排尿困难是精囊癌的晚期症状，是肿瘤增大或侵犯前列腺等部位而压迫尿道所致。肿瘤 3~5 cm 大小，常侵犯膀胱、输尿管或直肠。镜下观察，肿瘤由乳头状、梁状及腺状结构混合构成。免疫组化对诊断原发性精囊腺癌有价值。精囊腺癌表达 CEA、CK7，不表达 PAS（除外前列腺癌）和 CK20（与膀胱癌、直肠癌不同）。原发性精囊腺癌预后差，95% 的患者生存期 < 3 年。

（孙玉兰）

第三节　尿道球腺疾病

一、尿道球腺炎

尿道球腺是成对的豌豆大管状小泡状腺体，位于尿生殖隔肌内或紧靠其下方，尚有附腺。尿道球腺炎临床病理特点如下。

1. 急性尿道球腺炎

尿道化脓性感染的病原体可以在尿道内直接波及尿道球腺，引起急性尿道球腺炎。进行尿道冲洗治疗过程中最容易诱发急性尿道球腺炎，也容易发生在尿道狭窄的患者。临床检查在会阴或其左右，出现指头大小结节、疼痛，急性可化脓破溃，压迫尿道而排尿困难，可有发热等全身症状，进展缓慢。

2. 慢性尿道球腺炎

多由于急性尿道球腺炎迁延不愈而来，往往没有明显的临床症状，在形成急性炎症时可以出现明显的临床症状。直肠指检可以在会阴部中线两侧触及硬结，并有一定程度的触痛。

二、尿道球腺癌

尿道球腺癌也称 Cowper 腺癌。见于年龄较大者，出现会阴痛及尿道阻塞症状，可在前列腺下端及其下侧部有触痛，直肠指检可在该局部区域摸到硬结或肿块。尿道镜检查可见尿道膜部有隆起结节或肿块。

肿瘤大小一般不超过 5 cm，质硬实，切面呈灰白色，可有坏死、钙化小灶或囊性变。镜下为腺癌结构，可为乳头状腺癌，也可呈筛状或有黏液形成的腺癌。多在局部浸润生长，有的侵犯会阴部皮肤形成溃疡。

（王梦迪）

第四节　阴茎炎症

一、包皮龟头炎

包皮龟头炎较常见，是指龟头和包皮黏膜的炎症。它可由各种不同的原因所引起，如包皮过长、包皮垢刺激、局部物理因素刺激、各种病原微生物感染等。包皮龟头炎表现为包皮红肿、灼痛，排尿时加重，可有脓性分泌物自包皮口流出。如将包皮翻转，可见包皮内板和阴茎头充血、肿胀，重者可有浅小溃疡或糜烂，表现有脓液，淋球菌所致者除了可引起包皮龟头炎以外，还常引起化脓性尿道炎。

二、阴茎炎

阴茎炎多见于 20~40 岁的男性，常表现为阴茎头及包皮红肿、疼痛、瘙痒，部分可出现糜烂及溃疡，并有黄色脓性分泌物，伴有特殊臭味。严重时可出现阴茎头坏死。部分患者在急性期后发生尿道口粘连狭窄，引起排尿困难。有的在龟头的边缘与冠状沟交界处出现 1~3 mm 大小的丘疹，反复感染可使阴茎头或包皮增厚，形成白斑。阴茎炎症的组织病理学检查表现有角化过度，表皮轻中度增生，基底层正常，真皮内胶原纤维略有增生、致密，真皮乳头毛细血管有不同程度增生、扩张，周围有少量淋巴细胞浸润等，长期因包皮垢刺激引起的炎症有的可出现非典型增生甚至癌变。

三、阴茎海绵体炎

阴茎海绵体炎可能与创伤、遗传、免疫等因素有关，认为病损是由于位于勃起组织与白膜之间的间隙（该间隙被称为 Smith 间隙）中的血管周围炎症所引起。组织学显示该间隙中有炎症存在，有时这种炎症也可见于 Bucks 筋膜中及筋膜下。

阴茎海绵体炎肉眼观，病变累及阴茎隔或阴茎海绵体，为 1~2 结节状，质地较硬。镜下见早期病变显示海绵体血管周围淋巴细胞、浆细胞浸润，晚期局部大量纤维组织增生，形似纤维瘤，有的可伴钙化或骨化。

四、坏疽性龟头炎

坏疽性龟头炎又称崩溃性龟头炎，多见于青年患者。病因有动脉栓塞、糖尿病、免疫缺陷病等，与继发厌氧菌感染有关。

坏疽性龟头炎为急性或慢性坏死溃疡性病变。病变开始在龟头和包皮，逐渐向阴茎体扩散，有时可达阴茎根、阴囊和下腹部。溃疡边缘高起，质稍硬，基底为肉芽组织，容易出血，表面积聚较厚的一层分泌物，有时形成脓痂，四周皮肤黯红色，伴有水肿，附近淋巴结肿大。严重者引起阴茎溃疡、坏死和脱落。镜下为大片坏死和蜂窝织炎，小血管内血栓形成。

（张　旭）

第五节 阴茎癌

阴茎癌是阴茎最常见的恶性肿瘤，占阴茎所有肿瘤的95%以上，由于地区、民族、宗教和卫生条件的差异，不同地区的发病率存在很大差异。在发达的西方国家，阴茎癌较为罕见，在成年男性恶性肿瘤中比例不到1%。在发展中国家本病占男性恶性肿瘤的17%。我国在20世纪50年代以前阴茎癌较为常见，到20世纪90年代以后，发病率显著降低，我国部分省市调查结果显示，阴茎癌的发病率已降至（0.34~1.09）/10万。阴茎癌多见于50~70岁，绝大多数发生于有包茎或包皮过长的患者。犹太民族新生男婴于出生数天后行包皮环切术，几乎无阴茎癌发生。

一、病因

1. 化学致癌物质

主要为包皮垢，包皮垢具有强烈的致癌作用，用人的包皮垢接种小鼠，可诱发鼠的宫颈癌。

2. HPV感染

在部分阴茎癌组织中，可以检测到HPV的DNA，以HPV16亚型最常见。

3. 癌前病变

包括阴茎角、尖锐湿疣、Queyrat增殖性阴茎红斑和Bowen样丘疹病等，阴茎的癌前病变可诱发并演变成阴茎癌。

二、肉眼改变

肿瘤初起时多位于阴茎头，其次为包皮内侧面或冠状沟，极少发生于阴茎体。可单发或多发，常伴有包茎和包皮过长。早期为小结节、平坦病灶、小溃疡、丘疹、疣状或乳头状肿块等。病变逐渐增大可形成菜花状，质脆或坏死，溃疡形成或呈内生浸润型，阴茎被破坏并可累及海绵体、尿道等。肿瘤平均大小2~4cm，有3种主要生长方式，即表浅浸润而水平生长、表浅浸润而垂直生长、深部浸润和多中心生长。肿瘤通常是灰白色、表面粗糙的不规则肿块，部分或全部取代龟头或包皮。龟头表面可以是平坦斑块、溃疡或外生肿瘤。切面观察灰白色浸润性肿瘤与深红色尿道海绵体或阴茎海绵体对比可确定浸润深度，这对预后判断很重要。

三、镜下改变

阴茎癌最常见的是分化好的角化型鳞状细胞癌和中分化鳞状细胞癌，可见角化珠及细胞间桥，或为鳞状细胞癌变异型，如基底样鳞状细胞癌、湿疣状鳞状细胞癌、疣状癌、透明细胞鳞状细胞癌和肉瘤样癌等。

浅表浸润肿瘤多为高分化癌而较深的肿瘤多为低分化。肿瘤浸润固有膜或尿道海绵体，可以是单个细胞、小巢状不典型细胞、索条状或大片状浸润。肿瘤和间质的界限不规则而呈指状，基底界限不清。

（一）基底样癌

基底样癌是与 HPV 相关的侵袭性癌，占阴茎癌的 5%～10%。平均发病年龄为 60 岁，常见于龟头。其临床表现为扁平、质硬、浸润性、褐色有溃疡的不规则肿块。

镜下示肿瘤由大量瘤细胞巢组成，常有粉刺样坏死。肿瘤细胞小，胞质少，呈椭圆形或圆形。核深染和不明显的核仁，核分裂活跃。偶见癌巢周边细胞呈栅栏状和突然发生的中心角化。肿瘤常浸润深部到相邻组织，包括阴茎海绵体。常见转移到腹股沟淋巴结，病死率高。基底样癌要注意与基底细胞癌鉴别，要点是基底细胞癌病变局限于阴茎体，极少发生在龟头。细胞分化好，无粉刺样坏死，核分裂率低，转移机会小。

（二）湿疣样癌

湿疣样癌患者平均年龄约 50 岁。肉眼为白色到褐色，菜花样病变可累及龟头、冠状沟或包皮。有报道最大直径可达 5 cm。

镜下见表层过度角化或角化不全的呈树枝状乳头状瘤样生长。乳头有纤细的纤维血管轴，尖端或圆或细长，肿瘤细胞有低或中级别的细胞学。有明显的不典型挖空细胞，其核增大，深染，常有核皱褶或为双核。肿瘤常伴有深部组织浸润，有些病例检测出人类乳头瘤病毒 16 型和 6 型。

（三）疣状癌

疣状癌常累及龟头和包皮。肿瘤大小约 3.5 cm，呈向外生长的灰白色肿块。镜下是分化很高的乳头状肿瘤，伴有棘皮症和过度角化，乳头有各种长度，纤维血管轴不明显，核圆形或泡状，染色淡，在基底细胞层可见轻度不典型的核。无挖空细胞。肿瘤向下方延伸达间质，但基底部清楚。肿瘤无明确的浸润。肿瘤可局部复发，一般不发生转移，不向深部组织浸润。一般认为疣状癌与 HPV 无关。

（四）乳头状癌

乳头状癌主要发生在 50 岁以上的患者，表现为外生性，灰白色，质硬肿块，平均大小为 3 cm，镜下为高分化癌，有过度角化和不规则乳头，基底部向下呈不规则浸润，少数肿瘤可浸润到尿道海绵体和阴茎海绵体，无局部淋巴结转移。该类型肿瘤与人类乳头瘤病毒无关。

（五）腺鳞癌

腺鳞癌是发生于表面上皮具有黏液腺分化区域的鳞状细胞癌，其来源可能与异位或黏液腺化生有关。肿瘤为灰白色、质硬、不规则肿块，常累及龟头。镜下以鳞状细胞癌成分为主，腺癌成分为次。腺体成分 CEA 染色阳性。阴茎的腺癌和黏液表皮样癌也有报道。

（六）肉瘤样癌

肉瘤样癌病变发生在龟头或包皮，常累及尿道海绵体和阴茎海绵体，肿瘤主要由异型的梭形肿瘤细胞构成，可伴有部分分化的鳞状上皮癌成分，免疫组化标记有助于鉴别肉瘤或梭形细胞恶性肿瘤。肉瘤样癌常有局部淋巴结转移，预后差。

四、阴茎癌的前期病变

1. 阴茎角

阴茎角是一种原因不明的阴茎鳞状上皮增生病变，部分病例可以发生癌变，因此阴茎角属于癌前病变。阴茎角是皮肤角质层局限在某一部位异常增生堆积而成，多在龟头冠状沟处，呈橘黄色表面粗糙的角状物，可达数厘米大小，有的尖端还很锐利，形如羊角。本身无血供，可自行脱落，质硬如骨。

组织学表现为上皮细胞的过度增生、广泛肥大和角化，角化上皮重叠形成小塔状，核心部分有致密的角化不全细胞带。有人报道阴茎角常产生在阴茎头的疣处，长期存在的疣可突然发生阴茎角。有文献报道阴茎角与人乳头瘤病毒 16 型的感染有关。许多报道表明包茎及卫生条件差与其发病有关。有些阴茎角病例发生在阴茎疣的局部切除或包皮环切后，提示外科创伤可能是诱因之一。

2. 阴茎白斑

阴茎白斑常发生于包皮、龟头及尿道外口的黏膜上，边界清楚，颜色灰白，呈大小不等的斑块状，是阴茎表皮组织增生性病变，并有可能引起癌变，因此，有人把白斑组织视为癌前病变组织。

病理学改变：肉眼观，阴茎白斑多位于龟头包皮处，以散在斑点为主，但也有的侵犯到整个包皮及龟头。在皮肤表面呈青白色，一部分呈肥厚性硬化，另一部分呈皮革样僵硬。若整个包皮被侵犯时，则完全失去弹性。若白斑症同时有阴茎萎缩症时，阴茎皮肤呈进行性萎缩、硬化，黏膜也变干燥、硬化，有光泽。伴发白斑性改变，初期呈散在性白色丘疹样改变，继之波及整个龟头。镜下见不同程度过度角化和角化不全，上皮角增生呈棒状肥大，真皮浅层水肿和淋巴细胞浸润。

3. 尖锐湿疣

尖锐湿疣由人类乳头状瘤病毒（HPV）感染引起，阴茎尖锐湿疣好发于龟头、包皮、冠状沟等处。文献报道约 15% 的阴茎癌是在原尖锐湿疣的基础上发生的，但是这种转化通常要 5 ~ 40 年。

病理学变化：肉眼观呈灰白色菜花状、乳头状或扁平斑块状新生物。病变可以多发或单发。镜下见鳞状上皮乳头状增生，钉脚增宽并向下伸延，表皮角质层轻度增厚，几乎全为角化不全细胞，棘层肥厚，有乳头状瘤样增生。表皮浅层凹空细胞出现有助诊断。核增大居中，圆形、椭圆形或不规则形，染色深，可见双核或多核。通常有真皮水肿，毛细血管扩张以及周围较致密的慢性炎症细胞浸润。

巨大尖锐湿疣又称疣状癌和湿疣样癌，是尖锐湿疣的变型。巨大型尖锐湿疣 1925 年首先由 Buschke 和 Loweu Fein 报道。目前有学者认为巨大型尖锐湿疣是一种疣状癌的变形。这一型尖锐湿疣在临床上少见，但近期国内报道的病例数逐年增多，发病率有增多趋势。

病理学检查可见皮肤较大菜花状团块，直径常 > 5 cm，深部向下生长，可侵入阴茎头部，甚至达阴茎干，常伴有溃疡感染，易与鳞状细胞相混，故须多次活检才能确诊。

4. 增殖性阴茎红斑症

增殖性阴茎红斑症见于阴茎头部，呈深红色圆形斑块状，边界清晰，因组织增生表面常呈鳞屑状，中央可有溃疡。

5. Bowen 样丘疹病

Bowen 样丘疹病为阴茎头部硬性红色肿块或阴茎包皮等处皮肤色素性丘疹，中央可形成溃疡，病灶常为多发，病灶可以融合成片，显微镜下见鳞状上皮增生。上皮细胞不典型增生，细胞分裂活跃，WHO 将其归为阴茎上皮内瘤变（penile intraepithelial neoplasia，PIN），

— 195 —

显示 PIN 3 级的组织学特征，被认为是外阴癌的癌前病变。

6. 佩吉特病

佩吉特病（Paget disease，PD）

通常发生于阴囊、腹股沟、会阴和肛周皮肤，但偶有发生于阴茎皮肤的病变。出现增厚的红色到灰白色的斑块伴鳞屑或渗出。镜下示表皮内基底部有不典型细胞的增殖，呈条索状、巢状、岛屿状弥漫性分布，这种细胞胞质淡染、颗粒或空晕，核呈泡状，核仁明显，PAS 染色阳性，AB 染色阳性。如果出现真皮浸润可导致腹股沟淋巴转移或广泛扩散。

（王　帅）

第六节　阴茎间叶来源肿瘤

临床上阴茎间叶来源肿瘤很少见。最常遇到的阴茎良性间叶肿瘤是与血管相关的肿瘤如血管瘤、上皮样血管瘤、血管球瘤、血管角皮瘤和肌性内膜瘤等。最常见的恶性肿瘤是卡波西肉瘤和平滑肌肉瘤。

一、临床病理特点

阴茎的良性间叶肿瘤通常体积小，增长缓慢并常是无痛性肿块。浅表的血管肿瘤可表现为红斑或带青色。恶性肿瘤通常发生在高龄，生长较快。界限性淋巴管瘤经常表现为半透明水疱的斑块。卡波西肉瘤常表现为斑点、斑块或伴淡蓝色或红色的结节。

二、肉眼改变

血管瘤和淋巴管瘤基本上各自显示充满血液或淋巴液。神经纤维瘤有完整或不完整的边界，丛状样，切面实性，灰白或黏液样。雪旺细胞瘤为典型的境界清楚的肿块，呈白色、粉色或黄色。该肿瘤通常为孤立结节，偶可有多结节表现。恶性肿瘤界限不清楚，浸润性生长，生物学行为和其他部位同类肿瘤相似。

三、镜下改变

良性血管病变基于血管类型、生长方式和部位分类。血管角质瘤和淋巴管瘤局部特点是浅表包含不成熟但形态完好的毛细血管样血管，被覆肥大的上皮样内皮细胞，该病变经常与小肌性动脉密切相关，并经常伴有淋巴细胞和嗜酸性粒细胞浸润。阴茎间叶肿瘤与身体其他部位所发生的相应肿瘤表现无特异性。

四、预后及影响因素

通常认为浅表的良性间叶肿瘤复发率低，深部良性肿瘤有很大的局部复发倾向，中间生物学潜能的肿瘤局部复发率高，但很少转移。卡波西肉瘤患者的预后取决于多种因素包括免疫状况和病变程度。

（罗教秀）

参考文献

[1] 田晓露，张俊会．病理学与病理生理学［M］．北京：人民卫生出版社，2019．

[2] 刘钧，文彬，李祖茂．临床病理学［M］．北京：科学出版社，2019．

[3] 陈莉，何松．临床肿瘤病理学［M］．北京：科学出版社，2019．

[4] 刘彤华．刘彤华．诊断病理学［M］．北京：人民卫生出版社，2018．

[5] 曹跃华，杨敏，赵澄泉．细胞病理学常见病例诊断及鉴别诊断［M］．北京：北京科学技术出版社，2017．

[6] 丛文铭，郑建明，李增山，等．临床病理诊断与鉴别诊断：肝、胆、胰疾病［M］．北京：人民卫生出版社，2019．

[7] 李宪孟，肖智勇．口腔组织病理学［M］．北京：中国医药科技出版社，2019．

[8] 丁华野，张祥盛，步宏．乳腺病理诊断病例精选［M］．北京：人民卫生出版社，2015．

[9] 陈莉．组织病理学教学与诊断图谱［M］．北京：科学出版社，2018．

[10] 高天文，王雷，廖文俊．实用皮肤组织病理学［M］．北京：人民卫生出版社，2017．

[11] 张建民，张祥盛，曹登峰．外阴、阴道和宫颈诊断病理学图谱［M］．北京：北京科学技术出版社，2018．

[12] 沈丹华．妇产科病理学诊断纲要［M］．北京：科学出版社，2017．

[13] 何松，陈莉．诊断病理学教程［M］．北京：科学出版社，2016．

[14] 毛伟敏．常见肿瘤病理诊断及报告指南［M］．杭州：浙江大学出版社，2015．

[15] 纪小龙．乳腺疾病动态变化病理图谱［M］．北京：人民军医出版社，2016．

[16] 张军荣，杨怀宝．病理学基础［M］．北京：人民卫生出版社，2015．

[17] 廖松林．现代诊断病理学手册［M］．北京：北京大学医学出版社，2015．

[18] 陈杰．病理学［M］．北京：人民卫生出版社，2015．

[19] 王国平．临床病理诊断指南［M］．北京：科学出版社，2015．

[20] 庞庆丰，李英．病理学与病理生理学［M］．北京：化学工业出版社，2016．